L'adolescent acteur d'abus sexuels

Claude Savinaud
Avec la collaboration d'Alain Harrault

L'adolescent acteur d'abus sexuels

Clinique psychanalytique

L'Harmattan

Ouvrages
sous la direction du même auteur

Fondations subjectives de la Pensée, Paris, L'Harmattan, 2004.

« La transmission de la clinique à l'université », *Cahiers de l'IPSA, N° spécial « 20 ans du C.P.C. »*, Paris, L'Harmattan, 2008.

Le propre de l'Humain, Essai d'approche pluridisciplinaire en sciences humaines, Paris, L'Harmattan, 2013.

Les violences sexuelles d'adolescents, Fait de société ou histoire de famille ?, Toulouse, Erès, coll. « Enfances et psy », 2015.

5-7, rue de l'Ecole-Polytechnique, 75005 Paris

http://www.editions-harmattan.fr

ISBN : 978-2-343-14679-9
EAN : 9782343146799

REMERCIEMENTS

Cet ouvrage s'est construit en étroite collaboration avec Alain Harrault, psychologue clinicien, intervenant au CRIAVS Centre et vice-président de l'ARTAAS. Nous le remercions chaleureusement pour ces échanges fructueux de réflexions dans la complémentarité de nos approches respectives.

Nous tenons tout particulièrement à exprimer notre reconnaissance à notre ami, Alain Harly, Psychanalyste membre fondateur de l'École Psychanalytique du Centre Ouest, qui a bien voulu effectuer une relecture attentive de certains développements de concepts lacaniens dans l'ouvrage, pour nous en faire préciser la définition ou l'usage.

Les témoignages qui ont servi de trame à cet ouvrage ont été rapportés de façon anonyme autant que possible.

S'il se trouve des personnes qui se reconnaissent dans ces récits de vie, qu'ils sachent que le but unique de ce travail est d'approfondir la réflexion sur une prise en charge humaniste de ces problématiques douloureuses. Conserver la trace de ces souvenirs traumatiques est une manière d'empêcher le passé de se répéter.

Claude SAVINAUD
Psychologue clinicien et ex-Professeur de psychopathologie IPSA-UCO Angers

Cet ouvrage a été publié avec le soutien de L'Université Catholique de l'Ouest (Angers) et le laboratoire multi-site de l'EA 4050 : « Recherches en psychopathologie : nouveaux symptômes et lien social ».

AVANT-PROPOS

Quand on nous a demandé d'accueillir quelques auteurs de violences sexuelles dans notre pratique thérapeutique habituelle auprès d'adolescents, on ne se doutait pas que cette clinique apporterait en abondance un « matériel » aussi riche en questionnements sur lesquels un universitaire et praticien de psychologie clinique pourrait fonder en partie sa réflexion psychanalytique, sa recherche et son enseignement.

Dans l'immédiat, il s'agissait de répondre, au tournant du siècle, à des préoccupations de quelques juges et procureurs ayant à sanctionner les « égarements » d'un groupe de lycéens issus de « bonnes familles », pour lesquels la prison ne semblait pas la réponse appropriée.

Cette proposition de travail, formulée par un médecin-chef de psychiatrie infanto-juvénile, avait été déclinée par d'autres psychanalystes du service, spécialistes de l'adolescence. Ils ne voyaient pas l'intérêt de se confronter à cette tâche ingrate, sous les auspices d'un appareil judiciaire qui pouvait bousculer les règles déontologiques et formuler quelques exigences quant aux repères des traitements et quant aux résultats escomptés.

Faire de ces cas « à part », des problématiques spécifiques avec des moyens dédiés (entretiens préliminaires, consultations familiales, groupes) n'allait pas de soi. C'était contre « les principes », « l'écoute du Sujet dans sa globalité », la prise en compte de l'Inconscient dans la demande de soin...

Une spécification de l'adolescence était déjà considérée, dans certains cercles, comme une concession abusive du champ de la psychanalyse à celui de la psychologie développementale. Y ajouter la désignation judiciaire d'une supposée pathologie, l'exigence de soins par la contrainte, ne pouvait que fausser l'orientation du travail psychothérapique, si tant est qu'il fût envisageable.

L'expérience en psychiatrie infanto-juvénile peut parfois confronter le soignant à quelques situations embarrassantes d'actes délictueux commis ou dévoilés au cours de prises en charge, non sans une certaine perplexité du patient et du soignant. Qu'en dire ? À partir de quelle position éthique ?

C'est précisément face à ces interrogations que cet ouvrage tente de formuler des pistes de réflexions.

L'étendue des difficultés pour y répondre ne s'est révélée que progressivement. Si les premiers cas reçus semblaient ne pas poser de problèmes insurmontables en l'état des connaissances et de la pratique auprès d'adolescents « tout-venant », les suivants ont été l'occasion de remettre collectivement en question des présupposés un peu rapides sur l'affinité entre l'irruption de la sexualité adolescente et ses débordements dans l'agir. Cette immersion progressive pourrait être attribuée « naïvement » à la nouveauté sociétale des problèmes posés par ces actes, aux structures médico-judiciaires et éducatives accueillant les plaintes : les premiers cas étaient adressés au psychologue parce qu'ils paraissaient « bénins », les derniers le furent parce qu'ils étaient « intraitables », qu'on ne pouvait pas s'en débrouiller. On ne devrait pas en tirer une conclusion trop hâtive concernant une progression exponentielle de la confiance de ces services dans nos prises en charge...

C'est donc d'un ajustement progressif des conceptions psychanalytiques de la sexualité et de l'adolescence aux modalités de prise en charge, qu'est née l'idée de témoigner de ces expériences cliniques et de l'évolution de nos réflexions dans cet ouvrage. Elles portent sur une dizaine d'années et sur une bonne trentaine de cas issus d'une soixantaine répertoriée dans notre file active. Transmettre l'expérience clinique est toujours une entreprise aléatoire, mais indispensable si l'on veut donner au praticien « néophyte » la possibilité de s'orienter dans sa propre observation, sans en être submergé.

Elle fut l'objet d'un partage avec d'autres praticiens dont Alain Harrault, co-auteur de notre précédent ouvrage[1]. La prise en compte de la violence sexuelle de l'adulte, dans la pratique hospitalière ou dans l'expertise, ainsi que dans l'encadrement de groupes de professionnels sur ces sujets, apporte un éclairage essentiel et complémentaire à la connaissance des problématiques adolescentes. Elles peuvent être resituées dans une perspective longitudinale et relativisées par rapport à la spécificité de l'âge.

La référence commune à la psychanalyse, freudienne et lacanienne, permettait de construire un appareil conceptuel homogène qui donne la primauté à la position du Sujet, devenant violent, sur les qualifications et quantifications de ces actes et de leurs auteurs.

On lira donc ce livre, du moins on l'espère, comme une « thèse », à débattre.

Non pas à cause de ses caractéristiques académiques ; les thèses sont réputées illisibles, et les critères formels requis par l'Université y feraient suffisamment défaut pour être relevés.

---

[1] SAVINAUD Claude, HARRAULT Alain (sous la dir.), *Les violences sexuelles d'adolescents : fait de société ou histoire de famille ?*, Toulouse, Éd. Érès, Petite coll. « Enfances et psy », 2015, 265 p.

C'est une thèse qui se déroule classiquement en trois temps : thèse, antithèse, synthèse.

– Thèse : la violence (sexuelle) est un phénomène social.

– Antithèse : mais la position sociale ne peut déterminer à elle seule l'entrée d'un sujet singulier dans ce type de violence. L'approche clinique peut en explorer la diversité, au cas par cas.

– Synthèse : À partir de la multiplicité de ces problématiques, on peut dégager des axiomatiques pour rendre compte des processus psychiques conduisant à ces agirs violents, et donc d'en affiner les modes de prise en charge.

Le premier temps nous est apparu incontournable. Il s'agissait de présenter le plus directement possible un éventail de la clinique suffisamment large et approfondi pour mettre en perspective l'étendue des questions posées. La clinique des « cas », avec la restitution d'une parole singulière, du patient et de son entourage, nous paraissait une voie d'accès à ces agirs plutôt mutiques.

La prise en compte d'une supposée subjectivité autour de l'acte pouvait amener une révision des modèles schématiques de compréhension en y intégrant des apports psychodynamiques.

Si ces actes sont souvent déniés par leurs auteurs et l'entourage, se pourrait-il que l'Inconscient y soit pour quelque chose ? Et dans quelles limites ?

On ne pouvait faire semblant de l'ignorer, car la dimension « psycho-sociale » de la violence sexuelle nous semble souvent occultée par une « psychiatrisation » envahissante, surtout sous sa forme a-théorique (DSM IV-V)[2] qui sert de support à la criminologie « moderne ».

---

[2] Manuel diagnostique et statistique des pathologies mentales, constituant une nomenclature internationale a-théorique, décrivant

Nous souhaitions nous démarquer de ces discours dont nous ne sommes d'ailleurs pas spécialistes.

Enfin, la pensée freudienne est articulée autour du conflit « intrapsychique », inconscient. Elle traite du « symptôme » comme d'un retour du sexuel refoulé. Cette théorie répond-elle à nos attentes dans la compréhension de l'agression, ou n'est-il pas nécessaire de changer de paradigme pour appréhender le phénomène dans sa dimension intersubjective : Au-delà du rapport auteur-victime-contexte, cerner ce qu'il en serait d'une intersubjectalité sociétale ?

Les dimensions de l'Imaginaire, autour de l'image du corps sexué, du Symbolique comme sphère du langage dans lequel la sexualité humaine est culturellement prise, et enfin du Réel comme ce qui fait trauma, irruption du *Sexual* (Laplanche) dans la psyché, peuvent-elles être convoquées ensemble pour restituer à la violence sexuelle une portée tridimensionnelle, plus ample que la description factuelle, plate, des actes, ou la vertu incantatoire du mythe d'Œdipe ?

Les dispositifs de prévention et de gestion sanitaire de la sanction pénale s'engagent à la poursuite d'une réponse technique à la question de la Justice concernant la récidive. Cette technicité s'entoure de présupposés « scientifiques » qui ne parviennent pas à dissimuler leur contenu idéologique derrière le postulat sécuritaire. N'est-il pas temps de s'interroger sur la part « humaine » de cette violence, de la considérer comme s'adressant à tous à travers chacun. Devons-nous nous en sentir responsables, sinon coupables ?

---

les symptômes les plus fréquemment observés dans les tableaux de désordres psychiques.

Nous avons débattu de ce qu'une approche anthropologique ou sociologique pouvait apporter dans la compréhension du phénomène, dans sa généralité et sa globalité.

La désagrégation du lien familial ou du tissu social retentit sur l'accès des jeunes générations à la position de citoyen adulte dans une société en voie de fragmentation. Que vient nous dire cette éclosion de violence individuelle, ou groupale, et pas seulement sexuelle, sur la place que l'on donne au Sujet, et non pas seulement à l'individu, « ado », dans le discours social ?

INTRODUCTION

La question des violences sexuelles ne peut être abordée sans faire écho à la dimension sociale de ces agirs, ne serait-ce que par leur judiciarisation, et du fait qu'elles constituent des atteintes au lien interhumain dans la société. De prime abord, ces infractions interrogent le rapport du sujet violent à la structure du discours social sur la sexualité, élément constitutif de la culture.

Dans notre culture occidentale, le terme de « violence » ne semble pas nécessiter d'amples explications. L'évidence des actes que ce terme recouvre (coups, blessures, contraintes, etc.) et sa coïncidence avec le mouvement de la vie se retrouvent dans la désignation d'une force que l'être vivant déploie pour assurer sa subsistance (cf. son étymologie gréco-latine commune : *bios*). Depuis ses origines, la destinée humaine est une succession de prédations effectuées sur le monde, dont les autres humains font partie intégrante.

Par contre, lorsque l'on interroge ce qui fait violence pour chacun, la réponse peut varier en fonction de l'époque, des circonstances, de la représentation faite de la victime ou de l'agresseur, et de celle qu'ils se font d'eux-mêmes. On peut donc difficilement en donner une définition générale. Si la violence est ontologiquement ou « biologiquement » liée à l'être humain, elle apparaît aussi constitutive de son être social. Soulignons la paradoxale ubiquité du social qui, pour canaliser la violence des individus, monopolise le droit d'exercer ses contraintes sur chacun, dans l'intérêt supposé de tous. C'est ce qu'on appelle la loi.

L'ambition de cet ouvrage n'est pas de rendre compte du champ des violences dans toute son ampleur, sa complexité pour en donner une théorie supplémentaire. Certains travaux encyclopédiques récents tentent d'en redéfinir les contours toujours mouvants[3].

Dans un premier temps clinique, il s'agit de réunir les moyens d'analyser le phénomène de la violence sexuelle d'adolescence dans la perspective de sa prise en charge psychologique, d'en présenter les principaux aspects et d'en dégager des axes de réflexion pour soutenir la confrontation à cette forme de mal-être.

Dans un second temps plus théorique, cette réflexion sera nourrie des concepts psychanalytiques pertinents qui rendent compte du processus d'adolescence comme d'un phénomène violent, sur le plan individuel, familial et social.

De ces axes dépend la manière dont les thérapies, exposées dans un troisième temps, tentent de répondre à cette douleur masquée, et d'en discuter les présupposés. Un essai de reformulation des nœuds conflictuels qui poussent à l'acte transgressif pourrait ouvrir cette question de la violence comme émergence et cristallisation d'une souffrance non dite, et surtout impensable en dehors de la rencontre intersubjective.

Nous nous interrogerons enfin sur la violence sociale dans sa dimension anthropologique, pour préciser la place, dans cette violence, de la sexualité comme ce qui introduit la différence (des genres, des générations) et les contraintes culturelles que fait porter sur elle l'évolution de la société.

---

[3] MARZANO Michela (sous la dir.), *Dictionnaire de la violence,* Paris, PUF, coll. Quadrige Dico poche, 2011, 1 538 p.

En restreignant le propos aux violences sexuelles à l'adolescence, nous abordons la spécificité d'un rapport problématique entre humains qui prend source dans la difficulté à concevoir l'autre à la fois comme distinct, sexuellement différent, mais néanmoins semblable comme être humain. Cette conflictualité, que l'adolescent expérimente à nouveaux frais, apparaît fondamentale dans la structure psychique individuelle et l'organisation sociale. La sexualité, prise dans un sens large, est le noyau de ce qui constitue le lien interhumain, depuis ses prémisses infantiles et l'institution de la cellule de base de la société, la famille. En conséquence, on peut concevoir que le tabou de l'inceste est le pivot de l'articulation entre désir et interdit, et l'agression sexuelle une manière de franchissement de cette limite à la réalisation du désir.

Ce sera l'objet de la dernière partie, de questionner cette essentialité humaine de la violence sexuelle à partir du paradigme anthropologique qui relie culture et sexualité.

Les études socio-historiques mettent en évidence la constance d'un modèle de relation sociale dominant-dominé fondé sur la différence des sexes.

Pour autant, le phénomène de la violence sexuelle ne se réduit pas entièrement à l'exercice d'un mode de pouvoir d'un sexe sur l'autre à l'intérieur d'un groupe humain, déterminé historiquement et sociologiquement par l'état des rapports entre ses membres.

Ces dernières considérations nous permettent d'envisager les violences sexuelles, au-delà de leurs déterminations historico-sociologiques, aussi comme les conséquences de processus psychiques à consonance « pathologique », mettant en interaction les données structurales et les données du milieu. Contrairement à ce que la criminologie tentait d'affirmer au début du siècle, et qu'elle s'évertue à fonder « scientifiquement » de nos jours, il ne nous semble pas possible ou pertinent d'établir un lien univoque entre une forme de violence sexuelle et un tableau particulier de désordres psychiques pouvant la justifier.

L'étude de notre clinique est précédée d'une présentation sommaire des recherches actuelles en criminologie, concernant les adolescents Auteurs de Violences Sexuelles. Elles visent à établir une typologie des Auteurs de Violences Sexuelles en prenant appui sur des études épidémiologiques d'orientations diverses dont nous discuterons les prérequis et la méthodologie. Leur objectif est de classifier les types d'agresseurs sexuels en fonction de leur comportement, mis en rapport avec leurs compétences cognitives et leurs caractéristiques socio-éducatives. Elles répondent à une commande sociale de dépistage précoce, émanant des instances judiciaires et politiques, qui centre l'analyse sur les facteurs de risques. Elles n'accordent que peu d'intérêt à la trajectoire singulière de l'auteur de violence sexuelle. À l'inverse, les psychanalystes font habituellement peu de cas de ces recherches quantitatives et objectives. Ils partent du principe que chaque cas est à examiner dans sa particularité, son originalité. Ce faisant, ils négligent le fait que cette démarche utilise malgré tout une classification implicite entre structures psychopathologiques – névrotique, psychotique ou perverse – qui oriente leur écoute. Dans cette problématisation de la violence, il ne nous semblait pas pertinent d'inscrire d'emblée notre clinique dans le repérage de ces pathologies. En emboîtant le pas de la recherche actuelle en criminologie, nous ne pouvions cependant échapper à cette exigence de sériation des phénomènes de violence en y répondant à la fois par une quantification statistique pour comparer la pertinence des hypothèses et par la construction de critères faisant intervenir la subjectivité de l'agresseur.

Nous proposons une manière de discriminer entre différentes formes d'agressions sexuelles dans une typologie des processus, et non pas des personnes, tout en nous imposant un angle de vue assez général sur l'ensemble de la problématique étudiée. La clinique ainsi démultipliée et réduite au format de la « vignette » perd de son authenticité mais gagne en étendue par rapport à des études de cas plus approfondies présentées en introduction et par ailleurs consultables dans des articles publiés par l'auteur[4]. C'est pourquoi elle sera développée sous une forme synthétisant les éléments de discours des ados et de leurs parents ou représentants légaux relevés lors d'entretiens, et leur biographie, selon trois critères retenus : nature de l'acte, organisation de la sexualité sous-jacente et famille.

À partir de ces trois dimensions, nous mettons en œuvre une « matrice » logique permettant de décrire, d'analyser et d'évaluer les caractéristiques principales des situations rencontrées.

En s'appuyant sur les conceptions psychanalytiques des processus psychiques inconscients et conscients, on peut graduer des fonctionnements qui vont du plus archaïque, primaire, aux fonctionnements secondarisés, élaborés par la pensée, en passant par des stades de constructions intermédiaires fondés sur l'image spéculaire selon le mode de la rivalité « duelle » dont le tiers est exclu. Nous en développerons les interconnexions au niveau de l'acte, de la construction de la sexualité et de l'impact de la structure familiale.

---

[4] Ces articles seront indiqués pour chaque cas dans les notes de bas de page et regroupés dans la bibliographie en fin d'ouvrage.

L'application de cette « matrice » à une cohorte d'adolescents A.V.S. issue de notre pratique permet de sortir d'une logique de la différentiation des actes selon les critères objectifs habituels en criminologie, pour nous intéresser à la spécificité des dynamiques psychiques et collectives sous-jacentes.

Notre hypothèse est qu'il existe, à côté de fonctionnements homogènes ayant recours aux mêmes Processus (Primaires, Secondaires, Tertiaires) dans les trois dimensions de la sexualité, de l'agir et de l'organisation familiale, des « discordances » de fonctionnement qui peuvent caractériser à la fois les impasses concernant la mise en place du Pubertaire[5], et des potentialités de dépassements des conflits non encore élaborés.

L'intérêt de cette disposition en une « grille » discriminante est de faire reposer le repérage des problématiques en termes de dynamiques, de processus évolutifs (ou non) pouvant orienter l'intervention du praticien. Selon les différentes configurations, l'accent pourra être mis sur tel ou tel « nœud conflictuel », en évitant d'anticiper sur des « explications globales » qui ne permettraient pas une description fine de la situation de l'ado dans l'un de ces domaines.

S'il n'attend pas de cette « grille » une nouvelle échelle d'évaluation des risques, mais plutôt un appui pour se repérer dans son positionnement, le praticien peut alors se constituer lui-même son propre référentiel pour articuler ces catégories de processus à son expérience clinique.

L'organisation familiale, creuset de la structuration psychique du Sujet, oriente une découpe du phénomène sexuel violent en tenant compte de trois champs : l'étude de l'enveloppe formelle du symptôme, l'acte, mais aussi

[5] Concept de Philippe Gutton : « le Pubertaire est à la psyché ce que la puberté est au corps... ».

l'organisation de la sexualité pour un sujet donné dans son développement, et enfin le contexte éducatif et social, mais surtout interrelationnel et intersubjectif.

Les trois dimensions complémentaires : Acte, Sexualité adolescente, Famille, présupposent qu'un sujet construit sa sexualité à partir des modèles transmis dans le cadre des relations intrafamiliales, dont il se détache à l'adolescence pour s'éprouver dans l'orientation de ses choix d'objets « matures ». Les avatars de cette construction de la sexualité à partir des expériences infantiles sont réactualisés par le phénomène de la puberté, avec les ruptures qu'il occasionne dans le continuum développemental. Le traumatique pubertaire vient ainsi relayer les traumas infantiles, dont peut résulter une tension génératrice de violence.

Pour introduire l'exploration clinique de cette violence sexuelle, nous nous sommes appuyés sur notre expérience psychanalytique de l'enfant, de l'adolescent et de l'adulte et sur les conceptions de l'Inconscient qui l'orientent. Cette approche est nourrie d'une pratique auprès d'agresseurs sexuels adolescents dans un dispositif de soin spécifique. Elle permet d'interroger *in statu nascendi* l'émergence d'une sexualité qui peut être violente à tous égards, du fait de la nouveauté de l'éprouvé pubertaire génital et de ses conséquences sur l'orientation sexuelle d'un Sujet en devenir, et en rupture avec un passé infantile qui peut se révéler traumatique après coup. Au-delà de l'acte, elle doit donc tenir compte aussi des éléments significatifs de l'histoire du Sujet dans les coordonnées du fonctionnement familial. Nous avons exclu de notre analyse les situations supposées « d'agression sexuelle », attribuées à des enfants non pubères. Outre l'absence de cas probants pouvant alimenter notre réflexion (voir Première partie, § III-1-2), notre conception d'un processus spécifique d'adolescence est antinomique d'une sexualité génitale pré-pubère.

Comment construire une psychopathologie de l'adolescent « acteur d'abus sexuel » qui tienne compte de sa position de Sujet en devenir ? « Acteur » et non « Auteur », car le Sujet est plutôt acté par la sexualité avant de pouvoir s'en reconnaître l'Auteur, ce qui suppose tout un processus d'appropriation subjective.

Nous construisons la « modélisation » d'une pathologie qui ne fixe pas le Sujet dans une position stigmatisante, défectologique, mais qui lui donne la possibilité de s'assumer comme responsable de ses actes en lui redonnant accès à sa propre parole et à celle de son entourage avec toutes leurs failles, leurs indicibles et leurs points de fuite.

Les plus récentes études de victimisation[6] permettent d'écarter les stéréotypes médiatisés portant sur l'origine sociale, le niveau économique et culturel, l'appartenance ethnique ou le concours des pathologies psychiques ou toxicomaniaques. Ces études montrent qu'il n'y a pas de profil sociologique ou psychopathologique type de l'agresseur, ou de la victime. De même, il y a certainement un écart, quantitatif et qualitatif, entre les violences déclarées et traitées par le système judiciaire et la réalité de cette violence au quotidien. Enfin, le fait que la quasi-totalité des violences sexuelles soient exercées par des hommes ne lui confère pas une « identité de genre ». Ce serait éluder le fait que la grande majorité des hommes n'exercent pas spontanément de violences à l'égard des femmes, et qu'une grande partie des victimes sont également des enfants, des deux sexes. Reste méconnue

---

[6] BAJOS Nathalie, BOZON Michel (dir.) et l'équipe CSF « Les violences sexuelles en France : quand la parole se libère », in *Revue Population et Société*, n° 445, Mai 2008.

la part des hommes, adolescents ou adultes, victimes de violences sexuelles de la part de leurs congénères. Elle n'est repérée que dans le cadre des lieux d'enfermement comme les prisons, les asiles, les institutions contraignantes. L'absence de plaintes ne signifie pas que cette violence n'existe pas, mais qu'elles ne sont pas encore audibles, du fait d'une honte spécifique de l'homme concernant la passivité d'une effraction sexuelle subie contre son gré, comme encore, pour un certain nombre de femmes victimes de viol[7].

Ces dernières considérations nous permettent d'envisager les violences sexuelles, au-delà de leurs déterminations historico-sociologiques, aussi comme les conséquences de processus psychiques à consonance « pathologique » mettant en interaction les données structurales et les données du milieu.

Depuis 1974, la population carcérale est en augmentation constante et les problèmes de violences, notamment sexuelles de plus en plus nombreuses, entraînent la plupart du temps des condamnations lourdes. Par exemple, les mises en cause pour faits de viol (en moyenne 8 ans et plus d'incarcération) ont quintuplé[8] en 30 ans (indice : 100→483 entre 1974 et 2004). Or le constat est vite établi qu'en matière d'agression sexuelle, comme dans d'autres sortes de déviances (drogue, alcoolisme, etc.), la menace d'incarcération est loin d'être dissuasive. Certains cas de récidive, peu nombreux mais médiatiquement surestimés[9], montrent la difficulté à faire évoluer le traitement de ces problématiques répétitives dans le cadre strictement pénal.

---

[7] LOUIS Édouard, *Histoire de la violence*, Paris, Éd. du Seuil, 2016, 230 p.

[8] Sources OND / État 4001, relevé par V. Tournier, Directeur de recherche, CNRS, 2008.

[9] *Id.* ; conférence de V. Tournier, P. V. (2008).

La Justice a donc été amenée progressivement à envisager la question des soins à prodiguer à cette catégorie particulière de justiciables. On peut entendre cette modulation comme une alternative à la peine dans les cas d'irresponsabilité constatée, ou en préalable à son effectuation, ou encore pendant et après son application, en fonction du principe de l'accessibilité du justiciable à la compréhension progressive de la justesse de la sanction. Il entre, en effet, dans les attributions de l'administration d'une Justice démocratique que la sanction ne soit pas seulement un acte qui donne droit à réparation à la société au détriment de l'auteur. Elle doit avoir un effet de réhabilitation du condamné. Sa vie personnelle doit pouvoir bénéficier de l'attention des services qui en ont la charge pour que la privation de liberté n'ajoute pas aux contraintes de l'incarcération des sévices non inscrits dans la loi (privation de conditions d'hygiène, de soins et de sécurité minimales pour garantir son intégrité physique et psychique).

Dans les cas de troubles psychiques, la question dépasse le point de vue de l'expertise qui détermine l'état de démence du sujet au moment des faits ou sa compréhension des attendus du jugement lors du procès. Un conflit moral surgit entre le principe d'égalité de tous devant la Justice, qui doit rendre un jugement rationnel et impartial sur des faits, et la nécessaire prise en compte de la personnalité du prévenu. Il importe de mesurer la rigueur de la peine, non seulement en fonction de la gravité des actes commis, mais à l'aune de la position subjective du délinquant, pour qu'elle n'ajoute pas une souffrance supplémentaire et inutile, contraire aux intérêts de la société, à un être déjà enfermé dans ses propres difficultés. C'est ainsi que classiquement, les crimes passionnels étaient naguère jugés avec une certaine compassion pour le/(la) criminel(le), et que les mères infanticides par dépression pouvaient éprouver, dans des aménagements de peine, la mansuétude du tribunal prenant en compte leur état de détresse. Dans un cas comme dans l'autre, c'est aussi le risque de récidive qui était estimé faible (la disparition de l'objet et du motif de ces crimes entraînait théoriquement l'extinction de la folie meurtrière).

Une tendance restrictive assez récente semble se faire jour avec une accentuation de la sévérité des tribunaux en matière d'actes commis par des personnes ayant des troubles psychiques.

La pathologie mentale n'exonère plus automatiquement d'une incarcération. Cette évolution est à mettre au compte des « progrès » de la psychiatrie, dans le sens d'une possibilité de traiter médicalement de symptômes qui auraient autrefois nécessité un internement long. Elle dépend aussi du développement de structures « psychothérapiques » au sein de l'appareil pénitentiaire (SMPR), ou de structures carcérales instaurées au cœur de l'Hôpital Public (UCSA), pour traiter les malades les plus dangereux, ou des délinquants les plus malades, tout en les maintenant en prison.

Il existe aussi un autre facteur qui entre en ligne de compte, celui d'une « croyance scientifique » en l'impact de la sanction sur l'état psychique du patient. Cette croyance ne relève pas d'une évaluation rigoureuse, mais de l'évolution des idées en matière de droit commun. Elles vont dans le sens de l'intégration de toutes les couches de population, y compris les plus exclues, dans un projet de société démocratique et humaniste. Le malade mental devient un justiciable comme un autre. La psychologie moderne est en prise avec cette évolution à laquelle elle contribue. Elle entre en désaccord avec l'aliénisme du XIXe siècle qui n'envisageait la maladie mentale que sous les aspects d'une dégénérescence irréversible de l'activité consciente. Cette manière actuelle d'appréhender le trouble psychique le situe comme l'effet de problématiques conflictuelles entre des tendances profondes de la personnalité. Les dérèglements pourraient s'atténuer sous l'influence des apprentissages devant les évènements de la vie, ou trouver de nouveaux équilibres du fait de leur reconnaissance et de leur règlement par la remise au travail de l'activité psychique perturbée avec l'aide éclairée d'un « mentor ».

On peut donc considérer cet intérêt porté par la Justice au soin des délinquants psychiquement perturbés comme :

1) une manière de se décharger sur un autre service (la Santé) des effets « négatifs » d'une sanction potentiellement inappropriée, soit à l'état psychique du condamné, soit pour la crédibilité de l'appareil judiciaire, en lui donnant un prolongement sanitaire « correcteur ».

2) une possibilité d'offrir aux mineurs délinquants la prise en compte de leur immaturité en agrémentant le sursis d'une incitation à poursuivre leur croissance psychique encadrée par un système médico-socio-éducatif adapté.

3) un biais pour contrôler l'effectivité de son action au-delà de l'outil répressif, par une maîtrise plus fine de la psyché récalcitrante, dans une visée de normalisation sociale et de réduction de l'inquiétude de l'opinion publique en matière de sécurité publique.

En toute logique, l'objectif de la Justice est d'apporter, en complément de son action répressive impartiale, un moyen pour l'impétrant de se racheter, de prendre conscience de ses difficultés, et donc de rejoindre la norme (justice réparatrice). Cette normalisation est au fondement même de toute approche psychologique humaniste, au sens où elle postule pour tout humain la capacité de réguler son comportement en fonction de l'attente d'autrui (déployer ses capacités d'*insight*).

À partir de cette « commande » de la Justice à l'adresse de soignants, nous pouvons envisager deux modalités de réponses possibles :

– proposer le soin psychique comme le prolongement de l'action judiciaire, en adaptant son application aux composantes psychologiques des diverses catégories de délinquants. Les dérèglements de la conduite relèvent d'empêchements, d'apprentissages dissonants, de facteurs traumatiques qui ont pu dévier la sexualité de son épanouissement naturel, ou encore de perturbations innées des fonctions corporelles du fait de malformations, d'excès ou de défaillances des systèmes neuro-corticaux.

– maintenir les prérogatives du soin dans une certaine indépendance de la commande sociale, en considérant le délinquant comme un Sujet, dont les troubles relèvent d'une écoute particulière d'un état de « souffrance », diagnostiqué au-delà de l'acte répréhensible. La sexualité n'est pas réduite à une fonction, corporelle ou psychosociale, mais à une expression de la vie intime, subjective, qui trouve dans l'acte délictueux une manière de se faire reconnaître.

La démarche freudienne fait de l'intersubjectivité, de la relation Sujet-Autre, le pivot de l'articulation entre normal et pathologique. Elle diffère donc fondamentalement des approches « positivistes » qui objectivent la personne « malade » en l'identifiant à l'acte violent comme la résultante d'un désordre dû au dysfonctionnement cérébral de la personnalité morbide.

Ces actes ne peuvent être présentés comme des faits objectifs, auxquels nous aurions directement accès par questionnaire comportemental ou « simulation expérimentale ». Nous les abordons par la clinique, comme les signes d'une impasse dans un processus réorganisateur du rapport à la sexualité sous les coordonnées du Pubertaire[10]. Selon le choix de l'angle d'où s'effectue ce repérage, on se dotera d'outils d'évaluation différents, dans leur méthodologie comme dans leur orientation éthique.

Cette question met l'accent sur la divergence entre des pratiques. Celles qui sont orientées par les théories comportementalistes visent à complémenter le dispositif judiciaire par des moyens de contention et de surveillance des comportements délictueux afin de contrôler plus ou moins strictement l'observance des prescriptions. Mais d'autres approches existent, et sont possibles, soucieuses de soutenir et de respecter l'évolutivité d'une situation multidimensionnelle dans laquelle le prévenu et l'entourage, mais aussi le thérapeute, devront s'impliquer subjectivement. Les premières méthodes tentent d'influer de l'extérieur sur le comportement violent, comme un objet produit d'une défaillance des systèmes neuro-psycho-éducatifs de contrôle des actes. Les secondes visent à restaurer de l'intérieur, des modalités de penser les affects dans le lien au corps vécu dans sa subjectivité et engagé, ou non, dans la sexualité avec l'autre. Il ne faut pas mésestimer la différence de positions des praticiens par rapport au phénomène de la violence. Les méthodes comportementalistes voient dans la transgression sexuelle une anomalie rectifiable objectivement, à la manière d'un handicap ; les approches psychodynamiques s'accordent à lui reconnaître une dimension intersubjective inséparable de la situation humaine de la rencontre avec l'autre. Le soin consistera à redéfinir les conditions pacifiées d'une rencontre avec cet Autre différent.

---

[10] GUTTON Philippe, *Le Pubertaire*, Paris, Presses Universitaires de France, 1991, coll. Le fil rouge, 322 p.

Ces positions théoriquement et éthiquement à l'opposé sont loin d'être incompatibles dans la pratique. Elles devraient pouvoir s'étayer les unes les autres autour d'un projet commun faisant appel à la pluridisciplinarité. Cet appui mutuel serait d'autant plus fondé qu'aucune approche ne peut prétendre, à elle seule, résoudre la complexité et la diversité des problèmes rencontrés dans l'accompagnement des Auteurs de Violences Sexuelles.

En travaillant la violence du processus d'adolescence, nous apportons un éclairage indispensable sur d'autres formes de violences adolescentes, mais aussi la violence sexuelle des adultes, en prenant garde de ne pas les identifier les unes aux autres. L'agir adolescent constitue une phase transitoire dans l'instauration d'un choix d'objet sexuel, divergeant substantiellement d'une conduite perverse ou psychopathique installée. Il se dessine donc un écart entre ce que la justice considère comme illégitime sur le plan légal et ce que la psychologie définit comme avatar de la pacification de la sexualité dans la construction et la socialisation d'un Sujet.

Le rôle de cette instance que dit la loi est de nommer le délit ou le crime et donc de réduire la fracture entre la supposée volonté du contrevenant de jouir du corps d'un partenaire sexuel et la reconnaissance de son être comme humain, c'est-à-dire socialement limité dans cette jouissance. Notre approche ne se situe pas hors du champ de la justice, mais vise à se tenir dans une altérité par rapport à son action, sans en ignorer l'importance. Elle considère ce temps judiciaire comme nécessaire par sa fonction symboligène. Il est le point de départ indispensable à un travail approfondi du clivage entre le sujet et son acte, pour en assurer une cicatrisation, d'où ressorte la notion de responsabilité assumée.

PREMIÈRE PARTIE :

EXPLORATION DE LA VIOLENCE SEXUELLE À L'ADOLESCENCE

I- Présentation d'observations cliniques

I-1 Remarques concernant le recueil des données

Dans ce parcours de notre clinique, nous proposons de collecter sans tris préalables, les éléments d'information concernant les auteurs, leurs actes et leur parcours, les circonstances ainsi que les éléments biographiques recueillis tant auprès de l'adolescent que de sa famille ou de l'encadrement éducatif.

Ces éléments n'ont pas été recherchés systématiquement, comme c'est le cas lorsqu'on utilise un questionnaire, mais font appel à la mémoire immédiate des protagonistes sollicitée par la situation mise en cause et la présence d'un psychologue clinicien susceptible de les prendre en compte. Bien loin de prétendre à une objectivation scientifique, ils sont le fruit de l'observation participante du clinicien, sans hypothèse préalable. Ils constituent la partie spontanée d'une consultation thérapeutique « standard » qui vise à élucider la problématique sous-tendue par l'acte, et à estimer la capacité de « collaboration » des différentes personnes concernées, dans la perspective d'une élaboration psychothérapique « après-coup » de la problématique sous-jacente.

Si les premiers éléments de récit recueillis sous le coup de l'émotion sont les plus significatifs, ils pourraient être aussi les moins fiables, parce qu'ils procèdent d'une reconstruction immédiate sous la pression de la dénonciation ou de l'aveu. Les troubles plus profonds liés à l'évocation d'une conduite délictueuse mettront plus de temps à ressurgir, à l'occasion d'une défaillance dans le récit, d'une incongruité dans l'expression d'affects. Néanmoins, nous n'opposons pas les contenus manifestes du discours sur le symptôme et leur « vraie » signification inconsciente, comme si les premiers étaient une falsification volontaire de la seconde. Au contraire, en relevant la singularité de ces éléments discursifs, nous soulignons les traits saillants de la problématique, et nous incitons le Sujet à poursuivre sur sa lancée par association d'idées. Une parole « libérée » des conventions sociales peut livrer des éléments inconnus de la personne, ou inattendus dans le contexte d'une argumentation justificatrice. Ils seront d'autant plus précieux qu'ils peuvent ouvrir une brèche dans un discours préconstruit où se mêlent rationalisations et poncifs sociaux, souvent orientés vers une tentative d'atténuer le décalage du propos et réduire la distance psychique avec l'interlocuteur. L'envie de « se faire comprendre » de l'autre-thérapeute est le moteur de l'investigation psychanalytique qui va servir à déjouer les résistances liées à la présentation d'une « bonne image de soi ». Elle conduit aux zones conflictuelles du psychisme sans mettre en danger l'intégrité du Sujet par un jugement préconçu. Il est donc primordial de ne pas tout savoir et de ne pas tout comprendre d'emblée pour espérer atteindre ces « couches profondes » de la psyché. Toutefois, se laisser « enseigner par le patient » comporte des risques de séduction dont certains peuvent profiter pour poursuivre plus avant leurs manipulations. D'autres sont tellement dans la confusion qu'ils peuvent produire une incapacité à penser la situation chez le thérapeute qui devra rester vigilant aux effets déstructurants de cette rencontre.

Pour introduire la clinique du sujet, nous avons choisi de présenter successivement cinq cas, assez diversifiés, pour couvrir l'ensemble de nos questions posées par l'étude de ces comportements sexuels agressifs : deux cas de viols sur des adolescentes, deux cas d'attouchements, sur enfant et sur pair, un cas de viol de grand adolescent sur une enfant impubère.

I-2 Illustrations cliniques

I-2-1 Deux cas de viols sur des adolescentes

DJAMIL[11] (cas n° 23) : un adolescent de 17 ans (15 ans au moment des faits) qui a violé 4 jeunes-filles de son âge, dans un laps de temps d'un an environ.

Nous l'avons suivi en pré-sentenciel, alors qu'il était placé dans un établissement de la P.J.J. Un jugement est prononcé sur une peine de 28 mois de prison dont 4 fermes avec bracelet électronique à domicile, assortie d'une mesure de suivi socio-judiciaire avec obligation de soin et mise à l'épreuve.

Les faits : requalifiés en agressions sexuelles en correctionnelle, ils sont aggravés par le harcèlement téléphonique et les menaces verbales : la violence des propos (incitation au suicide, insultes...) montre la volonté d'emprise sur les victimes. D. nous dit que c'était pour les empêcher de porter plainte, et qu'il ne mesurait pas la gravité de ses paroles. (Il les mesure maintenant au vu des dossiers d'expertise des victimes qu'il a pu consulter).

---

[11] Ce cas est relaté plus en détail dans un paragraphe intitulé « Adolescence et perversion », in *8 cas cliniques en psychopathologie de l'adolescent*, SCROCCARO Nathalie (dir.), Paris, Dunod, (à paraître en 2018).

D. reconnaît les faits, mais minimise sa responsabilité. Il s'attendait à voir les gendarmes arriver quand l'enquête a commencé un an après les faits. Mais il ajoute que c'était par vengeance que les victimes ont porté plainte. (« *Elles sont allées toutes ensemble au commissariat* »).

D. et sa mère évoquent un passé de violence exercée par lui sur elle, qui l'avait amenée à demander une aide éducative. Ses exigences (vêtements de marque, friandises puis sorties) étaient impérieuses. Cette mère dit qu'elle n'a pas pu envisager une vie personnelle, tant D. faisait pression sur elle.

Fils unique, elle est seule à en assurer la charge avec des ressources modestes.

D. et sa mère affirment péremptoirement l'inexistence d'une figure paternelle, et l'inutilité de s'interroger sur cette carence.

La mère de D. fait référence à une histoire d'amour de son fils avec une voisine de son âge qui l'aurait perturbé au point qu'elle est intervenue pour faire cesser cette relation d' « emprise ».

D. parle volontiers de cette relation chaste, mais pense que sa mère exagère la manipulation que cette jeune-fille exercerait sur lui. Il lui reste sentimentalement très attaché, et continue à avoir des contacts téléphoniques avec elle, malgré l'interdiction d'usage de portable.

D. réagit brusquement quand on évoque ses victimes comme d'ex- « petites amies ». Elles se croyaient l'être, mais pour lui, il n'y avait aucun sentiment comme tel.

Quand nous tentons de faire un rapprochement entre cet amour idéalisé contrarié et ses passages à l'acte, D. après réflexion refuse ce lien en disant que son premier viol était antérieur à la « rupture » exigée par sa mère. Il ne s'agirait pas de vengeance de sa part.

D. et sa mère paraissent dans une relation exclusive et réciproque, la crainte de D. d'être abandonné par sa mère se traduit par des attentions affectueuses de « petit garçon » ; la mère n'ose pas elle-même se détacher, bien qu'elle exige de la justice une suppléance par rapport à sa difficulté à faire face à ce jeune homme physiquement mature. Elle le menace fréquemment de « *ne plus vouloir de lui* ».

Le placement en foyer a été l'occasion de percevoir chez D. des réactions inquiétantes de « manipulation » (dit l'équipe) et l'on perçoit chez lui le besoin d'humilier, d'inquiéter ou de provoquer l'équipe éducative, et, de la même manière, les enseignants de l'établissement scolaire qu'il fréquente.

Quand nous reprenons avec lui ses conflits avec les autorités éducatives, il reconnaît jouer avec les « limites » et ne pas être conscient de dépasser les bornes de tolérance des adultes. En même temps, il indique que ses transgressions sont bénignes et il se révolte contre l'excès de surveillance exercée sur lui.

Si nous émettons le constat que ses conflits mettent souvent en cause des femmes, dont certaines (enseignantes) pourraient évoquer une figure maternelle, D. nous rétorque après un laps de temps que ça ne peut pas être la féminité qui provoque son agressivité, puisqu'il peut tout aussi bien : « *parler en présence de votre stagiaire* (une femme) » [*sic*]. Mais il voue une haine à la psychologue du foyer où il est placé, qu'il accuse de trahir la confidentialité des entretiens.

Lorsque nous interrogeons sa propre auto-agressivité (automutilation) ou sa difficulté à revenir sur son état d'esprit au moment des faits, il se ferme et demande la suspension de l'entretien. Mais il garde un respect pour la régularité des entretiens et y participe spontanément.

L'attente du jugement a été angoissante, l'affrontement de la réalité peut être désorganisatrice sur le plan psychique, *a minima* dépressiogène.

Après jugement, D. laisse filtrer que ces jeunes-filles sont « victimes… aux yeux de la Justice » et il ajoute : « je sais que je ne devrais pas dire ça... ».

On peut remarquer que Djamil, bien que s'inscrivant dans une logique post-pubertaire de choix d'objet hétérosexuel, avec une entrée « fracassante » dans la mise en œuvre de cette sexualité, reste fortement marqué par un lien de dépendance à sa mère, et plus encore à des idéalisations féminines infantiles qui entravent sa reconnaissance d'une limite à son désir. L'absence de tiers favorise le maintien dans une toute-puissance « ludique », mais qui dérive en fonctionnement sadique dès que l'objet se dérobe de sa portée. Nous aurions à nous interroger sur les processus psychiques qui conduisent à nier les mouvements d'affects haineux ou envieux concernant l'image féminine, pour conserver une image idéalisée d'une figure maternelle que l'on retrouve aussi dans le choix amoureux, parallèlement à une sexualité instrumentalisée et clivée pour détruire l'objet.

FABRICE[12] : (cas n° 30) 15 ans, viols sur ses deux sœurs de 11 et 13 ans.

Les faits ont été dévoilés par l'aînée au collège, et les parents se sont mobilisés pour essayer de surmonter cette situation avec l'aide des services éducatifs. Le père est particulièrement « remonté » contre la Justice qui a proposé un placement provisoire en famille d'accueil, car c'était lui « *offrir des vacances* » au lieu d'une punition

[12] Pour une analyse plus détaillée du cas, voir : SAVINAUD Claude, « Le "roc du féminin", point de butée de la sexualité adolescente », in *Revue Adolescence,* tome 25, n° 2, 2007, p. 399-408, et sa reprise dans la IIe partie § IV-2-2- Les prises en charge familiales.

nécessaire. « *Une famille, il en a déjà une, ça devrait être suffisant* ». Il évoque sa difficulté à surmonter le choc de la révélation et la haine à l'égard de son fils, qu'il arrive à contenir depuis qu'il a été éloigné par son admission dans un foyer pour ados. Les sœurs, qui sont suivies depuis de nombreuses années dans une structure à caractère éducatif et social (I.T.E.P.), présentent des troubles du comportement (instabilité), comme Fabrice qui avait été aussi pris en charge dans le même cadre éducatif depuis de nombreuses années. Des suivis psychologiques en C.M.P., depuis son plus jeune âge, pour des troubles de type hyperkinétique n'ont pu apporter d'amélioration chez cet adolescent intelligent, mais en grande difficulté scolaire. Une stabilisation des troubles depuis son admission en foyer permet d'envisager une possibilité d'amélioration, et le travail entrepris avec la famille met en évidence le syndrome dépressif post-partum d'une mère très soumise à un mari autoritaire et quérulent, ceci dès la naissance de Fabrice. « *Elle ne lui parlait jamais* », et c'est le père qui a assuré le rôle de substitut maternel pendant sa prime enfance. Il se considère comme la seule référence parentale pour son fils et projette sur lui ses propres traits de caractère, en lien avec sa propre histoire non dite de violences sexuelles et éducatives dans sa propre famille.

Ce cas illustre de manière exemplaire le rôle de la structure familiale dans l'établissement de troubles précoces du développement, résumés par le terme d' « hyperactivité », et qui trouvent leur origine dans une difficulté particulière « d'accordage affectif » entre le nourrisson et sa mère dépressive[13]. Le soutien apporté à la reconnaissance des perturbations du lien primaire à l'objet maternel dans des entretiens familiaux réguliers, contribue

---

[13] *Op. cit.*, CHAGNON Jean-Yves, « Hyperactivité infantile et agression sexuelle à l'adolescence », in *Les violences sexuelles d'adolescents…*, Toulouse, Éd. Érès, 2015.

à rétablir un équilibre entre les figures parentales. Celle du père, hypertrophiée par une sensitivité quérulente, se rétablit dans des limites permettant au fils de pouvoir se différencier et aborder l'adolescence dans un fonctionnement psychique moins impulsif où l'angoisse n'est plus seulement exprimée par l'agir, ce dont le père témoignera ultérieurement avec reconnaissance pour le travail accompli.

I–2-2 Deux cas d'attouchements, sur enfant et sur pair

JAMES : (cas n° 29) un lycéen de 15 ans en LEP professionnel, adolescent dont la présentation est « agréable », c'est-à-dire qu'il ne présente aucun des aspects « ingrats » de la puberté naissante (acné, « gaucherie », désorganisation de la posture et de la gestuelle, etc.) mais au contraire un visage souriant, expressif et un léger « zozotement » dans son expression vocale. Il vient accompagné de sa mère qui a pris rendez-vous directement pour des faits qui n'ont pas été encore dénoncés à la Justice. Compte tenu du contexte, décrit au téléphone, d'une longue suite de démarches restées sans suites pour des difficultés relationnelles et scolaires, nous demandons que la mère de l'enfant agressée signale les faits auprès des services du Procureur, avant le premier entretien «*pour qu'il n'y ait pas d'ambiguïté sur les motifs de la consultation* ». Malgré le lien familial étroit entre la mère de la victime et celle de James (sœurs), elles consentent à accomplir cette démarche après en avoir discuté entre elles. La mère de James nous dira que sa sœur avait hésité, craignant pour l'avenir de James, mais elle l'a convaincue de ne pas s'abstenir de ce signalement, dans l'intérêt de James et de la victime.

James a effectué des attouchements sur sa cousine de 5 ans pendant le séjour de celle-ci au domicile de James et de sa mère. Celle-ci a invité sa sœur pour un anniversaire et elles ont laissé James et la petite dormir dans la même chambre. La révélation des jeux sexuels accomplis par James pendant la nuit (caresses pubiennes sans pénétration) fait suite à une longue série de difficultés éducatives, qui prennent un caractère de plus en plus conflictuel. La mère de James demande, pour son fils, une aide que « *les services médico-sociaux lui ont refusé à plusieurs reprises, en banalisant les comportements inquiétants de James* ».

Mme présente son fils comme un « mythomane » capable d'inventer les mensonges les plus invraisemblables pour éviter les sanctions. Il vole aussi occasionnellement dans le porte-monnaie de sa mère et chez ses amis, maladroitement, pour s'acheter des cigarettes et parfois pour en faire profiter ses copains. James reconnaît que « *ça ne va plus, ça ne peut pas continuer comme ça* », qu'il voudrait bien « *comprendre pourquoi il se met dans ces situations* ». Il dit « *ne pas réfléchir plus loin que l'instant présent, mais qu'en même temps, il est toujours dans l'avenir, l'imaginaire, sans voir les obstacles immédiats à la réalisation de ses désirs, ni en mesurer les conséquences* ».

Mme souligne l'incohérence de certains actes, comme ses vols qui ne peuvent pas passer inaperçus, « *comme s'il voulait qu'on les découvre* », ou comme ses « inventions d'histoires » qui ne peuvent qu'être démenties par les faits. Par exemple, il s'invente une fratrie gémellaire dont l'autre enfant est décédé, un statut d'orphelin de père, ou il fait croire au collège que sa mère le maltraite, etc. ; ce qui produit dans son cercle de camarades une défiance et un rejet, et une renommée déplorable qu'elle ne peut que constater dans le village où elle exerce un métier en relation directe avec la population locale.

Notre interrogation se porte sur la propre perception de James, sur ce « décalage » avec la réalité, mais il confirme l'aspect histrionique de ses « *bobards* », qui ont pour fonction de « *se rendre intéressant* », d'avoir quelque chose à dire d'extraordinaire pour être bien vu des autres. Il se plaint d'être mis à part des autres de son âge, surtout depuis qu'il a été mis en pension.

Sur ce placement en pension, il nous décrit le sentiment d'avoir été envoyé dans un lycée « *vieux, moche, mortel... dans lequel il s'ennuyait et n'avait pas de copains* ».

Sa mère reconnaît avoir voulu acter une « séparation » sur injonction d'une assistante sociale qui lui avait dit que les troubles de James venaient de leur trop grande proximité.

Elle raconte sa propre trajectoire de jeune mère célibataire (enceinte à 16 ans), élevant son fils chez ses propres parents. La figure du père de James, forain vivant de manière très marginale par rapport aux lois sociales, semble pour elle un exemple de déviance organisée autour d'une activité 'confabulatoire' qui fascine James. Elle pense que James suit les traces de son père, qu'il le croit et l'idéalise malgré les évidences.

Elle a pris conscience de sa propre implication dans les difficultés à gérer l'adolescence de James, et leurs racines dans l'enfance de James, « séducteur en fusion » avec elle. Mais elle a « travaillé » sur cette problématique dans le cadre d'une consultation en C.M.P. pour adultes.

James reconnaît dans un premier temps son incapacité à ne pas « inventer » la réalité, ce qui lui vaut d'être rejeté par ses copains. Mais il est aussi poussé à compenser son « manque d'affection » en se faisant admirer pour ce qu'il n'arrive pas à être. Il reproche à cette mère de ne pas l'aimer, bien qu'elle montre au contraire un attachement narcissique à son fils, objet d'une admiration pour « son côté bluffeur ». Nous apprendrons au décours du suivi que

Mme s'est installée depuis peu avec un ami qui semble faire acte d'autorité sur James, que James déteste et tente d'expulser de la vie de sa mère, comme il a réussi à le faire avec ses précédentes relations. Un enfant de ce couple est en gestation, mais James ne semble pas le savoir au moment des faits.

Du point de vue de l'entrée en adolescence, avec les remaniements d'investissement d'objet vers une hétérosexualité mature, il n'y a pas de signe apparent de malaise. James est capable de s'intéresser à des adolescentes de son âge, de « faire des conquêtes », et l'acte « pédophilique » apparaît en discordance avec ses investissements actuels. Ses difficultés d'attention, notamment dans le registre scolaire, l'ont fait opter pour une voie préprofessionnelle par défaut. On peut se demander si cette défectuosité intellectuelle fonctionnelle n'est pas une manière de se déprendre de la sollicitation maternelle très « verbale », pour se rapprocher d'une position « phallique » paternelle portée sur l'action. La position passive d'écouter en classe renverrait à une « féminisation » soutenue par la proximité maternelle, et le « charme » qu'il opère sur elle, une séduction féminine dont il aurait du mal à se déprendre pour accéder à un objet hétérosexuel « non incestueux ». Par contre, pour ce qui touche aux relations avec les pairs, d'une part, et les liens parentaux, d'autre part, l'histoire de James témoigne de signes de dysfonctionnements anciens dont la grossesse actuelle de la mère viendrait raviver les signes de la dépressivité liée à l'angoisse de séparation.

MATHIAS : (cas n° 11), 14 ans, élève de 5e au collège, attouchements sur une camarade de classe.

Mathias a été accusé d'agression sexuelle par une camarade de son âge sur laquelle il se serait « précipité » pour commettre des attouchements, lors d'un interclasse.

Il se présente comme un « pré-adolescent » encore peu mature, morphologiquement et psychologiquement. Une gynécomastie lui donne des aspects d'éphèbe et une émotivité « au bord des larmes » semble mal contenue derrière une bouderie colérique intense. Son père, homme présentant une fragilité physique accentuée par un visage « vultueux », prend la parole d'emblée pour dire que son fils n'est pas du tout comme on le décrit. « *Il est beau garçon* » et les actes ne se sont pas déroulés selon la version du collège. Ce ne peut être qu'un malentendu, « *Mathias est incapable de ça* ». Mathias surenchérit en disant qu'il est mal vu des professeurs du collège, que c'est « l'autre » avec qui il était, qui a bousculé la fille dans un coin, alors qu'il tentait de s'interposer. Dans la mêlée, si ses mains ont frôlé « les seins et les fesses », ce n'est qu'accidentel. D'ailleurs, ces filles le détestent et sont provocatrices, c'est toujours lui qui prend pour les autres, qui est puni.

Le père semble contredire cette position de victime en indiquant qu'il est irrespectueux avec les profs, et qu'il ne travaille pas assez à l'école. Mais c'est aussi pour manifester son mécontentement devant cette scolarité insatisfaisante, d'autant plus qu'il travaille tout le temps pour faire vivre la famille, et que son épouse, qui est une « *sainte femme* », est épuisée par la charge de ses deux fils. Une sœur aînée, « *parfaite copie de la mère* », est partie vivre depuis peu avec son petit-ami. Depuis, le frère aîné, au chômage et vivant avec une copine à la maison, semble mener la famille de manière tyrannique. Toxicomane et sous le coup de plusieurs menaces de mesures de justice, il fait régner la terreur et exploite son frère cadet pour les tâches domestiques, se fait livrer par lui son petit-déjeuner au lit avec sa copine, alors que M. doit aller tous les jours au collège et qu'il n'a aucun intérêt pour les études.

Le père désapprouve cette absence de volonté de son fils aîné pour s'en sortir, lui qui a eu un frère « célèbre » à la télévision, et qui subit un métier nocturne « difficile » au service de clients d'une brasserie. Il prend exemple sur sa propre « exploitation » pour conseiller à Mathias une attitude de résignation. Pour le fils aîné, il avoue en avoir peur et ne peut plus rien lui dire.

Mathias manifeste alors toute sa rancœur par rapport à ce frère « parasite » à la maison, alors que lui est la « *bonne poire* » qui fait le ménage et la vaisselle pour une mère aimante, accablée d'assurer seule la direction de la maison. Ce qui ne l'empêche pas de se révolter et de tenir des propos véhéments contre sa mère quand elle le « *commande* ».

Par rapport aux deux premiers cas, Mathias se distingue par une forte inhibition qui indique une immaturité affective. Cet infantilisme qui l'empêche d'aborder le changement pubertaire semble le maintenir dans un statut de « victime » au sein de la famille. Mais l'identification au père « castré », mettant en avant son impuissance et sa résignation dans une position sociale défavorisée, ne lui donne pas accès à une issue positive dans la construction de la sexualité génitale. Elle est « rabattue » sur des rapports rivalitaires mêlant bouderie et impulsivité, qui fixent sa dépendance psychique à l'image maternelle dont il n'arrive pas à se dégager. Le déni de la violence sexuelle, partagé par le père, augure mal d'un dépassement du conflit œdipien.

I-2-3 Un cas de viol de grand adolescent sur une enfant impubère

Guillaume : (cas n° 9), 15 ans, adolescent au vécu carentiel qui en porte les stigmates et qui nous est adressé par l'équipe psychiatrique assurant le suivi de la victime. Pendant tout l'entretien préliminaire, nous ne pourrons croiser son regard caché par une casquette à visière rabattue sur un visage secoué de sanglots. De stature assez imposante, il est effondré sur lui-même et c'est son père, s'exprimant avec embarras, qui nous donnera un récit assez factuel de la problématique d'agression pour laquelle il est amené à consulter.

Guillaume a commis un viol sur une fillette de 6 ans, enfant des amis du père et de sa concubine, au cours de jeux entre enfants. Lors d'une réunion des deux familles, ils étaient à l'écart des adultes quand Guillaume s'est trouvé seul avec sa victime, le frère de celle-ci ayant quitté la chambre où ils se trouvaient. L'acte apparaît isolé, comme un raptus chez cet adolescent ne présentant aucun trouble du comportement, mais un retard scolaire et des capacités d'expression orale limitées qui l'ont amené à intégrer une filière d'apprentissage en mécanique.

Cet adolescent ayant depuis longtemps bénéficié d'une aide éducative en milieu ouvert, du fait des difficultés multiples rencontrées par la famille, a vécu pendant toute son enfance avec une mère décrite par le père comme « pathologique », avant qu'il n'obtienne sa garde. Du fait de cette pathologie maternelle grave présentée comme l'élément de perturbation familiale, la mésentente des parents avait conduit au divorce des parents et à une séparation de la fratrie. D'après lui, sa femme se livrait à une prostitution bruyante, relançant ses clients jusque dans la cour de l'entreprise où il travaillait. Guillaume aurait été témoin direct de cette activité « professionnelle » de sa mère qui ne consacrait aucune attention à ses besoins affectifs ni à sa scolarité. Curieusement, sa sœur cadette avait été confiée au père pendant son enfance. Devenue adolescente, et en conflit avec l'autorité paternelle, elle réclamait actuellement un rapprochement avec sa mère. De ce fait, Guillaume nous dira qu'il n'est pas d'accord avec cette attitude de sa sœur, et prend le parti du père dans cette opposition. Il indique aussi sa préoccupation vis-à-vis des deux enfants de sa mère, nés après leur séparation, pour lesquels il aurait voulu éviter qu'ils subissent les mêmes carences que lui. De là, sa difficulté à demander à être retiré de la « garde maternelle », et cet étrange raccourci avec la violence exercée sur une enfant très jeune.

L'autorité parentale était en cours de redéfinition par le juge au moment des faits. Le père, malgré sa bonne volonté, semble dépassé par les tâches éducatives auprès de ses enfants devenus ados. La famille est lourdement étayée par les travailleurs sociaux, à cause des carences économiques et sociales et de la fragilité de la compagne du père. Il viendra avec elle en consultation avec Guillaume et nous la présentera comme une jeune femme très fragilisée par la mise au monde d'un enfant mort-né, un an auparavant, qui l'a déprimée.

Les éléments carentiels mis en évidence par l'anamnèse peuvent masquer d'autres troubles chez cet adolescent survalorisé par ailleurs dans ses activités sportives, et son insertion préprofessionnelle très satisfaisante dans une entreprise de transport. Guillaume ne présente aucune des difficultés comportementales décrites dans les cas précédents. Son viol impulsif semble plus en lien avec une problématique abandonnique, qui lui fait abréagir sa détresse face aux changements introduits dans ses étayages affectifs par la nouvelle vie de couple du père.

Les défaillances affectives vécues antérieurement se cristallisent dans un acte « incongru », sans précédent ni anticipation, d'une sexualité qui s'avère par essence traumatique. Guillaume ne s'inscrit pas dans une quête d'objet « adéquat », bien qu'il pourra par la suite envisager quelques rencontres amoureuses selon les modes habituels de son cadre de vie.

I-3 Comparaisons

Si les modalités d'actes des deux premiers cas (viols répétés sur des adolescentes) et leur gravité sont sensiblement les mêmes, les victimes et les auteurs n'ont ni le même fonctionnement psychique ni le même statut. Deux mises en actes identiques peuvent donc avoir des portées différentes, selon que l'adresse identifie clairement l'autre comme partenaire sexuel, non consentant, d'une « relation » réduite à l'obtention d'une satisfaction génitale, ou bien qu'elle indique un objet indifférencié, saisi comme exutoire d'une excitation qui ne trouve d'autre mode d'élaboration que la décharge immédiate.

Par contre, la dimension incestueuse, explicite dans le cas de viol intrafamilial, implicite dans l'externalisation violente d'un lien d'assujettissement mère-fils, sans tiers séparateur, peut apparaître comme le vecteur commun essentiel de la confusion entre sexualité et emprise. Cette confusion trouve ses origines, pour le second cas (Fabrice), dans une détresse initiale masquée à l'adresse de la mère, alors que dans le premier (Djamil), elle est « organisée », pour ainsi dire consciemment pour se déprendre de l'excès d'une sollicitation maternelle érotisée que la crise pubertaire re-sexualise. Mais cet « excès » n'en reste pas moins un facteur désorganisateur de la personnalité, bien avant la crise d'adolescence qui constitue la partie émergée de l'iceberg ; (la part autodestructive de la violence et le clivage pathologique de l'objet restent inabordables). Pour chaque cas, on aurait à s'interroger si le processus d'inscription dans la sexualité en impasse se situe en deçà ou au-delà du remaniement pubertaire, dans la séparation avec l'objet primordial ou dans les échecs d'une 'œdipification' perturbée par les positionnements pathologiques des images parentales.

Par contraste avec les cas précédents, les deux cas suivants, simples « agressions », illustrent aussi des différences dans la problématique subjective impliquée par les actes d'attouchements, sur des victimes d'âges différents (une petite fille de 5 ans et une pré-adolescente de même âge que l'auteur présumé). La différence de position dans la relation (l'une est une cousine directe de l'auteur, l'autre une camarade de classe non identifiée) souligne à la fois la disparité du statut de la victime (lien familial/lien de pairs) et la fonction d'abréaction de la réalisation sexuelle. Le premier (James) semble, par son acte, attirer l'attention du tiers sur une difficulté à se déprendre de l'excès d'attention maternelle, le second (Mathias) paraît plutôt débordé par une tension résultant d'une position passivée au regard d'une accession à la phase adolescente, en lien avec la perte de soutien dans le lien avec la mère et l'inexistence de l'autorité paternelle. Néanmoins, dans les deux cas, on pressent derrière ces manifestations agressives une dépression latente qui ne permet pas d'envisager le dégagement des positions infantiles.

Enfin, si l'on compare les deux derniers cas (Guillaume et Mathias), l'impulsivité qui les caractérise ne semble pas ressortir d'une même logique carentielle. La détresse de Guillaume émerge d'une vacuité du sens à apporter à la conduite sexuelle, alors que pour Mathias, elle est structurée autour d'une conflictualité manifeste qui marque l'ambiguïté d'un positionnement face au choix d'objet hétérosexuel, et le maintient dans une bisexualité infantile, dont l'acte inapproprié tente de le sortir.

I-4 Pistes de réflexion issues de la clinique pour une systématisation des problématiques de violences sexuelles d'adolescents

Ces cas ont été choisis parmi une cohorte de 32 autres, pour mettre en évidence la diversité des situations rencontrées, de leurs corrélats psychologiques et environnementaux. La totalité des agressions sexuelles d'adolescents ne peuvent se résumer à cinq cas de figures exemplaires, car l'examen d'autres problématiques manifestent d'autres caractéristiques que nous aurons à explorer dans la suite de cet ouvrage. Cependant, notre objectif est de sérier de manière plus rigoureuse l'échantillonnage de ces problématiques sans les réduire à des modèles comportementaux fondés sur le type de passage à l'acte, ou sur des critères discriminants entre contextes socio-éducatifs ou culturels.

De ces cinq observations, nous pouvons d'ores et déjà tirer quelques enseignements sur les pistes à suivre au cours de notre étude :

1) Il n'y a pas de convergence directe entre les modalités de passage à l'acte et l'âge de l'auteur ou de la victime : un « grand » adolescent peut aussi bien agresser un(e) enfant en bas âge, qu'une adolescente du même âge (*idem* pour un pré-adolescent). La distinction juridique entre le viol et de simples attouchements n'est pas significative d'une différence de problématique psychopathologique, ni caractéristique d'un contexte socio-culturel particulier.

2) Le contexte familial peut jouer un rôle prédisposant, mais ne détermine pas directement le type d'acte. Au-delà des « rôles » éducatifs, c'est la place qu'occupe l'enfant dans le discours des ou du parent(s), l'incidence de leur histoire personnelle et/ou familiale, la manière dont la sexualité s'inscrit dans leur vie intime ou de couple, qui influent sur l'occurrence d'une violence sexuelle.

3) L'accession ou non à une dynamique pubertaire, le reliquat de conflits infantiles et leur résolution dans le développement de l'enfant semblent des notions primordiales pour situer le niveau de conflictualisation dans l'élaboration du cas et sa prise en charge.

4) La dépendance à l'objet d'étayage et/ou la construction d'une « image de soi » congruente ou discordante avec les représentations imaginaires de l'adolescent, peuvent dominer alternativement ou conjointement dans la construction de traits « violents » de la personnalité. Cette « violence » présentera alors des aspects différents, selon qu'elle répondra à une tentative de séparation primordiale de l'objet, à une différenciation de l'image reflétée par l'autre, à un essai de se dégager de sentiments d'annihilation face à la perte de liens affectifs sécurisants, ou à la résurgence de la carence initiale de ces liens.

5) Les troubles psychiques repérables rétrospectivement dans l'enfance du sujet adolescent seront à relativiser par rapport à l'effet disruptif de l'avènement pubertaire, quant à leur incidence dans la difficulté à appréhender la sexualité génitale et la nouveauté de son éprouvé. Aucune pathologie infantile ne peut « expliquer » en elle-même l'irruption de l'agressivité sous la forme d'actes sexuels délictueux, mais toute perturbation de l'affectivité, même minime, peut conduire à des ruptures occasionnelles ou définitives, du fait d'une fragilité structurale plus ou moins rattachée aux modifications brusques dues au phénomène pubertaire.

6) Parmi celles-ci, il ne faudrait pas négliger les enjeux sociaux de l'accession au statut d'adulte, et leur connotation individuelle ou collective par rapport à l'appartenance à sa génération, à son « genre », à son groupe social et au discours véhiculé par la culture sur l'autonomisation, l'individualisation de l'adolescent, et la sexualité en général.

Ces dimensions sociologiques sont à resituer dans la manière dont le sujet s'en prévaut dans la construction de sa personnalité, avant toute généralisation à des processus groupaux.

II- Inventaire de la question du diagnostic A.V.S. dans la littérature criminologique

À l'instar de bien d'autres auteurs, nous nous posons la question de la nécessité d'établir une relation logique entre l'acte sexuellement violent et les caractéristiques psychologiques et sociales de l'adolescent agresseur sexuel. Peut-il y avoir un rapport entre le type d'acte et une problématique particulière de l'individu, liée à son âge, à des traits de sa personnalité ou à sa situation socioculturelle ? La question paraît légitime, car l'acte délictueux peut renvoyer l'image d'une problématique physique d'insuffisance de maturité sexuelle, ou au contraire trop avancée dans la puberté par rapport aux capacités de contrôle du corps sexué. Il peut masquer une fragilité psychologique ou souligner l'excès de confiance en soi. Il peut indiquer la pauvreté relationnelle de l'environnement et la détresse affective ou l'excès d'attention parentale et l'indifférence à la souffrance d'autrui. L'examen de situations opposées déclinant les différences de statut de la victime, entre l'enfant en bas âge, victime d'attouchements furtifs, et l'adolescente ayant subi un viol, avec menaces d'une arme ou de tout autre moyen de pression, inclinerait à penser qu'il puisse y avoir, face à deux sortes de victimes, deux variétés d'auteurs de violences sexuelles, ceux qui ne s'en prendraient qu'aux « faibles » par faiblesse et ceux qui prendraient, par une force qu'ils ne mesurent pas, leur jouissance sexuelle en soumettant l'égale à leur domination.

Point de vue bien simplificateur, qui fut longtemps pour la Justice le critère de mesure de la gravité de l'acte, circonscrite par la différence juridique entre le crime et le délit. *Grosso modo*, le viol sur l'enfant en bas âge était le signe de la pathologie pure ou de la déficience mentale. Celui sur une adolescente de même âge relevait de la perversion ou de la psychopathie. Les attouchements entre pairs étaient des jeux sexuels banalisés dans l'expérience du corps propre et la découverte du corps de l'Autre différent. Entre ces extrêmes, on pouvait décliner toute une graduation de comportements répréhensibles à laquelle était adjointe une échelle de sanctions judiciaires adaptées.

La clinique actuelle nous convainc de l'extrême complexité de ces situations qui impliquent des facteurs multiples. L'assemblage de leurs caractéristiques opposées peut composer une combinaison de problématiques chez la même personne qui les présente simultanément ou successivement.

Néanmoins, les recherches en criminologie, en cohérence avec leur logique propre, poursuivent le projet d'établir enfin un « profilage des A.A.S. », c'est-à-dire de réunir des critères objectifs pouvant discriminer entre des « types » d'agresseurs. Ces études tentent d'établir des classifications, soit sociologiques avec les caractéristiques sociodémographiques habituelles (niveau intellectuel, position sociale, etc.), soit psychologiques où se mêlent les « compétences » et les « traits de personnalité ». La sociologie explore le niveau d'études, celui des parents, leurs caractéristiques socio-économiques, la structure familiale, les antécédents, etc.

L'étude psychologique des compétences, dont la défectuosité déterminerait l'inadéquation de l'acte, fait l'objet d'une exploration des capacités cognitives, étendues aux habiletés sociales. L'analyse des traits de personnalité peut constituer une caractérisation empirique, selon des échelles standardisées de réponses aux « besoins fondamentaux », dont la sexualité fait partie, ou bien à l'aide de tests projectifs (P. Roman[14]). La personnalité est alors décomposée en traits stables et fixés, modelés pas les réactions conditionnelles qui répondent aux modes de satisfaction des besoins. Elle peut aussi s'étayer sur les concepts psychopathologiques issus de l'étude des maladies mentales. Les plus récentes nomenclatures, qui allient une description factuelle et une vérification statistique, sont les plus prisées (DSM). L'utilisation d'échelles d'évaluation (du stress, de la dépression, etc.) et de questionnaires de personnalité, dont les items permettent de discriminer les réactions aux situations (traumatismes, soins parentaux, etc.), donnent une estimation des variations par rapport à la norme, statistiquement validée.

Cette perspective d'objectivation du criminel ne négligera pas les quelques apports récents de la biologie. Les sciences de la nature peuvent apporter, sur le comportement sexuel, un éclairage sur son métabolisme hormonal et sa physiologie (érectilité), et sur l'activation

---

[14] ROMAN, Pascal, « La violence sexuelle et le processus adolescent. Dynamique des aménagements psychiques des victimes aux auteurs de violence sexuelle. L'apport des méthodes projectives », in *Psychologie clinique et projective*, vol. 10, 2004, p. 113-146.

des zones sous-corticales mobilisées par le comportement sexuel.

Un doute fondamental subsiste sur la pertinence d'isoler la violence sexuelle comme un fait objectif, venant faire exister la catégorie de l' « agresseur sexuel » comme une entité distincte.

Il ne s'agit pas de faire disparaître le fait sous la généralité d'une « nature humaine » dont les fins ne sont pas toujours en accord avec les moyens. Le dilemme qui n'est pas résolu par ces études, revient à éviter à la fois une *chosification* de l'agresseur en le réduisant à son acte, et à ne pas le dissoudre pour autant dans une sous-catégorisation étanche d'humains, qui désignerait la « nature » de l'A.V.S. par des caractéristiques particulières, par défaut de celles que possèdent tous les autres humains en commun. La violence sexuelle semble un phénomène assez largement partagé dans l'histoire et dans la distribution géopolitique des conflits entre humains pour ne pas la restreindre à un particularisme de quelque nature qui soit (biologique, ethnique ou culturel), et nous traiterons de cette question dans la dernière partie de l'ouvrage.

À l'issue de la présentation de nos premières observations cliniques, notre première question concernait le rapport entre l'âge de l'auteur et celui de la victime, la gravité des actes et le contexte socio-éducatif.

Nous avons établi le constat empirique qu'à la caractérisation de faits d'agression sexuelle on ne peut adjoindre un type de personnalité ou une biographie particulière ayant valeur d'explication exclusive.

Avant de poursuivre le développement de nos observations cliniques, de vérifier cette première hypothèse et d'en tirer les conséquences au niveau théorique, nous allons présenter les principaux résultats de la littérature scientifique sur le sujet.

Nous rechercherons dans ces publications les critères d'évaluation retenus et les éléments d'analyse requis pour établir une correspondance psychologique entre l'acte et son auteur.

Nous en ferons une présentation non exhaustive, mais en essayant d'articuler les différentes axiomatiques choisies en fonction des références théoriques, dans une approche progressive comparative et critique.

II-1 Les études épidémiologiques factorielles

Elles consistent à isoler des « facteurs de risques », et d'effectuer des comparaisons statistiques entre effectifs présentant ces signes au sein d'une population d'ados sexuellement violents. Cet échantillonnage varie de quelques unités ou dizaines à plusieurs milliers, en déterminant les fréquences de traits communs définis au préalable.

Sans reprendre l'ensemble de ces études, on peut se fier à leur recollection par certains auteurs qui en donnent un aperçu panoramique fidèle :

D'après S. Lemitre[15], les études épidémiologiques chez les Adultes Agresseurs Sexuels mettent l'accent sur la prévalence des actes sexuels délictueux commis dès l'adolescence, mais aussi sur le faible taux de récidive des adolescents « auteurs », « *à l'exception d'une minorité présentant des troubles psychiatriques* ». Ces premiers repérages semblent indiquer une contradiction interne dans une typologie définie de « l'agresseur adolescent », bâtie rétroactivement sur le modèle de l'adulte A.A.S. qui persisterait dans son fonctionnement sexuel délictueux,

---

[15] LEMITRE Samuel, « Profils cliniques et criminologiques des Adolescents AAS », in *La violence sexuelle*, COUTANCEAU Roland et SMITH Joanna (dir.), Paris, Dunod, 2010.

malgré l'évolutivité adolescente. On ne peut pas soutenir à la fois que les adolescents sont rarement récidivistes et se fonder sur le profil d'adultes agresseurs récidivistes depuis leur adolescence pour définir leurs caractéristiques propres.

De plus la « *distinction psychologique avec les adolescents tout-venant, selon la plupart des auteurs, ne semble pas établie* », bien qu'un « *consensus soit partagé dans la littérature, sur la série des troubles observés* ».

Ces troubles sont :
1- développementaux : (phobies sociales, pensée syncrétique, difficultés scolaires en lien avec des troubles de l'apprentissage). Les ados présentent des difficultés à exprimer leurs sentiments, et des éléments dépréciatifs sont assez courants à cet âge.
2- affectifs : L'adolescence est classiquement une période de dépressivité et d'excitation. Les troubles dysthymiques seront d'autant moins caractéristiques qu'ils peuvent être circonstanciels. Ils peuvent être la conséquence d'une séparation d'avec les liens familiaux consécutive à la sanction de l'agression.
3- traumatiques : La notion de « traumatisme », (celui-ci étant souvent lié à la petite enfance), se retrouve dans les parcours des adolescents AAS, sans qu'on puisse lui attribuer une valeur déterminante, puisqu'ils peuvent aussi donner lieu à d'autres formes symptomatiques, ou faire l'objet d'une résilience. On notera aussi que les traumatismes sexuels ne sont pas les seuls en cause, et donc que d'autres mauvais traitements peuvent avoir des effets aussi inducteurs dans le retournement de l'agressivité en violence sexuelle sur une victime.

De multiples typologies aux consonances variables tentent de définir les caractéristiques selon des dimensions concrètes de la personnalité (inhibition, contrôle de l'impulsivité, isolement, socialisation). Bien que des éléments discrets puissent paraître tout à fait constatables dans la clinique, on peut s'interroger sur les présupposés ontologiques derrière ces descriptions « objectives », qui les mettent en opposition discriminante. Les « comportements », distingués les uns des autres, pourraient aussi être mis en série : « il est inhibé **donc** il déborde, il déborde **donc** il est impulsif, il est impulsif **donc** il est isolé, il est isolé **donc** il manque de sociabilité, il manque de sociabilité **donc** il est inhibé, etc. », sans fournir d'autres explications que leur redondance tautologique. Dire qu'un adolescent agresseur sexuel est de type « agressif », même en l'opposant à un autre « passif et immature », c'est une itération de terme qui ne nous éclaire pas beaucoup sur les motivations de l'acte d'agression.

Une autre classification est proposée par Pierre Ange Raoult[16] en regroupant les travaux de Michel Delage (2001) et ceux de François Hamon (1999) dans une perspective phénoménologique de récits d'expériences de vie.

Delage relève l'existence de « *relations fusionnelles à la mère* » soit pour lutter contre des angoisses de morcellement, soit dans un lien dyadique fort qui exclut le « *père persécuteur* ».

Il mentionne aussi les « *négligences graves et le sentiment d'abandon* » compensés par des stratégies de survie affective. Il évoque tour à tour les maltraitances, le climat incestuel de rejet et de séduction qui entraînent des vécus de manipulations.

Il semble classer à part les « *névrotiques fragiles* », en proie à une autorité patriarcale implacable dans des contextes familiaux hyper ou hypo-sexualisés.

---

[16] RAOULT Pierre Ange, « Figures de l'adolescent auteur d'agressions sexuelles », in *Violences sexuelles chez le mineur*, CIAVALDINI André (dir.), Paris, Éd. In Press, 2012, p. 43-82.

Ces pistes sont très pertinentes et mériteront d'être développées dans la suite de l'ouvrage.

La classification de Hamon, par contre, fait appel à des catégories plus psychiatriques, puisqu'il distingue les personnalités immaturo-perverses, les personnalités névrotico-perverses et les personnalités psychopathiques.

Ces caractéristiques, tout à fait observables intuitivement dans les problématiques rencontrées, semblent se référer à une psychopathologie plus sensible à la description des situations qu'à celle de traits morbides isolés, permettant ainsi de se repérer dans l'expérience clinique quotidienne. Elle se fonde sur une compréhension dynamique interrelationnelle qui implique les rôles parentaux, les automatismes de répétition des traumas. Ces signes coexistent avec les perturbations endogènes du narcissisme adolescent, en proie au retournement de la passivité en agir. Les actes mettent en scène la corporéité, avec des contre-investissements défensifs rigides : le clivage, la projection et l'omnipotence.

Cette tentative d'ordonnancement des contenus descriptifs, avec une théorie congruente du trauma (Ferenczi), prend en compte l'histoire infantile et les représentations archaïques d'objet investies d'affects désorganisateurs. Elle débouche sur des items étiologiques assez habituels chez les adolescents perturbés. Mais leur alignement ne propose pas d'hypothèses dynamiques concernant l'évolutivité de leurs interactions spécifiques concernant la sexualité.

Dans un ouvrage collectif[17], Samuel Lemitre reprend au chapitre 10 la question de cette classification des troubles de la personnalité conduisant à la violence sexuelle, selon une catégorisation inspirée du DSM, en distinguant

---

[17] COUTANCEAU Roland et Joanna SMITH, *Troubles de la personnalité : ni psychotiques, ni névrotiques, ni pervers*, Paris, Dunod, 2013.

les approches catégorielles classiques et les approches multidimensionnelles de la personnalité. Il reconnaît « *qu'il serait simpliste de penser qu'à un profil de personnalité corresponde un type de passage à l'acte* »[18]. Il propose six catégories auxquelles s'adjoindrait une dernière, la moins fréquente : « *les problématiques psychiatriques* » (Cluster A) relevant des deux tableaux classiques de psychose : Paranoïa et Schizoïdie paranoïde. Les six autres se distribuent entre personnalités « dépendantes », « obsessionnelles », « histrioniques », « traits de caractères narcissiques », « personnalités limites » et enfin « psychopathiques ». Elles s'efforcent de suivre une grille de lecture « a-théorique » qui n'implique pas une distinction claire des pathologies ainsi définies, en dehors d'une série de signes accrédités par consensus. On ne saurait ignorer que ce découpage recouvre *grosso modo* sous d'autres noms la nosographie classique et ses distinctions entre débilité, névroses, psychoses et perversions, avec l'ajout contemporain des états-limites et la formule toujours inclassable de la psychopathie. L'extraction des deux grandes psychoses ne se justifie que par la nécessité de garder les tableaux composites de personnalités pathologiques à l'écart des grands syndromes de la maladie mentale. De surcroît, l'adolescence est une période où les manifestations pathologiques ne sont pas définitivement installées. Mais les signes recueillis sous les différents registres semblent parfois interchangeables (ex. : la dépendance affective peut, elle aussi, se rencontrer dans l'histrionisme qui est, en outre, difficile à séparer du narcissisme pervers immature). Par contre, on est étonné de voir à chaque catégorie attribuée une suite de modalités opératoires

[18] LEMITRE Samuel, « Profils de personnalité des adolescents auteurs d'agressions sexuelles », in *La violence sexuelle*, COUTANCEAU Roland et SMITH Joanna (dir.), Dunod, 2010.

prédominantes (« pédophilie » pour les uns, « conduites offensantes » pour les autres, froideur chez le psychopathe mais arrogance du narcissique... La dépendance anaclitique de l'état limite ne rejoint-elle pas la dépendance immature des premiers ?

Certes, le clinicien pourra toujours approfondir ces nuances grâce à son expérience, mais quel est alors l'intérêt d'une classification aussi catégorique, si la nuance est laissée au libre-arbitre du praticien, au point de la déconstruire ?

D'autres auteurs ne s'embarrassent pas de ces querelles byzantines, en traitant de l'agression sexuelle comme d'une chose en soi n'ayant pas d'autre définition propre que sa différence avec l'agression non-sexuelle, statistiquement ponctuée par des échelles d'évaluation. Ces études suivent la démarche épistémique de la psychologie différentielle, inaugurée par Binet[19] et Simon : « *l'intelligence ?... C'est ce que mesure mon test* ».

Thierry Pham Hoang, Claire Ducro et Anne Christy Lemasson[20] se penchent sur les AICS adolescents dans un but étiologique, diagnostique et pronostique à l'aide de séries d'échelles étalonnées pour mesurer ces trois dimensions. L'évaluation statistique des corrélations entre échelles donnent évidement raison aux hypothèses préalables, lesquelles sont fondées sur une série de préjugés énoncés dans l'introduction (facteurs d'alcoolisme, de toxicomanie, de séparations précoces, etc., regroupés sous la notion « d'adversité »).

---

[19] BINET Alfred, *L'étude expérimentale de l'intelligence* [1903], Paris, L'Harmattan, 2004.

[20] PHAM Hoang Thierry, DUCRO Claire, LEMASSON Anne Christy, « Adolescents auteurs d'agressions sexuelles », in *Annales médico-psychologiques*, Paris, Masson, vol. 165, n° 9, 2015, p. 511-516.

On découvre ainsi, ô surprise !, que les soins parentaux jouent un grand rôle dans le destin des enfants, et que la délinquance juvénile n'a pas les mêmes caractéristiques pathogéniques que l'agression sexuelle. Mais la comparaison de deux groupes pour montrer leurs différences de comportement ne peut suffire à déterminer si ce sont les modalités opératoires, les traits de caractère, les données environnementales ou les structures psychiques qui diffèrent, puisque tout est mélangé sans discernement dans les termes d'adversité et de victimisation. La méthodologie employée balaye d'un trait cette question essentielle sur laquelle la plupart des cliniciens de terrain n'arrivent pas à se départager.

II-2 Les études épidémiologiques d'inspiration psychodynamique

De nombreuses études cherchent à croiser les données psychosociologiques et les conceptions existentielles (J.-Y. Hayez[21], E. de Becker[22]) ou psychanalytiques (P. Roman[23]) de la vie relationnelle, en considérant le point de vue « systémique » (au sens des théories de la communication) ou développemental du fonctionnement psychique. Selon les auteurs, les problématiques de communication entre enfants et parents ou les intrications entre psychogénèse et sociogenèse des troubles seront privilégiées, selon le modèle de référence théorique freudien ou phénoménologique.

---

[21] HAYEZ Jean-Yves, *La sexualité des enfants*, Paris, Odile Jacob, 2004.

[22] BECKER (DE) Emmanuel, « L'adolescent transgresseur sexuel », in *La Psychiatrie de l'Enfant,* 2009, vol. 52, n° 2, p. 309-338.

[23] ROMAN Pascal, *Les violences sexuelles à l'adolescence*, Paris, Elsevier Masson, 2012.

Sans en développer plus avant les contenus, on peut considérer les approches existentielles comme des tentatives d'intégrer une multitude d'éléments d'histoires de vie dans des tableaux cliniques très fouillés, mais peu maniables. Les approches psychogénétiques établissent un rapprochement entre les troubles de l'adolescence et les perturbations de la sexualité dans son développement depuis les premiers stades de la sexualité infantile. Tout se passe comme si la violence sexuelle était le produit de l'irruption de la génitalité dans un développement affectif prématuré, c'est-à-dire-anticipant sur les objectifs futurs de la vie de couple et de la procréation, conçues comme étape terminale de cette genèse. La violence est alors considérée comme une pathologie de la vie relationnelle trouvant ses origines dans l'enfance et dont l'éclosion en symptômes confirmerait les troubles psychiques antérieurs (d'origine accidentelle ou structurale). Sans nier l'intérêt pour le clinicien de ces perspectives dynamiques, dans lesquelles nous situons nos travaux, nous souhaitons nous démarquer d'une trop grande propension à « l'explication » du phénomène de « la violence sexuelle » par des troubles répertoriés dont la nature paraît fluctuer en fonction d'hypothèses théoriques préalables. Ces points de repères généraux (qualité de la relation précoce mère-enfant, capacité à négocier la séparation de l'objet et la phase dépressive, séduction de la période œdipienne et traumatisme de la génitalité) peuvent, par ailleurs, entrer dans la compréhension d'autres formes de symptomatologies et laisser de côté la question du « choix » du symptôme.

Nous présenterons, dans ses grandes lignes, les hypothèses déjà mises à l'épreuve dans les travaux de Pascal Roman, lesquelles peuvent évoluer encore au fur et à mesure des progrès de sa recherche.

Pour l'essentiel nous retiendrons l'appui pris sur une lecture du traumatisme et de sa résurgence à l'adolescence (pulsion « traumatophilique » de Guillaumin[24], 2001) pour distinguer deux sortes de violences sexuelles, celle qualifiée d'agression qui est en fait une stratégie défensive contre l'irruption du sexuel traumatique, et d'autre part celle du viol, qui fait intervenir la remise en cause radicale de la qualité de l'objet externe, au sens de sa négation et de sa destruction.

Dans un premier temps, Pascal Roman s'appuie sur les travaux de Lafortune[25] (2001) qui tente de différencier les registres de fonctionnement psychique en fonction du mode opératoire de l'agresseur (seul ou en groupe), et aussi de la nature de la vie familiale (prégnance des agressions intrafamiliales).

La question posée est effectivement de trancher entre une sexualité essentiellement violente, et une voie sexuelle (fortuite) d'expression de la violence primordiale. Le parti pris de considérer les données criminologiques (âge, sexe, niveau d'efficience intellectuelle, etc.) comme des indices pertinents permet de « *découpler le développement affectif et la manière dont l'adolescent s'y insère* »[26], « (*il*) *autoriserait une meilleure connaissance de cette population particulière* ». Pour notre part, nous émettons des réserves sur leur pertinence, dans une analyse statistique en termes de moyenne et d'écart-type. Les adolescents agresseurs sexuels ne peuvent être considérés comme une population partageant des caractéristiques communes car ils ne forment pas des groupes sociaux

---

[24] GUILLAUMIN Jean, « Besoin de traumatisme et adolescence », in *Adolescence*, 1985, tome 3, n° 1, p. 127-137.

[25] LAFORTUNE Denis, « Transmission familiale dans l'abus sexuel commis par un adolescent », in *Neuropsychiatrie de l'enfance et de l'adolescence*, 2001, vol. 50, p. 49-57.

[26] ROMAN Pascal, *Les violences sexuelles à l'adolescence*, Paris, Elsevier Masson, 2012, p. 42.

naturels, ayant leurs lois d'organisation propres, mais des cas individuels regroupés en entités nosologiques pour les besoins de la recherche.

Ainsi, P. Roman construit une première classification sur la différence entre « *auteurs d'agression sexuelle* » et « *auteurs de viols* », en leur distribuant des qualifications psychologiques différentes. Les premiers seront principalement concernés par les atteintes de leurs assises narcissiques, le blocage de l'élaboration secondaire de la dépression et du lien à l'objet (confirmés par les tests projectifs). Les seconds seraient plutôt dans le registre des psychoses, avec des reliquats de vécus abandonniques, et masquées par des références culturelles et factuelles défensives. À partir des divers choix de victimes, il distingue les agressions d'enfants « proches », plutôt le fait de pré-adolescents en quête de réassurance, et les agressions sur les femmes, effectuées par des ados plus âgés cherchant un sens à leurs émois sexuels. Un troisième critère serait la participation en groupe ou le caractère individuel de l'infraction.

Ces configurations cliniques, en fonction du type d'agir (viol, agression) ou en fonction du choix de la victime (enfant/ado/adulte, fille/garçon, pré-pubère/pubère), ou de mode opératoire (individuel, groupe) sont insuffisantes pour faire apparaître les différences de dynamiques psychiques.

Elles aboutissent par regroupement en trois catégories : les fonctionnements psychotiques, les fonctionnements limites et les fonctionnements pervers. Ce découpage fait retomber ce type de nomenclature dans la référence aux grandes subdivisions de la pathologie mentale, auxquelles les praticiens de la clinique sont habitués, mais ne résout en rien la question des processus sous-jacents à la mise en acte.

Nous retenons de ces études les pistes essentielles de la « *rencontre du même* », point névralgique de la différenciation des sexes, qui est l'un de nos axes anciens de recherche, et la dimension de primarité ou de la secondarité de la violence, qui vient faire rupture avec le lien intergénérationnel, sans les rattacher à un mode opératoire ou un âge particulier de l'auteur ou de la victime.

Dans le paragraphe suivant, nous allons mettre à l'épreuve de notre propre « population » d'adolescents auteurs de violences sexuelles (60 cas) ces critères de différenciation, pour montrer qu'ils ne peuvent s'y appliquer entièrement sans réduire la diversité des situations rencontrées dans notre propre pratique.

III- Figures des avatars de la sexualité adolescente

III-1 Analyse quantitative

Éléments statistiques concernant les adolescents auteurs de violences sexuelles accueillis dans un dispositif spécialisé à Poitiers (années 2001-2009). Compte tenu des biais statistiques multiples qu'introduisent les études épidémiologiques comparatives en matière de recrutement, de maniement des variables traitées, nous n'appliquerons pas une méthodologie classique dans ce genre d'enquête sociologique. Nous nous focalisons sur un seul point objectivable : la correspondance entre l'âge et le sexe de la victime et ceux de l'auteur. Il n'est pas indifférent que l'agression porte sur un(e) enfant en bas âge ou un « pair » de même âge, dont l'identité sexuelle peut alors désigner un type de choix d'objet prépondérant, ou par défaut. Notre étude est un préalable à la discussion sur la pertinence de facteurs de dangerosité. Elle n'est qu'un témoignage partiel dont le seul intérêt est d'invalider (ou non) des discriminations hypothétiques entre catégories d'adolescents A.V.S. sur la base de certains fonctionnements propres à leur âge (groupalité, niveau de conscientisation, etc.). S'il était démontré qu'une mise en relation entre les caractéristiques de l'objet et la nature de l'acte de violence sexuelle est à son point de départ indécidable, cela suffirait à nos yeux pour invalider toute désignation de catégories d'agresseurs sexuels selon des critères objectifs de comportements quantifiables. La pertinence de caractéristiques socio-éducatives ou culturelles collectées pour montrer l'origine sociale de ces violences serait ainsi fondamentalement remise en cause.

III–1–1 Notice méthodologique concernant les données exploitées dans ce travail de recherche

Ces éléments ont été recueillis dans un cadre hospitalier (CHS La Milétrie, Poitiers) pendant dix années de pratiques cliniques spécialisées auprès d'une population d'adolescents, adressés soit par des services émanant de la justice et de l'éducation surveillée, soit de services médico-sociaux ou éducatifs, soit par les familles et les services médicaux interpellés par ces problématiques.

Chacun a fait l'objet d'un examen approfondi par le praticien ayant reçu l'adolescent, et ils ont été rassemblés pour une évaluation dans le cadre d'un travail d'équipe pluridisciplinaire[27].

Il ne s'agit donc pas d'un travail de compilation de dossiers, mais d'une 'récollection' d'éléments cliniques recueillis 'sur le vif' lors d'entretiens en face-à-face, avec les patients et leur famille.

Quelques informations partielles sont manquantes, du fait de la difficulté à coordonner les activités de professionnels à temps partiel, mais les cas incomplets ont cependant été exploités en tenant compte de ces limites. Ceci pour donner une vision globale de l'activité de cette consultation en direction d'une population particulière, les Ados A.V.S., et proposant des conditions d'accueil adéquates (pas de file d'attente, délais raccourcis entre l'appel et le premier rendez-vous, concertation élargie systématiquement à toutes les personnes ayant affaire à la problématique (services éducatifs, médico-sociaux, parents, écoles, justice, etc.).

[27] Nous remercions le SUPEA, et son Médecin-chef, M. le Pr. Daniel MARCELLI, ainsi que nos collègues Isabelle DELGRANGES, Denis RESERBAT-PLANTET, Alain CREMOUX et les stagiaires psychologues successifs, de leur collaboration à ce travail de réflexion et de recherche.

Comme on peut s'y attendre, et conformément aux études du même type, cette cohorte est presque exclusivement composée d'adolescents garçons (58 sur 60 cas). Seules, deux filles font partie de ce groupe et leur particularité ne modifie pas sensiblement les résultats globaux. On tiendra compte, cependant, du fait que leur agression sur des enfants de sexe masculin soit *a priori* enregistrable sous les mêmes coordonnées de déviance que celle de garçons agresseurs d'enfants du même sexe. En fonction de l'âge, la « violence faite à l'enfant » prime sur les questions d'orientation sexuelle et de genre.

Il est important de signaler un biais de recrutement pouvant influer sur les résultats de cette enquête.

Menée dans un service de Psychiatrie Infanto-Juvénile, elle repose sur des incitations au soin psychique adressées par la Justice (Juge des enfants, Procureur, P.J.J., C.A.E., ADIMEJ), les médecins généralistes, les familles, les lieux d'accueil des adolescents ou des victimes.

Or, les actes les plus graves commis par certains Adolescents Agresseurs Sexuels peuvent occasionner des incarcérations qui les privent d'un recours à nos services sanitaires ambulatoires.

À ce sujet, on peut se demander si l'absence quasi complète de viols collectifs dans notre file active peut être imputable à l'orientation de certains groupes d'adolescents violents vers des structures de rétention.

Notre étude établit un net distinguo entre une sexualité pubère violente tournée vers la différence des sexes, et une autre, agressive, qui vise à la nier, dans un retour sur une sexualité infantile dans ses fins et ses moyens. La question est posée d'établir, ou non, une différence entre tranches d'âge concernées par ces deux sexualités (infantile *vs* pubère).

Les premières hypothèses travaillées concernent le lien entre l'âge de l'agresseur et le sexe et l'âge de la victime.

H1 : Il n'y a pas de corrélation étroite entre l'âge des agresseurs, les différents types d'agression sexuelle, avec ou sans violence et l'âge des victimes : les enfants impubères, les pré-adolescent(e)s, les pairs ou les adultes...

H2 : Par contre, il existe bien deux types d'agressions sexuelles, les unes dirigées contre les enfants en bas âge, et les autres vers des adolescentes du même âge ou des adultes, ce qui correspond à des dynamiques psychiques différentes. Seules, les études de cas cliniques permettent de distinguer entre ces dynamiques psychiques, familiales et sociales.

III–1-2 Résultats de l'enquête

III-1-2-1 Évaluation des effectifs des différents groupes d'âge des Ados A. V. S.

Âge des auteurs	Effectif des auteurs
9 à 11 ans	2
12 à 14 ans	19
15 à 17 ans	39
Total	60

Sommairement, les trois tranches d'âge correspondent :

1- les enfants prépubères : 9-11 ans.
2- les pré-adolescents : 12-14 ans.
3- les adolescents : 15-17 ans.

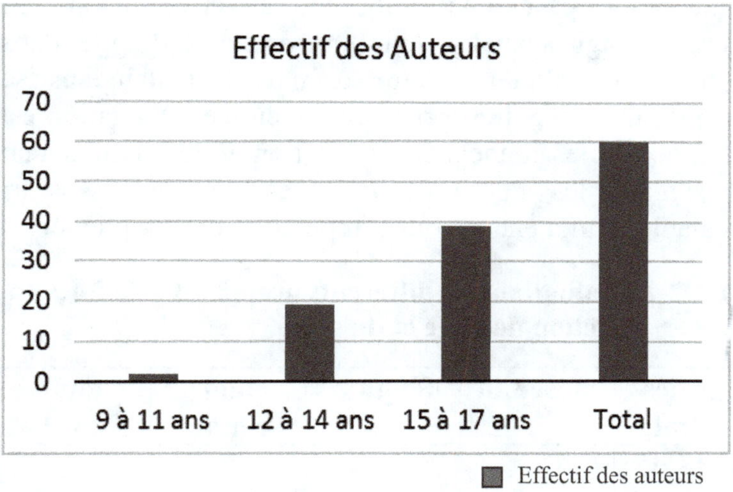

Si l'on intègre les deux pré-adolescentes déjà mentionnées dans la colonne des 12-14 ans, on constate qu'il y a **1 pré-adolescent** pour **2 adolescents auteurs de violences sexuelles**.

Qu'il y ait très peu d'enfants prépubères (< 11ans) auteurs de violences sexuelles peut être imputable au mode de recrutement (sanitaire), mais aussi à la moindre sensibilisation du public et des professionnels, dans la période concernée (2001-2009), à cette problématique naissante des enfants impubères et néanmoins auteurs d'agression sexuelle. L'immaturité sexuelle constitutive n'est pas un obstacle à l'émergence des conduites pseudo-génitales déviantes, mais leur reconnaissance à ce titre dépend de la judiciarisation des actes, qui passent le plus souvent pour des troubles du comportement liés à des carences éducatives. Ce n'est que récemment, à notre avis, que le repérage de ces troubles a augmenté en intensité et en fréquence, surtout dans le contexte des institutions d'accueil d'enfance en danger (MECS, ITEP, « Sauvegarde », etc.). Les difficultés inhérentes aux placements multiples et à leurs échecs retentissent sur l'intégration psychique d'une vie affective réduite en miettes. L'agir sexuel semble un symptôme d'appel dans les contextes d'intense détresse, mais devient judiciarisé par précaution contre le risque de récidive. Obligation est faite aux professionnels de l'éducation et du travail social de signaler les signes de violences sexuelles, sans tri préalable, sauf à encourir une imputation de complicité.

III-1-2-2 Évaluation des différents groupes de victimes en fonction de l'âge et du sexe

âge des victimes	masculin	féminin	non connu	total
moins de 4 ans	1	1		2
4-8 ans	6	13	12	31
9-12 ans	5	4	2	11
13-17 ans (ados)	1	13	5	19
adultes		2	1	3
non connu		1	2	3
total	13	34	22	69

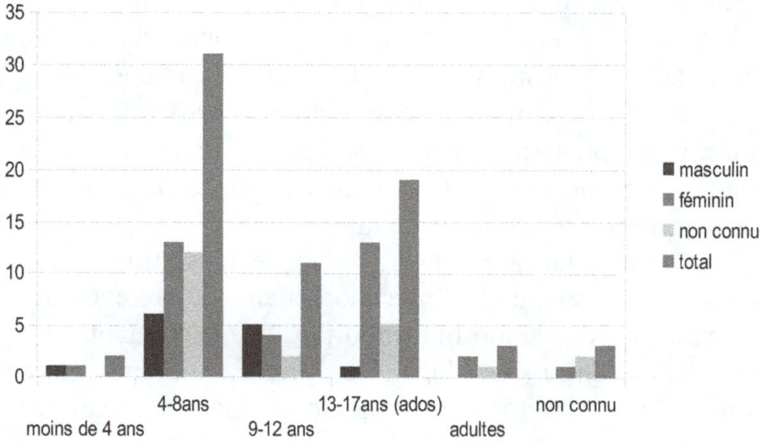

Indication sur les effectifs : la différence entre le nombre d'auteurs (60) et le nombre de victimes (69) est la conséquence de l'existence possible de plusieurs victimes pour un même auteur. Il peut s'agir de violences sur plusieurs mineurs, dans la fratrie ou dans le contexte de relations entre jeunes de même âge.

L'indication du genre, insuffisamment complète pour la période 4-8 ans, perturbe l'exploitation des résultats globaux, **mais il est hautement probable que les victimes sont de genre féminin dans des proportions considérables**, que ce soit dans la période infantile et à l'adolescence. **Le nombre des victimes « garçons » atteint son maximum et s'égalise** avec les « filles » pendant la période 9-12 ans, pour disparaître à l'adolescence proprement dite.

La catégorie des victimes de moins de 4 ans est particulière : il s'agit d'une seule situation d'incrimination de visionnement et de stockage par un adolescent de scènes pédopornographiques sur Internet, lesquelles comportaient des images d'enfants en très bas âge. Leur nombre en est en fait non évaluable, mais nécessitait d'être réduit dans les effectifs à un *item* par genre, du fait de l'imprécision des informations et pour ne pas augmenter artificiellement le ratio auteurs/victimes. Du reste, notre étude porte plus sur les auteurs que sur les victimes, et donc la précision du chiffrage par catégories de genre de ces dernières n'a pas la même importance.

Par contre, la catégorie de l'âge de la victime « non connu » relève de l'imprécision dans le relevé des indications et pourrait modifier sensiblement les différences entre les catégories définies d'âge, mais l'effectif restreint (5) a une incidence marginale sur les résultats d'ensemble.

Les 4 autres catégories : 4-8 ans, 9-12 ans, 13-17 ans, adultes, correspondent à des délimitations *a priori* de positions par rapport à la maturation sexuelle : la période infantile, la période de latence, l'adolescence, l'âge adulte. Chacune présente des caractéristiques spécifiques, mais les limites entre celles-ci peuvent paraître artificielles.

Il est particulièrement intéressant de constater **qu'il existe deux « pics » de fréquence de victimisation, l'une, majeure, pour la période infantile (31), et l'autre pour la période adolescence (19), séparées par un creux correspondant à la période de latence**. L'interprétation de ce constat est sujette à caution, mais, s'il s'avérait pertinent, on pourrait en déduire l'existence de deux, et même **trois organisations distinctes d'agressions** :

– celle visant l'enfant immature (1) (ados et pré-ados AVS confondus) ;

– celles (2) concernant les pairs (période de latence pré-ados et ados AVS).

Il est peu probable que des enfants pré-pubères agressent des adolescents. Par contre, les adolescents agresseurs peuvent orienter différemment leur violence sexuelle sur deux sortes de victimes (impubères/pubères) selon les problématiques qu'elle recouvre. (Voir la 2e partie).

Les victimes de la période infantile sont des deux sexes, à équivalence en période de latence. Par contre, les victimes adolescentes ne sont plus que d'un genre : féminin. Cela pourrait être dû à l'absence de plainte portée par des adolescents mâles victimes de leurs pairs (dans la tranche des 13-17 ans), mais c'est peut-être aussi le fait d'un changement dans la structure du passage à l'acte. L'objet hétérosexuel répond, dans le discours social, à une expression génitalisée « mature » de la sexualité. La violence à son encontre peut renvoyer à des distorsions de la représentation de la différence sexuelle, ou des craintes concernant l'intégrité de l'adolescent devant cette différence.

III–1–2-3 Comparaison des âges des agresseurs et de leurs victimes

(Voir le tableau, page suivante)

Âge de l'agresseur	**Victimes -4 ans**	**De 4 à 8 ans**	**De 9 à 12 ans**	**De 13 à 17 ans (ados)**	**Adultes**	**Non connus**	**Total**
9-11 ans		1	1				2
12-14 ans		10	4	6		1	21
15-17 ans	2	20	6	13	3	2	46
Total	2	31	11	19	3	3	69

Deux résultats se détachent : celui des **4-8 ans victimes (31)** et celui des **15-17 ans chez les ados A.V.S. (46)**.

Ramenés à un pourcentage de l'effectif global, ils font apparaître une disparité entre les groupes d'âges. Les victimes de la période infantile peuvent apparaître comme particulièrement vulnérables de par leur immaturité (47 %), et les adolescents comme plus disposés au passage à l'acte en grandissant (67 %).

(Voir le tableau, page suivante)

Âge de l'agresseur	Victimes - 4 ans	De 4 à 8 ans	De 9 à 12 ans	De 13 à 17 ans (ados)	Adultes	Non connus	Total %
9-11 ans		.015	.015				.03
12-14 ans		.15	.05	.08		.02	.30
15-17 ans	.03	.29	.09	.19	.04	.03	.67
Sur un total de	.03	.445	.165	.27	.04	.05	100 %

Mais un examen attentif, souligné par des comparaisons entre les courbes de vulnérabilité, montre que les adolescents (63 %) et surtout les pré-adolescents (66 %) exercent leur violence sexuelle sur des enfants significativement plus jeunes, des deux sexes. On peut considérer comme habituel qu'un sujet violent s'en prenne à plus petit que soi, mais on peut s'interroger sur le type de satisfaction sexuelle recherchée avec un être immature. Cette primauté dans le choix de victimes de la période infantile correspond, peut-être, à une facilitation de l'emprise, annonciatrice d'une orientation « perverse » de la personnalité. Mais on pourrait aussi évoquer la régression psychique à une position infantile comme facteur dynamique de l'expression de la sexualité par l'agression, parce qu'elle résulte d'un blocage dans l'accession à la maturité sexuelle et à la reconnaissance de la différence des sexes. On peut aussi attribuer cette position « régressive » à des obstacles à la sexuation plus fondamentaux dans le lien à autrui et dans la structure familiale. C'est pourquoi nous poursuivrons l'analyse de cette problématique en étudiant, plus précisément, les processus psychiques à l'œuvre dans ces dimensions relationnelles et familiales de la sexualité.

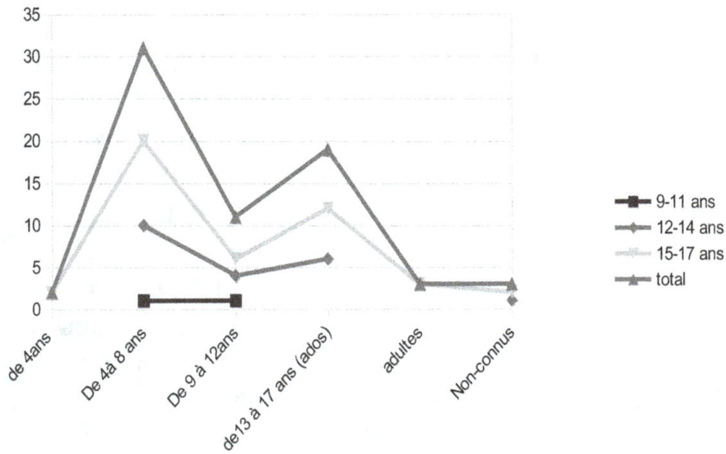

Illustration 1 – fréquence des agressions en fonction de l'âge des victimes et des agresseurs.

Notre diagramme confirme l'existence de deux maximums de victimisation correspondant aux âges de la prime enfance et de l'adolescence, avec une différence significative pour les premiers qui cumulent les agressions des pré-ados et des ados AVS. Ce qui dément une spécificité de l'adolescent de plus de 15 ans pour les agressions sur ses pairs (filles).

Par contre, les enfants de la période « de latence » se « séduisent » entre eux et semblent dans une recherche affective du côté du semblable, plutôt que du côté de l'agression, même si ces actes sont l'indice d'un « danger » à la fois moral et social, et qu'ils peuvent servir de signes de trouble psychologique.

Il y aurait donc trois phénomènes distincts d'agression sexuelle dans la période adolescente :

1- l'agression des pré-ados et adolescents sur des enfants pré-pubères,

2- l'agression d'adolescents sur des pré-adolescents et des pairs,

3- l'agression d'enfants pré-pubères entre eux.

III–1–2-4 Prévalence de l'âge de l'agresseur selon le genre de la victime

Dans l'exploitation des croisements des 4 premières colonnes de notre base de données, il reste à étudier les relations entre les âges des agresseurs et le sexe des victimes. Comme nous l'avons déjà indiqué, **la prévalence des victimes de sexe féminin est de 2 pour 1 de sexe masculin**, et ce résultat est malheureusement partiel, étant donné le nombre de victimes pour lesquelles nous ignorons le genre.

La marge d'erreur est certainement minimale, car nombre de ces indices non connus sont probablement à classer majoritairement parmi les individus de sexe féminin.

Âge de l'agresseur	**Sexe masculin**	**Sexe féminin**	**Non connu**	**Total**
9-11 ans		2		2
12-14 ans	5	6	10	21
15-17 ans	8	26	12	46
Total	13	34	22	69

Mais il ne faut pas négliger **la proportion d'enfants de sexe masculin agressés sexuellement**, on l'a vu principalement en période infantile, alors qu'on pourrait imaginer que les normes sociales constituent un frein dans les rapports « homophiliques » dans cette période de recherche de repères identificatoires. Notre étude nous conduira à nous interroger sur la notion de « conduite pédophilique » à l'adolescence, surtout pour la démarquer d'une orientation pédophilique de l'adulte, dont on peut toujours se demander si elle joue sur les mêmes registres émotionnels ou sexuels.

Notre clinique nous indique qu'il y a dans ces actes dirigés souvent contre le « petit frère » (cousin, etc.) immature, de la part du pré-adolescent, une forme ambiguë de recherche de satisfactions immédiates, en deçà de la différence sexuelle, mais aussi de décharge des conflits non résolus de la petite enfance.

III–1–2-5 Comparaison entre le type de passage à l'acte et l'âge des agresseurs

Il reste à étudier les croisements des autres colonnes concernant la nature de l'acte (unique, répété, chronique).
1) l'acte est dit « unique » quand il n'a eu lieu qu'une fois.
2) le passage à l'acte est « chronique » quand il a lieu plusieurs fois sur la même victime.
3) est considéré comme « répété », tout acte d'agression sexuelle qui peut être effectué sur plusieurs victimes successivement ou simultanément.

Âge de l'agresseur

Type de passage à l'acte	**9-11 ans**	**12-14 ans**	**15-17 ans**	**Total**
Chronique		3	8	11
Répété	1	5	13	19
Unique	1	11	18	30
Total	2	19	39	60

Le plus fréquemment, pour la population concernée (les Adolescents Auteurs de Violences Sexuelles), l'acte incriminé ne se produit qu'une seule fois sur une seule victime.

Vient ensuite la possibilité que l'acte ait été répété sur plusieurs victimes. Ce sont souvent des actes commis à l'extérieur de la famille, avec une constance dans la forme qui constitue une modalité plus « organisée vers » l'obtention d'une satisfaction sexuelle. Les viols en séries sont de cette nature.

Enfin, pour les actes dits « chroniques », ce sont les modalités d'agression qui se répètent sur la même victime pendant une période variable de temps, ce qui peut dépendre de la proximité de l'agresseur et de son lien avec sa victime. On rencontre ce type de comportement dans les agressions sur des proches, frères ou sœurs assujettis à l'aîné ou au dominant, et ne trouvant pas de recours auprès des adultes.

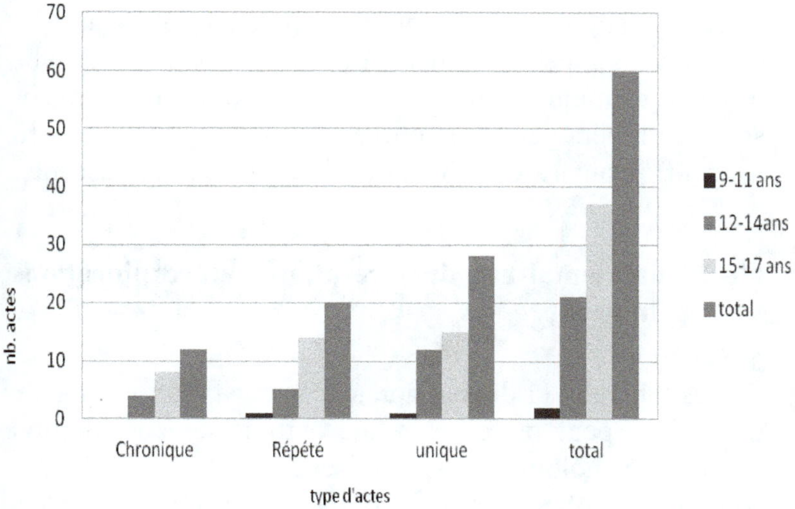

Il semble que le passage à l'acte « unique » corresponde plus au pré-adolescent, ce qui laisse penser à une irruption « brutale » de la sexualité. Les adolescents AVS semblent, quant à eux, assez fréquemment aménager une conduite sexuelle transgressive « relativement durable », bien que « l'acte unique » reste majoritaire. Quant au passage à une agression sexuelle chronique, il semble fixé à une fraction stable mais non négligeable (20 %), de la population adolescente qui exerce une sexualité privilégiant la transgression dans la durée. Il faut cependant ne pas en tirer la conclusion d'une installation dans des conduites sexuelles déviantes à long terme, car la répétition peut être le fruit d'une rencontre qui se réitère, mais peut aussi cesser par modification des conditions dues à l'environnement. La sexualité de l'adolescent, même dans ses aspects pathologiques, est loin d'être fixée et la prédominance de l'acte unique semble indiquer que l'agression sexuelle se produit principalement sous une forme de raptus et non dans une prédation construite et préméditée.

La question des éventuels scénarios fantasmatiques sous-jacents à ces actes reste à éclairer d'un point de vue psychodynamique, ainsi que les conditions économico-sociales, repérables par la provenance des signalements en les confrontant avec les histoires de vie de ces adolescents.

III–2 Commentaires des résultats et explorations cliniques

Les tableaux ci-dessus donnent une estimation globale de ce que peut représenter une activité de consultation médico-psychologique spécialisée dans l'accueil des adolescents AVS sur une durée déterminée (10 ans environ), et dans un cadre hospitalier, extra-judiciaire. Elle présente la faiblesse d'un échantillonnage restreint, qui pourrait ne pas recouvrir l'ensemble des problématiques AVS, et ne pourrait donner lieu à des extrapolations à partir de la validation statistique des résultats. Par contre, elle présente l'intérêt de porter, non sur des données abstraites, tirées d'une compulsion de dossiers, mais sur des « sujets » concrets pour lesquels ce chiffrage peut être complété d'informations qualitatives qui orientent l'exploitation des résultats. Elle comporte aussi « l'avantage de son inconvénient » : ne portant pas exclusivement sur un recensement judiciaire, elle donne une vision moins centrée sur la dangerosité que le filtre de la procédure pénale accentue. Par contre, elle couvre probablement un gradient plus « large » de situations où la violence sexuelle, bien que présente dans les faits, n'est pas surestimée par une péjoration du cadre socio-culturel d'origine des auteurs. On sait que les agressions sexuelles sont moins repérées dans les milieux aisés que dans les couches populaires qui sont l'objet d'une surveillance accentuée de l'intimité par le contrôle social. L'exploitation des résultats reste donc tributaire de la méthodologie employée, laquelle est lacunaire quant à certaines données recueillies, mais plus complète et cohérente par rapport aux hypothèses travaillées.

III–2–1 Les Hypothèses

H1 : Il n'y a pas de corrélation étroite entre l'âge des agresseurs, les différents types d'agression sexuelle, avec ou sans violence, et l'âge des victimes : les enfants impubères, les pré-adolescent(e)s, les pairs ou les adultes.

Contrairement à ce qui est habituellement signalé dans les études et les publications récentes[28], nous ne pouvons effectuer, à partir de notre cohorte de 60 cas étudiés, une distinction claire entre deux groupes homogènes :

---

[28] ROMAN Pascal, *La violence sexuelle et le processus adolescent*, Rapport de recherche, CNFE-APJJ, 2008, 139 p.

– d'une part, des pré-adolescents plutôt dans l'attouchement que dans l'agression (viol), plutôt dans la reconnaissance que le déni de l'acte, en recherche d'identifications et de réassurances, avec des histoires de placements familiaux,
– d'autre part, des adolescents plus orientés vers l'agression sexuelle de jeunes filles, avec un passif en relation avec la Justice, et plus encore engagés dans l'évitement de leur responsabilité pénale.

Si nous distinguons entre les âges des agresseurs, pour reconnaître que les ados les plus âgés s'en prennent le plus fréquemment aux personnes de sexe féminin, nous ne pouvons attribuer globalement à l'un des groupes comme à l'autre des caractéristiques distinctives intangibles pouvant relever d'une difficulté spécifique identifiée par rapport au processus adolescent. Cette difficulté de discrimination est peut-être, pour une part, le résultat du biais de recrutement signalé dans la notice méthodologique. Nous n'avons pas eu à suivre des cas d'adolescents incarcérés, et nous ne pouvons écarter du champ d'investigation cette partie de la population d'Ados AVS. Dans l'ignorance des problématiques posées par ces cas particuliers, nous ne pouvons leur attribuer *a priori* des caractéristiques particulières.

Mais notre enquête présente, avec la fiabilité d'une systématisation recherchée dans l'exploration des situations les plus diverses, (du « simple » attouchement entre pairs sans gravité, aux viols avec circonstances aggravantes) **une large commutativité des critères**, entre l'âge et le sexe des victimes et leurs agresseurs, exceptés les cas de figures improbables. Les ados de 15-17 ans peuvent aussi bien agir en direction d'enfants en bas âge des deux sexes, que sur d'autres ados-filles d'âges équivalents ou d'adultes. (Leur « conscience » de la gravité des faits n'est pas proportionnelle à leur maturation physique ou intellectuelle).

Une tendance à assimiler pré-ados et attouchements sans gravité pratiqués individuellement avec des enfants plus jeunes, et adolescents violeurs en rupture avec la loi et souvent en groupe, nous paraît une simplification d'une situation à nombreuses entrées, dont particulièrement la situation familiale doit être examinée avec attention.

H2 : Par contre, il existe bien deux types d'agressions sexuelles, les unes dirigées contre les enfants en bas âge et les autres vers des adolescentes du même âge ou des adultes, qui correspondent à des dynamiques psychiques différentes :

Au-delà du constat statistique effectué pour la tranche 15-17 ans (la plus importante en nombre), (voir *illustration 1*, *op. cit.*, p. 74) : des deux pics, l'un pour les victimes de 4-8 ans, l'autre pour celles de 13 à 17 ans, notre clinique nous conduit à établir deux registres de conditions particulières pour les passages à l'acte sexuel agressif.

Le premier pourrait être proche de la catégorie proposée par P. Roman[29] – des grands adolescents agissant avec une sexualité « mature », c'est-à-dire génitale et hétérosexuelle, avec des victimes du même âge, dans une violence qui corrobore une rupture assumée avec les codes de sociabilité – confirme une orientation délinquante marquée par l'installation de conduites psychopathiques. Mais un approfondissement de leur problématique montre aussi des ruptures et des fixations infantiles intenses dans un régime de sexualité considérée comme « adolescente ». On ne peut pas passer directement d'une typologie de l'agression à une typologie de l'agresseur.

---

[29] *Op. cit.*

Le second fait appel aux variations de la sexualité infantile, autoérotique et polymorphe. Ces caractéristiques se trouvent réunies dès la pré-adolescence, en continuité des amitiés électives, « homophiliques » de la période de latence, dans la recherche du « même », de l'objet dans sa ressemblance. L'agression permet de s'en démarquer. La différenciation sexuelle, imposée par le *socius*, fait effraction dans la non-distinction du moi-autre impliquée par une rivalité spéculaire. Elle peut se centrer sur le « petit » (frère, sœur, cousin(e), voisin(e)). La victime est à l'image de ce que le « Je » a été, ou rêve de redevenir dans le regard de l'autre (maternel, institutionnel). Cette image doit être détruite ou rejointe dans l'emprise sur l'objet indifférencié, le double du Moi.

DEUXIÈME PARTIE :

POUR EXPLORER CES CONDUITES SEXUELLES VIOLENTES AUTREMENT : DÉFINITIONS DES CONCEPTS D'UNE MATRICE LOGIQUE

Il nous semble important de différencier nos approches de celles présentant l'activité sexuelle comme répondant à un « besoin vital », et l'expression physiologique d'un instinct de reproduction ». Le retour sur le devant de la scène criminologique du concept de « Pulsion », expurgé de ses racines freudiennes, nous donne l'occasion de préciser ce que l'on peut entendre sous ce vocable. Selon Freud, il n'est pas contestable que ces « excitations biologiques» viennent de l'intérieur du corps et exercent une « poussée constante » pour essayer d'atteindre une satisfaction qui réduise la tension interne[30]. Cependant, l'appareil psychique, qui a pour but de maîtriser les excitations, ne peut fonctionner sur le même mode que pour les stimulations extérieures. Le schéma réflexe peut éliminer ces dernières par la fuite ou l'action motrice sur

---

[30] On peut aussi rappeler pour l'anecdote que le Dr. S. FREUD, dans sa période pré-psychanalytique, avait localisé la source de tension sexuelle non pas dans le cerveau, mais dans les gonades. Il l'avait même proposée comme origine de la névrose, une intoxication due à l'excès de produits sexuels accumulés dans les tissus gonadiques, dont le tabou de la masturbation et le coït interrompu empêchaient l'évacuation naturelle. FREUD Sigmund, « La sexualité dans l'étiologie des névroses » [1898], in *Résultats, idées, problèmes I*, Paris, PUF, 1998, p. 75-97.

la source (ex. : lumière, perceptions nociceptives variées...), alors qu'il ne peut endiguer les excitations pulsionnelles, venues de l'intérieur.

Le psychisme fait intervenir d'autres processus, les pensées, qui peuvent être inconscientes[31].

« [*Les excitations pulsionnelles*] *soumettent le système nerveux à des exigences beaucoup plus élevées, elles l'incitent à des activités compliquées, engrenées les unes aux autres..., le concept de "pulsion" nous apparaît comme un concept-limite entre le psychique et le somatique, comme le* ***représentant psychique*** *des excitations, issues de l'intérieur du corps et parvenant au psychisme, comme une mesure de l'****exigence de travail*** *qui est imposée au psychisme en conséquence de sa liaison au corporel* »[32]. Ce schéma pulsionnel, que l'on substitue au schéma neurologique du réflexe sensorimoteur, nous impose de considérer l'émergence d'une dimension de l'acte, non exclusivement comme une réponse à une stimulation exogène ou endogène, mais comme le résultat d'un **frayage** de la motion pulsionnelle à travers des voies psychiques complexes et structurées par des représentations qui doivent être inconscientes avant de devenir conscientes. Nous saisissons ce frayage en son origine dans le déploiement des relations d'un organisme « en état de détresse », *l'infans*, avec son environnement immédiat, la mère qui lui prodigue ses soins.

Au début de son projet « de psychologie scientifique »[33], Freud introduit la notion de « **semblable** » (Nebenmensch), « comme premier objet de satisfaction, puis comme premier objet hostile, tout comme unique

---

[31] FREUD Sigmund, (1915), « Pulsions et destins des pulsions », in *Métapsychologie*, Paris, Gallimard, coll. « Idées », 1969.
[32] *Id.*, p. 18.
[33] FREUD Sigmund, [1895], « Esquisse d'une psychologie scientifique », in *Naissance de la Psychanalyse*, Paris, PUF, 1956, p. 307-396.

puissance qui secourt ». Chaque perception émanant de cet « autre secourable » s'intègre dans un ensemble constitué par les traces mémorielles des expériences vécues au niveau corporel ou moteur, ce qui confère à cet ensemble de souvenirs le statut de « **complexe d'autrui** ». Freud indique que ce « complexe » se décompose en deux parties, l'une constante comme « chose » en soi, l'autre variable, comme résultat du travail de remémoration, reconstruction de l'expérience corporelle dans un souvenir recomposé, dont la coïncidence avec le monde extérieur constitue l'épreuve de la réalité. Cet « **autrui** » est la condition pour que l'enfant humain accède à une régulation de ses tensions internes. On peut reconnaître dans l'objet maternel cet Autre primordial qui va répondre aux besoins de l'enfant en modulant sa plainte par le frayage de la voix, de la parole réconfortante, qui donne du sens à la réaction du bébé.

Cet objet maternel est d'une autre dimension que la réponse à la satisfaction d'un besoin corporel nécessaire à la vie biologique. Il n'est pas seulement la mère biologique mais tout ce qui entre dans la relation du bébé au monde externe et nourrit sa vie fantasmatique. La réalité psychique qu'il constitue est modelée par ce que l'Autre apporte à l'enfant dans la culture, la tradition. L' « éthique » du Bien véhiculée par les mots n'est pas la satisfaction pleine et entière du besoin, mais bien plutôt le maintien d'une incomplétude supportable que le langage introduit dans ce processus de satisfaction.

Il reste cependant de ce « complexe d'autrui » la part « constante », qui n'est pas l'autre intime, mais la « chose » qui demeure étrangère, inassimilable aux souvenirs, hostile : le premier extérieur. « *Cet Autre ne peut être retrouvé que sous une forme hallucinée... Il s'agit de la 'Mère' en tant qu'elle occupe cette place de première satisfaction, inoubliable... Elle ne peut être qu'effacée primordialement pour constituer le monde des objets... C'est le sens que revêt l'interdit fondamental de l'inceste, en tant que le refus de ce désir de retour à l'objet primordial fait loi. C'est donc de cet interdit fondamental que s'instaure la Loi*[34]. »

On peut donc, dès à présent, considérer que la sexualité s'inscrit dans un processus d'humanisation du lien à l'Autre introduit par la mère, qui apporte au-delà de la satisfaction du besoin, une scansion du désir par le manque structural. Elle l'introduit par la parole et initialise la loi sur l'interdit fondamental de l'inceste. La violence sexuelle serait donc, pour une part, le résultat de ce franchissement qui renoue avec la jouissance immédiate de la « chose », vécue dans l'hostilité de son irrémédiable étrangeté.

Ce « *complexe d'autrui* », que Freud avait introduit dans sa première conception de l'appareil psychique, en dehors de toute référence à un système neuro-cérébral, nous fournit un socle sur lequel nous pouvons construire nos hypothèses psychologiques concernant l'occurrence de la violence sexuelle à l'adolescence, mais aussi de bien d'autres violences. Cet Autre, rendu « semblable » par l'identification primaire que le « Je » effectue avec ce premier objet, n'en demeure pas moins une menace, car sa réponse à la demande du « Je » identifiant peut « méconnaître » les désirs du Sujet. L'interprétation maternelle de ce désir tombe nécessairement « à côté », du fait du langage, ce qui constitue une violence initiale que tout humain retrouverait à minima dans l'expérience de la rencontre sexuelle[35]. Ne pouvant combler le désir d'objet, la déception inévitable qui en résulte pousse à

---

[34] LACAN Jacques, « L'éthique de la psychanalyse », in *Séminaire,* Livre VII, Éd. du Seuil, 1959, p. 50-65.

[35] AULAGNIER Piera, *La violence de l'interprétation*, Paris, PUF, coll. Le fil rouge, 1986.

la répétition. La « nouveauté » du désir sexuel adolescent précipiterait cette répétition dans les conditions tronquées d'une rencontre avec l'autre sexué qui échoue à réparer la première effraction de cet Autre maternel. Selon les difficultés rencontrées dans la remémoration de ces traces, qui peuvent être circonstancielles ou liées aux fonctionnements identificatoires, au point de jonction entre la fonction spéculaire et la fonction symbolique, certains Sujets adolescents seraient poussés à agir ce qui ne peut être réélaboré par la voie de la reconstruction historisante. La répétition de la demande cède la place à la réédition de l'acte de séduction. Au lieu de relancer le désir, elle vise son extinction.

Les enjeux psychiques de l'adolescence ne pouvant être envisagés indépendamment du fonctionnement familial et de la place de l'adolescent dans ce fonctionnement, dans un premier temps, nous aborderons les questions concernant la construction de la sexualité.

- L'Acte, son rapport à l'angoisse ?
- De l'Infantile au Pubertaire : Rupture, passage ou continuité ?
- Le rôle de la famille : passer de l'impulsion au discours ?

I- La question de l'agir sexuel transgressif dans son rapport à l'angoisse

Dans notre clinique de « l'adolescent AVS », nous avons indiqué les trois différentes orientations que nous avons donné à notre réflexion sur la violence sexuelle pubertaire, en distinguant :

– d'une part, l'émergence d'un acte qui répond à une désignation, par l'Autre social, de faire la preuve de sa position nouvelle au regard d'un choix d'objet, ou d'une orientation de ce choix en fonction de la différence des sexes ;

– d’autre part, de la poursuite d’une sexualité « infantile », c’est-à-dire axée sur les satisfactions prégénitales dans une relation de rivalité où l’agressivité prédomine. Relation duelle chargée de masquer ou de contourner la différence, de sexes ou de générations. Cette différence, bien que reconnue, voire accentuée par l’agressivité à l’encontre de l’autre, n’en demeure pas moins fondée sur une confusion du Sujet avec son image inversée dans l’autre, auquel son désir est identifié et dont il se sent dépossédé. C’est l’épreuve, racontée par saint Augustin, de *l’infans* qui blêmit de rage en voyant un autre nourrisson dans les bras de sa propre mère. Cette identification du désir et de l’image entre en contradiction avec la différence induite par le complexe de castration, qui introduit la complémentarité des sexes en indiquant la place du manque symbolisé par le signifiant phallique. Cette relation « en miroir » introduit une distinction sans différences. Chaque « un » s’isole d’un « autre » pour se compter comme entité distincte. Cette relation ne va pas sans mouvements antagonistes à son égard. Elle fait de l’autre un alter ego, un double de ce que le sujet est, mais surtout a été dans le regard des parents, dans un moment de rencontre narcissique à laquelle il ne peut renoncer, faute de pouvoir déplacer l’objet du désir en dehors du champ spéculaire.

Enfin, une frange de violences indifférenciées, n’ayant de « sexuel » que les moyens, mais dont la finalité est une mesure de survie, de sauvegarde par rapport à des angoisses d’anéantissement, de perte non compensable dans le registre de la parole. L’Autre du langage, qui introduit le manque, fait radicalement défaut pour cadrer les motions pulsionnelles et permettre leur élaboration par des processus de pensée.

I-1 Quelques remarques préliminaires

Ces distinctions, pour discriminantes qu'elles soient dans l'explicitation de problématiques différentes, peuvent se recouvrir les unes les autres dans un recouvrement partiel des processus primaires par les secondaires, et rendre artificielles les catégorisations exclusives de violences selon ces critères. Néanmoins, nous pouvons considérer ces différentes catégories selon leur prédominance estimée dans le registre de l'acte mais aussi dans le régime de la sexualité mise en œuvre au décours de l'adolescence, ainsi que dans les fonctionnements familiaux où ces types de relations peuvent prévaloir. Pour chaque cas, les différences de qualification des processus dans ces trois domaines peuvent justement donner lieu à des configurations multiples et plus complexes que la référence aux repères nosologiques classiques, qui distinguent les processus névrotiques des psychotiques et de la perversion. Jacques Lacan nous indique dans son séminaire sur l'Angoisse que les troubles réactionnels, désignés souvent comme « névrose de caractère » ne sont pas une troisième catégorie de pathologie entre névrose et psychose, mais relèvent d'une élaboration de l'angoisse telle qu'il la définit dans l'acting out. Nous prenons prétexte de cette formulation lacanienne en décalage avec une nosographie psychanalytique classique pour nous assurer du bien fondé de surseoir à toute classification préalable de la pathologie rencontrée pour aborder les processus dans leur dynamisme interne[36]. La désignation

[36] LACAN Jacques, *Séminaire sur l'angoisse*, Leçon du 30 Janvier 1963, t. I, p. 153. « Entre les psychotiques et les névrotiques, une tierce classe, qu'on appellera les névroses de caractère ou les personnalités réactionnelles, alors qu'en réalité il ne s'agit pas d'une espèce de sujet, mais d'une zone de rapport, celle que je définis ici comme 'acting out' ».

d'une « zone de rapport » convient à notre domaine de recherche qui semble plus en lien avec l'instauration de modalités de relations intersubjectives incluant des formes d'agir, qu'à des « personnalités pathologiques » construites selon des lignes de fractures structurales.

Il s'agit de ne pas enfermer *a priori* les mouvements psychiques sous-jacents à ces conduites « délinquantes » ou présentées comme telles, dans un cadre de pensée qui exclurait la polyphonie des incidences sociales, éducatives, culturelles. Mais nous souhaitons préserver le point de départ de toute investigation psychanalytique dans ce domaine : l'hypothèse de l'Inconscient et son incidence dans le rapport à la vie sexuelle normale **et** pathologique.

Il va aussi de soi, que la désignation « d'adolescent auteur de violence sexuelle » relève de la justice et n'est pas une catégorie psychanalytique. Notre travail se limite à rendre le plus explicite possible ce qui, dans cette désignation qui n'est pas neutre, pourrait relever de notre propre champ psychologique d'intervention : comment un sujet devient violent dans la mise en œuvre de la sexualité à l'adolescence ? On prendra en compte essentiellement le versant psychique de cette sexualité qui, par ailleurs est aussi un phénomène somatique et hormonal.

Il ne nous appartient ni de définir le degré de dangerosité, ni les risques de récidive, et encore moins le degré de culpabilité de la personne. Il s'agit de pouvoir entendre au-delà de l'acte incriminé l'expression d'un Sujet, confronté à ce que la sexualité comporte d'énigme. Notre projet est de l'aider à **la subjectivation de cet acte** ou de ces actes qui se présentent comme un achoppement de son devenir sexué en lui en restituant, si possible, la responsabilité à des fins résolutives.

I-2 Position du Sujet, de l'Autre et de l'autre dans l'acte sexuel transgressif

Puisqu'il s'agit de déterminer le rapport possible entre un ou des actes transgressifs et la sexualité mise en jeu dans cette affaire, on ne peut que souligner l'évacuation de l'angoisse dans ce rapport.

Au premier abord, elle n'apparaît ni dans le récit du sujet, ni dans les prémisses d'une souffrance psychique manifestée clairement par des symptômes. Est-ce la peur de la sanction actuelle qui cache l'expression d'une angoisse antérieure plus profonde ? Ce n'est qu'une reconstruction qui restituera la place qu'elle occupe dans l'urgence de l'acte. À la place où elle aurait dû surgir, c'est l'acte qui a pour fonction de la « tamponner », c'est-à-dire de l'éponger sans laisser de trace.

La simple désignation du préfixe « trans », dans la notion de transgression, nous indique la nécessité de définir le lien de l'auteur à la victime dans cette « relation », non pas comme interpersonnelle mais comme une intersubjectivité, c'est-à-dire comme un acte qui n'est pas sans « adresse », ce qui ne veut pas dire que l'Autre de l'échange langagier y est convoqué nommément. Car l'absence radicale de cet Autre, effacé de l'horizon du lien interhumain, peut aussi faire appel, vide dans lequel le Sujet lance un signe de son ek-sistence, comme une bouteille à la mer contenant un message, pour un naufragé.

Nous avons été amenés très rapidement à nous interroger sur ce qui pouvait faire écran à cet Autre du langage. À ne pas confondre avec l'autre semblable : ce que le « Je » rencontre comme image de soi dans le miroir.

Précisément, un certain nombre de cas mettent en exergue ce rabattement du rapport à l'Autre sur le rapport à l'autre semblable.

Une première approximation nous faisait repérer dans certains cas la prévalence de ce lien imaginaire et narcissique au « même ». La clinique de ces cas engageait principiellement une sexualité de type infantile dans des relations à des pairs ou des enfants proches comme des substituts de l'enfant impubère que l'auteur a été, ou a rêvé d'être, dans le regard maternel. Homophilie teintée d'autoérotisme, mais avec les enjeux de maîtrise de l'objet par une emprise dérivée du ressentiment par rapport à l'objet maternel, du fait de la perte ressentie du lien privilégié à celle-ci. Problématique fréquente, mais à nuancer, qui donnait le modèle d'un renversement du Sujet en objet qu'il est pour le désir de l'Autre. Cette image vient à la place d'objet sur le mode d'une image-reflet, laquelle pouvait basculer en figure d'horreur en dévoilant l'abjection, la monstruosité sous le masque de la sexualisation adolescente[37].

En effectuant un rapide retour illustratif sur la clinique de l'adolescent abuseur sexuel, on pourrait définir la brusque métamorphose pubertaire comme une remise en cause de l'intégrité de l'image du Moi, sous l'impact d'une prégnance de l'objet génital « mature » et de l'injonction familiale et sociale à la réalisation sexuelle – cette injonction pouvant être déniée **et** en même temps imposée sans recours ni délai. L'acte se présente alors, dans certains cas, comme une forme de « raptus » d'angoisse face à cette imminence de réalisation, dans un corps non préparé à cet éprouvé traumatique.

---

[37] SAVINAUD Claude, « Les gentils monstres ordinaires », in *Les violences sexuelles d'adolescents*, Alain HARRAULT, Claude SAVINAUD (dir.), Toulouse, Éd. Érès, 2015, p. 131-140.

Pour en revenir à la question de la place de cet objet par rapport à l'angoisse, il faut en passer par le modèle du stade du miroir décrit et commenté par Jacques Lacan. Il constitue très tôt, et bien avant l'autonomie motrice (18 mois), cette précipitation dans une gestalt du corps unifié qui surgit du miroir, où il est constitué comme autre (semblable), déduction faite de ce qu'il est comme objet de désir pour la mère qui le soutient.

Avec la jubilation ressentie devant le miroir dans cette assomption du « Je », la reconnaissance d'une image de l'autre comme soi, le dépossédant de son objet, introduit la rivalité avec cet autre semblable, avant qu'elle ne se résorbe dans les idéalisations du Sujet, et les idéaux collectifs.

Supposons un instant que cette image vacille, et qu'à sa place surgisse cet objet dont le sujet ignore l'existence mais qui cause sa jouissance. L'angoisse se déploie devant quelque chose, *(vor etwas)* qui est dévoilé comme la cause de son désir. Cet objet (ab-ject) qui était derrière, invisible est mis devant les yeux, et provoque la stupeur. C'est ce dévoilement qui provoque la division du Sujet :

Le Sujet se trouve confronté à ce que cet Autre recèle de Réel, son désir qui replace le sujet en position d'objet. Ce qui était intime, l'*Heimlich* devient brusquement *un-heimlich*, « extime », porte ouverte à l'horreur, à l'étrangeté.

On peut donner l'exemple frappant du statut du regard, si particulier dans le vécu adolescent : l'adolescent se voit être regardé et s'interroge sur ce qui peut le concerner dans le désir de l'Autre regardant, en deçà de sa simple reconnaissance comme Sujet. D'où le sentiment de persécution, quand ce regard est croisé comme une énigme, au moment même où ce regard (parental) se vide de son contenu rassurant. Ce regard est projectivement sexualisé dans une intention incestueuse ou se généralise à l'Autre social. Être regardé de partout et de nulle part confine le Sujet dans une solitude peuplée d'hostilité qui est projetée sur l'environnement le plus familier. En fait, c'est son propre regard qui se retourne contre lui, faute de pouvoir s'appréhender dans une image-reflet de lui-même, et d'y prendre appui, soutenu d'une reconnaissance parlée par l'Autre.

Le Sujet est en passe de rencontrer l'objet de sa jouissance, ou bien ce qu'il est comme objet de jouissance dans l'Autre, ce qui, par l'effet de réversion indiqué supra, revient au même.

I-3 La substitution du signifiant phallique à l'objet pulsionnel et la castration primordiale

Dans la première efflorescence de la sexualité infantile, Freud décrit pour les deux sexes l'instauration du « phallus » comme signifiant de la différence, à partir du constat de l'absence de pénis du côté féminin. Dans l'économie libidinale, il se substitue aux objets partiels antérieurs (sein, fèces, regard, voix). L'organe sexuel n'a pas seulement une fonction autoérotique mais devient un signifiant, un objet « symbolique ». Il est promu au rang de signifiant du désir, répondant au manque. L'Œdipe vient constituer en système la symbolisation de la castration. Le symbole phallique articule la subjectivité de ces rapports dans la sexualité jusque dans la génitalité où il devient le représentant du manque symbolique dans l'Autre. Il a donc statut de métaphore.

À l'adolescence, le phénomène pubertaire fait réapparaître le phallus, symbole de la position sexuée, comme organe de la jouissance, c'est-à-dire en position « métonymique » des objets de jouissance (la partie pour le tout). Il devra donc subir une élision dans l'image du corps, et donc un nouveau refoulement à un second degré, pour retrouver sa position métaphorique.

Si le sujet, dans son désir sexuel, doit en fait se séparer imaginairement de l'organe érectile (détumescence) en conséquence de sa jouissance orgasmique, l'épreuve de la perte pourrait être évitée en se faisant masochistement l'objet de cette jouissance de l'Autre, pour s'en faire le témoin (victime, martyr...), ou sadiquement en se faisant l'agent pour éviter sa propre division (déni). Ce n'est pas moi qui désire, c'est l'Autre. **La position perverse pourrait indiquer l'impossibilité de substitution du symbole phallique comme signifiant du manque d'objet, en le transformant en fétiche.**

On peut penser que certains agirs sexuels violents, tels qu'on les rencontre chez les adolescents, n'ont pas pour fonction, comme dans la perversion classique, de dénoncer ce manque dans l'Autre, mais « *d'arracher à l'angoisse sa certitude* »[38], viser le « rien » derrière l'objet. Cette distinction recouvre celle établie par certains auteurs, entre perversion et perversité. L'adolescent « AVS » ne serait pas « constitutionnellement pervers », mais traversé transitoirement d'une nécessité de se débarrasser d'un objet de jouissance phallique qui l'encombre. Cet embarras est le fruit du parasitage de son rapport au Symbolique par ce signifiant phallique qui ne signifie rien, du fait de la mise en suspens de l'opération « Nom-du-Père »[39].

[38] LACAN Jacques, *Séminaire sur l'angoisse*, *op. cit.*

[39] RASSIAL Jean-Jacques, « L'opération adolescente et la limite de l'enfant à l'adulte », in *Le passage adolescent*, Toulouse, Éd. Érès, 1996, p. 35-41.

I-4 L'Acte comme palliatif à l'émergence de l'angoisse

Nous avons, dans un premier temps, questionné l'absence d'angoisse préalable à la mise en acte de la violence sexuelle chez l'adolescent. Ce qui ne veut pas dire qu'elle n'intervient pas, mais qu'elle peut apparaître comme résorbée par l'acte, mise en suspens dans une réalisation d'un désir non médiatisé par le signifiant, ou abolie rétrospectivement par la « chute » de l'objet violenté. On reconnaîtra ici les trois modalités opératoires de l'acte : **résorption** par le passage à l'acte, **suspension** dans l'« acting-out », et **abolition rétroactive** par le recours à l'acte.

Le statut de l'Autre dans ce désir, dans certains cas, nous semble rabattu sur le « petit autre » sous le mécanisme de l'emprise : « *ce que je suis dans le désir de l'Autre comme objet trouve une limite dans ce que je suis son semblable* »[40]. « *Le reste, angoissant, est méconnaissance... dans l'économie de mon désir d'homme, le a.* » Cette proposition mettrait la violence sexuelle en position de débordement de cette limite par la présentification de l'objet-source d'angoisse. Elle s'interpose entre désir et jouissance, soit parce que cette fonction de « semblable » ne fait plus barrière, soit encore parce qu'au contraire, elle suggère l'accessibilité de l'objet fantasmatique à travers l'image, soit enfin parce qu'en privant le sujet de l'objet, elle le prive de ce qui le représente pour autrui, et le précipite dans le néant.

Dans ce parcours de l'objet d'angoisse, nous pouvons donc formaliser plusieurs « destins » de cet objet.

1) Le premier paraît conduire à « **l'acting out** », comme une manière de vaincre une inhibition qui empêche l'expression d'un désir de maîtrise de l'objet primordial,

---

40 LACAN Jacques, *op. cit.*, p. 390.

par l'émergence d'un autre désir, sexuel[41]. L'acte serait le passage de l'un à l'autre sur le modèle de la compulsion obsessionnelle. Le recours à l'image de la castration, consécutive à l'incrimination de l'acte, peut venir comme issue apaisante à l'angoisse masochiste.

2) Le second précipite **le « passage à l'acte »**. Lacan l'a subordonné à une perte de puissance, de pouvoir sur cet objet qui lui échappe, et d'absence de « cause », c'est-à-dire de possibilité de ramener cette perte à une origine propre à soi. Si l'angoisse paralysante est bien au point de départ de ces deux « pertes », il est à remarquer qu'elle peut trouver son origine dans l'impression cénesthésique d'une perte d'énergie, voire de substance associée à la pression sexuelle, ainsi que d'une perte de sens, d'orientation de cette sexualité désarrimée des objets infantiles, mais anticipatrice de la mort...

Le Sujet « cède », lâche cet objet (a) comme s'il se séparait de l'objet « supposé le complémenter ». On aurait encore à interpréter deux sortes de « passage à l'acte » :

– celui qui concerne le lâchage de l'objet pour maintenir le lien d'illusion à l'image spéculaire, recours à l'acte pour se détacher de l'objet (a) venant attaquer de l'extérieur l'intégrité narcissique du Moi ;

– celui qui balance tout par-dessus bord, pour échapper à une déréliction plus grave encore, « véritable » passage à l'acte, moment psychotique, équivalent suicidaire pour se débarrasser de cet (a) qu'il a « en poche », qui le supplémente d'une jouissance intolérable.

(La différence clinique entre les deux est la même que celle entre scarification et automutilation).

---

[41] LACAN Jacques, *op. cit.* : « cet effet (de défense, NDLA) du désir *(anal)* ainsi signalé par l'inhibition peut s'introduire sous une action déjà prise dans l'induction d'un autre désir [...] centré sur un **objet primordial** auquel il va donner sa valeur... *(sexuelle, libidinale)* », p. 380.

La place de l'angoisse dans ce procès est intermédiaire : le Sujet se trouve barré de son désir par l'angoisse qu'il suscite chez l'Autre à ne pouvoir réussir à le compléter. Le désir de l'Autre est ailleurs. L'objet (a) est constitué de morceaux du corps qui antécédent l'unité du corps lui-même dans la constitution du Sujet. Ce sont ces objets, détachés du corps mis en mouvement, qui provoquent l'angoisse[42]. Le passage à l'acte peut être soit une recapture de ces objets pour s'en délester, soit l'aboutissement d'un processus mélancolique, c'est-à-dire au-delà de l'objet cessible, l'impossibilité de renoncer à la Chose perdue.

II- Les coordonnées des trois registres de la violence sexuelle : l'acte, la sexualité, la famille

II-1 Le registre de l'acte

Ses différentes modalités d'expression vont de la plus directe comme décharge de la tension, à la plus secondarisée comme l'acte « symbolique » (que ce soit le geste de caresse furtive désignant la pointe saillante de l'émergence du désir ou l'achoppement d'une émotion mal contenue dans un désarroi intérieur significatif), en passant par l'expression violemment extériorisée d'un malaise identitaire adressé cependant à un autre identifiable, bien que peu différencié.

On ne peut ici refaire tout l'exposé de la problématique de l'agir *(agieren)* et de son statut métapsychologique dans la théorie freudienne. Retenons que l'action est au départ non spécifique, pure décharge pour réduire

---

42 LACAN Jacques, *op. cit.*, p. 377.

la tension interne de l'organisme, puis elle devient spécifique au fur et à mesure que se construit l'objet, et surtout la représentation interne de l'objet. La pulsion, orientée quant au but, vise une satisfaction au plus près de la zone érogène. Elle est nécessairement amenée à effectuer un détour, par inhibition, dérivation lorsqu'elle rencontre un obstacle pour atteindre la satisfaction. Ce déplacement qui s'opère par des voies psychiques[43] est à l'origine de « pensées », qui sont des substituts de l'action sur l'objet, destinées à modifier ses propriétés avec une économie d' « énergie » par rapport à la décharge motrice. Freud introduit des distinctions entre différentes formes de pulsions, en opposant les pulsions sexuelles et de conservation, puis dans la deuxième « topique », pulsion de vie et de mort. Le narcissisme, terme essentiel de la double polarité soi-objet, fait l'articulation entre les deux constructions freudiennes. Il draine l'investissement libidinal sur le Moi en utilisant une part de l'énergie destructive pour en ériger les défenses. La violence pourrait en dériver.

Face au Sexuel, l'acte se déploie sous plusieurs modalités de « traitement » de l'angoisse, qui oscillent entre l'inhibition, l'arrêt devant l'émergence pulsionnelle, et la décharge motrice, en passant par le symptôme, formation de compromis qui ménage une part de jouissance dans l'interdit[44]. L'**inhibition** constitue l'abrasion de la motion pulsionnelle ; **le symptôme** : le refoulé qui fait retour ; **l'angoisse** : le moment de l'irruption de la présence de l'objet pulsionnel avant toute élaboration d'une défense.

---

[43] Voir la notion de frayage dont nous avons parlé dans l'introduction de la 2e partie.

[44] FREUD Sigmund, *Inhibition, symptôme, angoisse*, [1926], Paris, PUF, coll. Quadrige, 1995.

Il existe de nombreuses manières d'effectuer des distinctions entre les agirs selon le cadre théorique et concret dans lequel ils se déploient. On parle successivement d'acte manqué, d'acte symptomatique, de mise en acte, de passage à l'acte et de recours à l'acte. En opposant de manière classique « pensée » et « action », on suppose que l'une prend le relais de l'autre quand elle est empêchée. Ce serait ainsi négliger le fait qu'un Sujet n'est pas seulement un « roseau pensant », mais qu'il se réalise aussi dans et par son acte, dans le sens d'introduire une limite temporelle entre avant et après, orienter le sujet dans l'irréversibilité de la flèche du temps. L'adolescence est le franchissement d'une étape par rapport à l'enfance qui introduit une « conscience » de cette irréversibilité.[45]

Si l'acte est une manière de sortir de « l'embarras », c'est-à-dire de la mise en suspens du sujet face à l'objet de son désir, on pourra distinguer :

- ce qui relève d'une « expression indirecte » de ce fantasme objectivé ; **l'acte manqué** ou ratage significatif. Le désir du Sujet reste dissimulé derrière cet acte symptomatique qu'il ne comprend pas, mais qui le « scénarise », sur le mode du rêve. La **mise en acte**, scène où le sujet se dévoile à son insu, peut se repérer dans le cadre de la cure comme effet d'une interprétation prématurée du transfert. On parle alors **d'acting-out**. Mais c'est aussi lui reconnaître une portée plus générale dans la mise en acte, comme modèle de ce qui se précipite d'une signification particulière adressée au sujet, dans un acte qui répond de sa position par rapport à ce désir signifié. Il y a donc une **adresse à l'Autre**, interprétant ce désir, dans une sorte de « retour à l'envoyeur ».

---

[45] SAVINAUD Claude, « Temporalités paradoxales : l'anachronisme adolescent », in *Fondations subjectives du temps*, Paris, L'Harmattan, 2002, p. 159-188.

• ce qui correspond à l'attaque envieuse de l'autre semblable, la **précipitation spéculaire** consécutive à la perte subie par le sujet identifié à son désir : violence rivalitaire où le Sujet se confond avec l'objet. Le Sujet se trouve clivé par ce reflet insupportable dans le miroir de l'autre, d'où le déni : « *ce n'est pas moi, c'est l'autre* ». Pour notre part, nous réservons à cette modalité d'agir le terme d' « **agressivité** », que Mélanie Klein a bien distingué de la haine. Avec Lacan, elle correspond au dynamisme propre à l'épreuve de la reconnaissance de l'image de soi dans l'Autre semblable. Cette image qui dote *l'infans* d'une intégrité corporelle factice, forme ainsi une première identification illusoire, avant que la mère ne lui restitue sa place de sujet en le nommant. Cette identification précipite l'unification du sujet dans une image du corps anticipatrice des identifications secondaires. Mais elle est aussi susceptible de déposséder le sujet de la jouissance de l'objet, projeté dans un espace symétrique hors d'atteinte. Il peut donc subsister un antagonisme entre le maintien de cette image narcissique et l'investissement d'objet sexuel, que Freud a remarquablement souligné pour l'état amoureux, « *plus l'une absorbe, plus l'autre s'appauvrit* »[46]. Cette « hémorragie narcissique » se traduit sous la forme d'images péjoratives de soi, d'attaque du corps et même de sentiment de dépersonnalisation. L'agressivité rivalitaire peut s'abréagir dans **la relation à un autre**, peu différencié. Mais cette phase « transitoire » peut aussi être une étape dans un procès de différenciation, si elle est resituée dans le champ d'une parole identifiante, qui nomme l'acte et les sujets.

---

[46] FREUD Sigmund, « Pour introduire le narcissisme », [1914], in *La vie sexuelle*, Paris, PUF, 1970, p. 83.

• ce qui révèle la menace subie par le Sujet dans son être, si l'articulation signifiante qui cadre son désir fait défaut (ou excès) : « **passage à l'acte** », le sujet est aboli dans son acte, dont le prototype est le suicide[47]. Sous ce terme de passage à l'acte, générique de toute externalisation d'un conflit dans la psychiatrie classique, nous entendons spécialement regrouper les actes qui rompent avec une activité psychique consciente ou inconsciente, laquelle se trouve à un moment donné court-circuitée par l'irruption d'un Réel, inassimilable. C'est la « sortie de scène » du Sujet, sa précipitation dans ce Réel pour échapper à l'angoisse. Moment que l'on pourrait qualifier de « psychotique » dans le sens où le Sujet rejoint l'objet d'angoisse, « se jette dans le vide », opère son acte définitif sous le commandement d'une jouissance qui abolit toutes les limites. Si nous pouvons parfois repérer ce passage à l'acte comme une défense ultime contre l'angoisse psychotique, (cf. Balier), nous préférons prudemment estimer cette abolition comme temporaire, du fait que le sujet peut survivre à cet instant de « folie », et retrouver après coup la capacité à s'en extraire pour border par des signifiants le trou d'où surgit cette angoisse[48]. Le passage à l'acte, reconnaissable dans sa forme d'une rupture brutale et définitive avec du « sensé », peut

---

[47] Pour plus ample développement, se référer au séminaire de Jacques Lacan, *L'Angoisse*, 1962-63, Leçon du 19/12/62.

[48] Cf. LACAN Jacques, *Séminaire sur l'angoisse*, 1962. Leçon du 23/01/63 ; *op. cit.* : si l'on prend les cas développés par Freud de Dora, jeune hystérique d'une part, et de « la jeune homosexuelle » d'autre part, on voit bien qu'à deux structures psychopathologiques différentes peuvent correspondre à la fois des passages à l'acte (gifle à M. K. pour Dora, tentative de suicide pour la jeune homosexuelle) et des acting out (poursuite d'un amour platonique pour la dame pour la jeune H., jeu ambigu d'intermédiaire entre Mme K. et son père, interruption anticipée de la cure par Dora).

retrouver (ou non) un sens reconstruit qui le ramène à une mise en acte, ou un « **passage par l'acte** »[49] nécessaire pour passer de l'enfance à l'âge adulte, marquer d'un trait la réévaluation symboligène de l'opération de nomination paternelle.

II-2 Le régime de « sexualité »

Contenu dans l'acte, mais indépendant de celui-ci, il relève d'une distinction dans la clinique entre résurgence d'une sexualité infantile, mise en place d'une sexualité qui rend compte de la métamorphose adolescente pubertaire, avec la différence des sexes et des générations, et d'autre part d'une jouissance, qui peut être « sexuelle » dans ses moyens, mais autre dans ses principes.

- **Sexualité infantile et sexualité pubertaire**

En psychanalyse, la sexualité est conçue comme une construction qui traverse plusieurs étapes et subit des remaniements au cours de l'existence. On discernera les étapes précoces de la construction de l'objet (sevrage, séparation), l'avènement d'une sexualité prégénitale constituée des premières expériences érotiques, partielles, car bâties sur l'immaturité, la néoténie infantile. Le conflit œdipien, avec l'image du père, introduit le primat phallique, la réorganisation de l'opposition dynamique libidinale « passif / actif » dans la différence sexuelle et le complexe de castration. Cette suite d'étapes est en fait une reconstruction qui tient moins d'une succession temporelle que d'une organisation logique de fonctions articulées entre elles qui règlent le rapport à la jouissance.

---

[49] RASSIAL Jean-Jacques, *Le passage adolescent*, Toulouse, Éditions Érès 1996, p. 41.

Certaines de ces fonctions de la sexualité peuvent être établies très tôt structurellement chez un sujet, mais leurs assises ne sont fixées qu'après un second « temps », celui du bouleversement pubertaire. Il vient redéfinir ces investissements dans une orientation qualifiée par Freud d'« allo-érotique », terme préférable à celui « d'hétérosexuelle mature », qui introduit subrepticement une norme morale dans l'orientation de la sexualité.

« Allo-érotique » signifie que cette libido est dirigée, au-delà du fantasme « autoérotique », vers l'Autre comme objet « extérieur », dans sa différence et sa complémentarité, mais aussi dans l'incomplétude de leur conjonction. On peut donc penser ce bouleversement pubertaire comme un remaniement profond de ces fonctions, que la sexualité subit pour s'adapter à de nouvelles tâches, dont celle d'une rupture définitive avec les objets parentaux incestueux. La sexualité « nouvelle » est parcourue de heurts et de « glissements » de ces fonctions l'une sur l'autre. Elles peuvent se combattre entre elles pour assurer l'ancrage de limites entre les différents systèmes de l'appareil psychique, qui peuvent se trouver influencés par les changements quantitatifs et qualitatifs de leurs investissements. Par exemple, le processus d'aliénation-séparation qui inaugure l'émergence du sujet n'est pas instauré une fois pour toute. La construction de l'identité subit des remaniements (après-coup du stade du miroir)[50].

- **Le transitivisme**

Comme nous l'avions indiqué dans l'introduction de cette 3e partie, l'enfant a besoin de l'Autre pour se constituer comme sujet. Cet Autre apparaît dans le champ

---

[50] RASSIAL Jean-Jacques, « L'amour de son semblable », in *Adolescence*, t. 7, n° 1, 1989, p. 113-124.

comme la figure maternelle, capable de se projeter sur *l'infans* et de l'investir comme un prolongement de son appareil psychique. C'est sur cette symbiose psychique que *l'infans* acquiert une possibilité de repérer les réponses de la mère comme si elles étaient l'émanation de son propre appareil « à penser », rudimentaire mais greffé sur celui de l'objet maternel. S'il se constitue comme sujet, ce sera à travers la capacité de la mère (et les personnes de son entourage proche) à transitiver les émois et les sensations de son bébé[51]. Dans cet échange entre termes indifférenciés, l'enfant acquiert la possibilité de limiter l'envahissement de ses propres affects en les attribuant à autrui, en imitation de ce que fait la mère pour attribuer des affects à son enfant. L'enfant qui donne un coup à un autre, pleure comme s'il l'avait reçu. C'est ce que Mélanie Klein a théorisé sous le terme impropre d' « identification projective ». C'est aussi le transitivisme enfantin que Lacan a repris de Henri Wallon et Charlotte Bühler, qui constitue le fondement de la construction sociale de la personnalité sur l'expérience du miroir, où l'image est identique, mais inversée. Le double constitue le reflet de soi, l'alter ego qui peut devenir l'intrus, l' « *unheimlich* »[52]. Dans cette relation duelle, l'Autre maternel s'appuiera sur la sensorialité et sur l'intuition, sur la capacité à être proche de ses émotions sans trop confondre avec celles de son bébé. Tâche ardue qui supposera aussi l'appui d'un troisième (le père). Ce dernier soutient la mère dans son acceptation de la castration. C'est ainsi que se construira l'objet pour le petit être. Objet dont il faut d'abord se séparer avant de pouvoir le construire. Cette séparation est métabolisée par

---

[51] BERGES Jean, BALBO Gabriel, *L'enfant et la psychanalyse*, Paris, Masson, 2e éd., 2000.

[52] SAVINAUD Claude, *L'adolescent et son double*, Thèse, Université Paris VII, 1995, (non publiée).

le sexuel, pour autant qu'il fait intervenir une différence qui va signifier la perte d'une totalité (étym. « sexuel » vient de « section », séparation). Position dépressive, deuil, castration, etc. sont les conséquences de l'introduction du sexuel dans le rapport humain. Plutôt que de poser la violence sexuelle comme un cas particulier, une exception, une anormalité à analyser et surtout à corriger, on pourrait énoncer que, dès son origine, le sexuel fait violence ou plus précisément : la rencontre du sexuel par le petit d'homme est violente. Avec l'aide de son environnement, il doit parvenir à la surmonter. Une « mauvaise rencontre » peut mettre en péril la contenance de la violence, équivalente à la mise en cause de la construction du sujet *versus* la construction de l'objet.

Donc si ce bordage de la jouissance ne peut se faire (bordage qui suppose et passe par le travail de séparation et d'entrée dans le langage), la rencontre du sexuel va conduire à des avatars de la construction du sujet ou, de manière moins radicale et plus juste, produit des avatars qui sont le plus souvent transitoires, retardant et compliquant la mise en place de la structure du sujet ou sa maturité.

Ce travail de pacification et de domestication sera l'œuvre de ce que des auteurs tels Bernard Penot et Raymond Cahn[53] ont appelé le **processus de subjectivation**. Il n'a pas le choix sauf de s'enfermer dans la psychose – et d'une certaine manière, renoncer à la subjectivation. Mais, parfois, ces avatars s'installent et conduisent à une structuration « pathologique » ou pour le moins inadaptée à la vie en relation et en société. La violence comportementale pourrait se situer comme une impasse ou un échec dans le processus de subjectivation.

---

[53] PENOT Bernard, « La psychose subjectivée », p. 217-234, et CAHN Raymond, « Pour une pathologie de la subjectivation », p. 241-246, in *Adolescence*, t. 9, n° 2, 1991.

Car c'est à travers ce parcours et cette épreuve de la subjectivation que l'individu naissant va parvenir à domestiquer cette violence originaire (pour ne pas dire fondamentale) qui naît de la rencontre avec le sexuel.

II-3 Le terrain d'expression de cette sexualité

Il renvoie à l'organisation familiale comme prototype des relations interpersonnelles dans le tissu social.

Nous ne reviendrons pas sur l'importance à accorder au rôle actif ou inhibiteur de l'entourage familial dans le détachement du sujet par rapport à ses dépendances aux objets parentaux, pour s'inscrire dans une orientation sexuelle « mature » socialement valorisée, rôle implicitement évoqué lors des deux paragraphes précédents. Nous avons souligné combien ce rôle était souvent mis entre parenthèses dans l'investigation de la violence sexuelle sous l'angle judiciaire, autrement que sous l'aspect d'une influence « néfaste » pour la responsabilisation de l' « auteur »[54].

La littérature concernant la prise en charge des problématiques familiales, d'orientation systémique ou psychanalytique, fait état de nombreuses pistes de déchiffrage des fantasmes groupaux touchant aux limites et aux règles implicites qui fondent la place de chacun, le type de relations entre ses membres et avec l'extérieur du système. Organisés en mythes familiaux, ils sont transmis de générations en générations et forment un « inconscient familial » qui peut désigner à l'un d'entre eux la charge de les manifester comme symptôme, pour protéger la cohérence de l'ensemble. C'est la notion de « patient-désigné », qui peut révéler par son comportement

---

[54] HARRAULT Alain, SAVINAUD Claude (dir.), *Les violences sexuelles d'adolescents : fait de société ou histoire de famille ?*, Éd. Érès, 2015.

pathologique des traumatismes antérieurs, des figures refoulées ou déniées de la « folie familiale », des modes de communication paradoxaux qui masquent une souffrance insupportable et empêchent l'individu de se détacher de cette « culture » privée pathogène. Des normes internes non dites de fonctionnement, en rupture avec les habitudes sociales, concourent à protéger le noyau pathogène de l'intrusion d'un Tiers extérieur, ou l'invalidation d'une autorité interne. La régulation interne fait appel à des relations de subordination qui prescrivent les normes et subvertissent les repères de la différence des sexes et des générations. En cela, ce qui peut être perçu de manière systémique comme des inversions de rôle, parents-enfants, masculin-féminin, parents-grands-parents peut être aussi interprété comme des formations inconscientes anti-œdipiennes. La collusion d'un membre « malade » avec un autre dans une relation exclusive peut s'entendre aussi comme un lien « incestueux », construit pour « normaliser » un climat incestuel.

En nous appuyant sur notre connaissance et notre pratique de ces pistes d'élaboration du « symptôme familial » exprimé par la violence sexuelle, nous avons pu établir des figures du fonctionnement familial dans une triple distinction :

1) les relations « chaotiques » où règnent l'indifférenciation, la confusion des personnes ;

2) les relations « en miroir », avec les effets de suggestion, de subjugation sur un mode duel. Objet et Sujet sont distingués, mais l'un est l'envers de l'autre…, monde dominé par la projection et l'identification primaire : « c'est lui ou moi » ;

3) enfin, la structure normative ou normalisante fondée sur la loi comme dimension tierce intervenant en médiation dans l'expression de la sexualité, en s'appuyant sur les fonctions du langage.

On peut, là aussi, discuter de la répartition d'une clinique « modulable » en fonction des critères de différenciation retenus, parmi d'autres. Par exemple, une relation assez strictement réduite à deux pôles concurrentiels : l'adolescent et l'un ou l'autre des parents (ou les deux alternativement) peut s'inscrire dans le cas d'une relation « en miroir ». Mais cette « position intermédiaire » peut être gravement entamée si elle est fondée sur une pathologie psychotique ou délirante de l'un d'eux. Nuançons notre propos car il n'y a pas d'automatisme. L'adolescent en soutien de ce parent en souffrance peut aussi en tirer un certain appui narcissique contre ses propres angoisses, ne serait-ce qu'au niveau du changement corporel. Une position parentalisée de l'enfant peut aussi le protéger d'une confrontation à l'autonomie adolescente.

III- Les coordonnées des trois niveaux de fonctionnements psychiques : processus primaires, secondaires, tertiaires

Elles subdivisent les distinctions introduites dans chaque registre d'acte, de sexualité ou de terrain d'expression familial et social :

– Un niveau **primaire** (ou originaire) qui fait appel au mouvement « réflexe » de la réponse organique à un stimulus sexuel, en deçà de toute représentation psychique consciente ou fantasmatique ;
– Un niveau **intermédiaire** dans lequel c'est la fonction de l'image qui domine la relation sexuelle, avec l'instabilité de ce mode de représentation fondé sur la forme, l'apparence extérieure et son adéquation fugace à la figurabilité intériorisée de l'objet ;
– Un niveau **secondaire** où l'objet est nommé avant que d'être investi, sur un mode d'élaboration de la distance qui

privilégie la parole sur l'acte, les associations d'idées prévalant sur l'éprouvé sensoriel, la dimension de l'interdit réglant le rapport à l'objet.

Ces distinctions peuvent paraître abstraites et difficiles à établir de prime abord. Mais elles sont extraites d'une expérience clinique de la psychopathologie qui différencie les modes d'expression symptomatique en fonction de processus internes au psychisme, et non sur leur description phénoménologique et factuelle. On peut les retrouver à l'œuvre dans des tableaux nosographiques différenciés comme dans l'expression courante de la vie psychique.

Loin d'être de simples données empiriques de l'observation dont elles procèdent, elles « fonctionnent » dans une compréhension d'orientation psychanalytique de l'appareil psychique qui fait appel à des sources diverses et confluentes de sa conceptualisation.

III-1 Des processus primaires aux processus secondaires chez Freud

Freud a souligné l'existence de processus primaires dans l'inconscient qui correspondent à l'évacuation de la tension sexuelle à l'intérieur du psychisme par des modalités de connexion à des représentations selon des conditions d'immédiateté, de proximité ou de confluence : le **déplacement** et la **condensation**. Ces processus empruntent des voies qui n'ont aucun rapport avec une logique rationnelle, ce qui les distingue des processus conscients, secondaires, tels qu'on peut les constater dans la vie diurne, et que l'on peut considérer comme des modalités défensives contre l'ensemble des pulsions.

Les processus primaires sont les modes de formation des contenus du rêve et du mot d'esprit, mais aussi du symptôme ou de l'acte manqué, révélateurs des désirs sous-jacents qui ne peuvent trouver leur résolution dans la réalité. À ce point, il est important de préciser que la distinction entre processus primaires et secondaires ne recouvre pas une séparation entre le bio-somatique et le psychique, telle qu'on voudrait l'introduire dans le repérage d'une opposition stricte entre acte (du corps) et pensée (de l'esprit).

Les processus primaires sont des « actions de pensée » qui visent à réduire une tension interne par les voies les plus courtes, et correspondent au principe de plaisir, par opposition aux voies secondarisées qui tiennent compte de la réalité. Par contre, on peut supposer que ces processus ne rencontrant pas de résistance à l'intérieur de l'appareil psychique débouchent plus facilement, à l'état de veille, sur l'émergence d'un agir direct qui court-circuite les élaborations secondarisées.

Freud avait fait l'hypothèse d'un masochisme « originaire » pour expliquer l'émergence du masochisme secondaire, érogène et moral dans la névrose (et dans la perversion). Cette dimension de l'**Originaire** répond chez Freud à deux nécessités :

– du fait de sa répétitivité et de sa constance formelle chez de nombreux sujets, l'expression symptomatique inconsciente ne peut être qu'une résurgence de fantasmes originaires, à la base du fonctionnement psychique. Elle emprunte sa forme au circonstanciel, à l'immédiat, mais puise sa force dans une « préhistoire » du sujet qui fonde son humanité. Ainsi, le masochisme, déployé dans la névrose, correspondrait en partie à l'histoire singulière du sujet confronté précocement au plaisir lié à la douleur. Mais l'ensemble des humains, du fait des privations nécessaires de la vie, depuis les origines, est en proie à une souffrance dont ils conservent la trace psychique dans la mémoire. Elle est la condition d'appartenance à une espèce humaine qui indique sa séparation de l'animalité grâce à la mémoire langagière. Le souvenir de la douleur acquiert une signification particulière adressée par l'Autre, comme punition d'une faute oubliée.

– Corrélativement, la nécessité structurale d'un substrat fantasmatique « originaire » pour expliquer l'organisation psychopathologique générale débouche sur la structure de l'Œdipe comme nœud conflictuel, complexe universel fondateur de la vie psychique sur le meurtre du père « primitif » (*Ur-vater*), que l'on retrouverait chez tout humain inscrit dans le langage. Les fantasmes originaires font de l'acte symptomatique une réédition d'une situation conflictuelle et traumatique déjà éprouvée comme fondatrice, et non sa version initiale.

III-2 La tripartition originaire-primaire-secondaire (Piera Aulagnier)

1)- L' « **originaire** », temps où la mère est le porte-parole de l'enfant :

Cette question de l'Origine, que Freud emprunte au mythe pour justifier l'hypothèse de l'universalité de l'Inconscient, sera reprise par d'autres, et principalement P. Aulagnier, comme première inscription du Sujet dans un rapport de l'*infans* à l'Autre maternel. Elle est fondée sur la conjonction de la zone érogène et l'objet de satisfaction, sur le modèle de la relation bouche-sein[55]. Cette première articulation est « pictographique », sur le mode d'une totalité représentative n'offrant pas de disjonction entre les deux termes. L'interprétation du désir de l'enfant par la mère fait « violence » en anticipant sur sa propre reconnaissance comme « Je ». Elle tient compte du mythe

[55] AULAGNIER Piera. *La violence de l'interprétation*, Paris, PUF, coll. Le fil rouge, 1986.

familial qui désigne à l'enfant sa place comme personnage qu'il incarne sur cette scène, et qui va précipiter son désir de reconnaissance. Si la mère ne se réfère qu'à son propre désir, Elle fait jouer à l'enfant le rôle de combler son manque. Une pensée délirante primaire peut se constituer sur le « blanc » laissé par ce vide du discours sur les origines. Elle constitue contre lui, ou à sa place, un fantasme d'auto-engendrement. C'est une pensée enkystée, close sur elle-même, dans laquelle la sexualité ne fait pas brèche mais plutôt suture.

2)- Le « **primaire** » est caractérisé par la disjonction de deux espaces psychiques : celui de l'agent et celui de l'objet de plaisir, réunis dans la logique du fantasme, où le corps de l'autre devient la cause du désir, au pouvoir duquel le sujet se soumet. Il est principalement articulé avec la pulsion scopique. Il fonde son action sur une complémentarité et une réciprocité spéculaire sujet-objet. La spécularité est déjà présente à l'étape originaire dans la représentation pictographique et aboutit à une séparation ou un rejet de la source de satisfaction incorporée. Ainsi, l'identification originaire où les deux termes étaient indissolublement liés débouche sur une auto-appellation du « Je », du fait que l'enfant peut alors rejeter l'offre d'interprétation que la mère lui propose, ou de faire de son acceptation l'enjeu d'un procès d'identification par l'approbation du regard de la mère. L'Imaginaire est ce qui vient s'intercaler entre le Moi et le Monde, comme garantie fallacieuse de la continuité de l'un et de l'autre, et ouvre le champ des énoncés identificatoires qui nomment le sujet dans le désir de l'Autre et lui permettent de nommer ses propres éprouvés.

3)- Le « **secondaire** » apparaît lorsque le Sujet s'aperçoit qu'il ne peut être totalement l'objet du désir de l'Autre puisque le désir de sa mère s'adresse à un **tiers**, et à sa parole qu'elle soutient dans le registre symbolique. Cette étape consacre l'écart entre la maîtrise langagière de l'enfant et le discours de « l'ensemble » (*le socius*) transmis par la parole du père. Le processus identificatoire ne se joue plus dans le vase clos de la relation duelle mais fait intervenir le tiers et la castration comme médiation par rapport au désir. Les énoncés identificatoires s'inscrivent dans le discours commun sous le registre de la loi et donnent accès aux idéalisations futures du Sujet et de l'Objet.

Nous pouvons déjà tirer quelques enseignements de cette présentation succincte concernant les différences structurales repérées dans les agirs violents, selon qu'ils font appel à une indistinction avec l'Objet sur le mode pictographique pour répondre à un besoin de complétude, ou bien qu'ils s'inscrivent plutôt dans une dualité réflexive où la différence est présente, reconnue mais en même temps niée car inscrite dans une spécularité (lui, elle ou/et moi), et enfin des actes qui viennent souligner, parfois en négatif l'inscription d'une sexualité dans un ordre ou un désordre symbolisé par la loi sociale, à entendre à la fois au sens littéral et comme référence tierce faisant appel au discours de l'ensemble, ce qui fait lien.

On insistera sur la fonction de Tiers que joue le père dans la dyade mère-enfant, mais aussi l'importance du mouvement de séparation qu'il engage vis-à-vis de l'objet libidinal et de l'image de soi, ce qui fait de l'enfant un sujet différencié qui s'incarne dans un corps unifié dans son image mais divisé par son désir. L'affirmation de son « Je », détaché de sa représentation incluse dans le « giron » familial, ne peut s'assurer que de l'abandon d'une illusion de maîtrise toute puissante de son désir, ce dont l'acte est le symptôme.

III-3 De la Tiercéité et de ses avatars postfreudiens

On sait que le découpage freudien entre le refoulement œdipien et l'« après-coup » qui caractérise la sexualité biphasique humaine fait de l'adolescence une procédure de remaniements des investissements narcissiques et objectaux essentiels. Au moins pouvons-nous compter sur ce saut qualitatif et quantitatif pour examiner ce qui advient dans la sexualité qui n'est pas la simple conséquence des problèmes rencontrés antérieurement. Ce qui semble se dégager « en plus » de la sexualité polymorphe infantile, c'est sous la pression pulsionnelle allo-érotique[56], le retour de processus primaires « posthumes[57] » et, en même temps, l'instauration d'une pensée (au sens le plus large du terme) qui n'est pas la simple reconduction des mises en relation éprouvées lors des années d'exploration et d'apprentissage des schèmes de base.

D'où l'idée d'une refonte des évènements psychiques selon une trilogie « nouvelle » mais dans la continuité de Freud : **la primarité** concerne la saisie de l'objet en soi, de ses qualités propres, dans sa concrétude et son immédiateté, **la secondarité** suppose une relation d'objet, l'accent étant mis non sur l'objet mais sur cette relation, qui devient le mode de communication des affects suscités

---

[56] FREUD Sigmund, *Trois essais sur la théorie de la sexualité*, [1914], Paris, Gallimard, 1971, p. 112 : « La pulsion sexuelle était jusqu'ici essentiellement autoérotique ; elle va maintenant découvrir l'objet sexuel [...] elle devient altruiste ».

[57] FREUD Sigmund, « Esquisse d'une psychologie scientifique », in *Naissance de la psychanalyse*, [1895], Paris, PUF, chap. VI, 1956. Troubles de la pensée provoqués par des affects, *op. cit.* : « par là se trouve confirmée l'importance d'une des conditions nécessaires que nous fait connaître l'expérience clinique, à savoir que la date tardive de la puberté rend possible la production de processus primaires posthumes ».

par l'investissement, enfin la nécessité de faire place à une **tiercéité**, relations entre les relations, concept fondé sur la dimension tierce introduite par le Symbolique entre les sujets désirant, et dont l'absence ou la défaillance partielle signerait la position subjective des « états limites ». On soulignera la contemporanéité de la prise en compte des processus spécifiquement adolescents et de cette entité nosographique dont ils constituent le modèle de développemental normal. André Green a été l'un des analystes ayant le plus et le mieux conceptualisé cette « troisième topique », voulue pour intégrer cette vision triangulaire dans une conception psychanalytique qui restait très dualiste, et enfermait sa pratique dans la « relation duelle ». Sans entrer dans un développement de cette nouvelle topique qui subvertit la dialectique « ça-moi-surmoi », on mettra l'accent sur ce qu'elle doit aux formulations lacaniennes de l'Autre, désignant l'aporie des relations d'objet, du rôle du tiers garant de la Loi dans la relation mère-enfant, mais aussi d'une distinction articulée entre les trois dimensions du Réel, de l'Imaginaire et du Symbolique (à distinguer de la symbolique freudienne, qui englobait les effets des identifications imaginaires du Moi et la dépendance des représentants pulsionnels au registre du langage)[58].

En résumé, pour distinguer dans la nature des actes, les fonctionnements psychiques et les pratiques sexuelles, trois registres de faits correspondent à des structurations différentes :

---

[58] Il faudrait, ici, donner toute la portée heuristique à cette répartition Réel, Imaginaire et Symbolique en précisant qu'elle ne recouvre pas entièrement la trilogie de Pierce, mais implique des références conceptuelles autrement plus complexes que l'usage que nous en faisons ici. Le temps et la place manquent dans ce développement pour en exploiter toutes les conséquences, mais sera repris ultérieurement.

α) l'acte comme **fait** brut, réel ;

β) l'acte comme **signal**, adressé à quelqu'un mais non spécifique ;

χ) l'acte **signifiant**, comme élément muet d'une structure langagière supposant un sujet inscrit dans le langage et concernant un autre sujet susceptible d'en faire une interprétation personnelle, restituable au sujet.

Cette tripartition équivaudrait, *grosso modo*, respectivement aux registres lacaniens du Réel, de l'Imaginaire et du Symbolique, sachant qu'aucun ne vaut en lui-même s'il n'est rattaché aux autres, dans un nouage particulier qui désigne le mode psychopathologique de son articulation.

III-4 La potentialité transgressive à l'adolescence

Piera Aulagnier se sert de cette catégorie de l'Originaire pour fonder une ontologie du « devenir sujet », du « Je » en historisant ce processus à partir de l'inscription de l'*infans*, sans parole, dans la psyché maternelle qui s'en fait l'interprète. C'est cette primordialité de la parole maternelle qui l'éloigne apparemment de la conception freudienne de l'identification première, directe au « père de la préhistoire personnelle »[59].

---

[59] FREUD Sigmund, *Essais de psychanalyse*, Paris, Payot, 1970, p. 200 : « Quelle que soit la résistance que le caractère sera à même d'opposer plus tard aux influences des objets sexuels abandonnés, les effets des premières identifications, effectuées aux phases les plus précoces de la vie garderont toujours leur caractère général et durable. Ceci nous ramène à la naissance de l'Idéal du Moi, car derrière cet idéal se dissimule la première et la plus importante identification qui ait été effectuée par l'individu : celle avec le père de la préhistoire personnelle. Cette identification ne semble pas être la suite ou

L'insistance de Freud sur la préexistence de l'identification comme premier attachement affectif à une autre personne « avant tout choix d'objet »[60], laisse entendre que ce processus originaire ne concerne pas le père du complexe œdipien mais le couple parental procréateur[61] dans une configuration qui ne fait pas entrer en jeu la différence des sexes.

Mais pour Piera Aulagnier, cela dépend de la place que la mère accorde à la fonction paternelle dans cette première figuration du Sujet pour que cette identification se produise. Il importe pour elle que cette opération fondamentale impose les conditions de possibilité qu'une structure névrotique ou, à défaut psychotique, s'instaure dès ce moment[62]. Ce qu'elle envisage pour qu'une « potentialité psychotique » se déploie, notamment à l'adolescence, vaut pour nous quant au risque de passage à l'acte, sans le subordonner à un état psychotique latent ou avéré. Le travail sur l'Originaire donne à penser les conditions d'apparition des représentations fantasmatiques au moment même où elles peuvent venir à manquer. L'objet externe se substitue à la représentation, dans l'émergence d'un éprouvé étrange du corps subissant la mutation pubertaire, sans les représentations capables de l'articuler à l'activité psychique. Dans la psychopathologie

---

l'aboutissement de la concentration sur l'objet : elle est directe, immédiate, antérieure à toute concentration sur un objet quelconque. Mais les convoitises libidinales qui font partie de la première période sexuelle, et portent sur le père et sur la mère, semblent, dans les cas normaux, se résoudre en une identification secondaire et médiate qui viendra renforcer l'identification primaire et directe ».

[60] *Id.*, p.127.

[61] *Id.,* p. 200, note n° 1.

[62] AULAGNIER Piera, *Une interprète en quête de sens*, Paris, Payot, 1991, p. 224 : « tant qu'on se cantonne hors du champ de la psychose, risquent de rester dans l'ombre les conditions nécessaires à un fonctionnement non psychotique de l'activité de penser et donc du "Je" ».

des psychoses, on peut retrouver cette étrangeté bien avant l'inscription du sujet dans la crise pubertaire, qui n'en est que la révélatrice. Mais la nécessité pour l'adolescent d'en passer par cet éprouvé « xénopathique » donne peut-être à cette « étrangeté » un caractère de « normalité » au décours du progrès de l'installation de la génitalité. Dans les prémisses de la psychose d'adolescence, comme l'avait bien pressenti V. Tausk[63], cette génitalité, vécue comme parasitaire, précipite la structure dans la faille, en une configuration persécutive et interprétative.

Entre « normalité » et psychose, le passage à l'acte violent demeure une éventualité non négligeable, dont on ne sait pas encore si ce sont les « circonstances » fortuites où les conditions structurelles qui en sont l'origine et vont en dicter le destin.

S'il y a une période où la question des origines se pose, c'est bien l'adolescence, phase où le sujet s'approprie le savoir des origines, issu des parents, pour le questionner et le recomposer à sa fantaisie et l'intégrer à ses propres théories sexuelles.

Comme le définit P. Aulagnier[64], la question des origines et de ses causes précipite l'articulation « *des origines du Sujet et des origines du monde, du plaisir et du déplaisir* ».

a) Le plaisir, cause du sujet par la rencontre fantasmée des parents, est aussi ce qui projette l'adolescent dans un devenir où il va être lui-même cause d'une parenté possible, supposition qui annihile le postulat d'auto-engendrement.

---

[63] TAUSK Victor, « De la genèse de la machine à influencer dans la schizophrénie », [1916], in *Œuvres psychanalytiques*, Paris, Payot, 1976, 244 p.

[64] AULAGNIER Piera, *La violence de l'interprétation*, Paris, PUF, coll. Le fil rouge, 1986, p. 224.

b) Le monde est coextensif au Sujet. L'adolescent rencontre pour la première fois, sauf accident, l'absolue subjectivité de sa position dans le monde, position détachée de la subjectivité parentale. Cet auto-référencement le conduit à se poser comme créateur de ce monde par le fait que si son regard cesse, s'il disparaît, le monde vécu disparaît avec lui. Si l'adolescent n'était pas né, le monde tel qu'il est n'existerait pas, puisqu'il n'y aurait personne à sa place, pour le percevoir.

Ces deux axiomes sont contradictoires entre eux, car si la sexualité génitale ouvre à l'Autre du sexe opposé, avec une possibilité de métaphoriser ce lien dans une conception d'un enfant qui échappe à la dualité du couple, le percept autocentré de l'EX-istence au monde et le pouvoir de l'annuler en se supprimant (monde ou percept), conduit au solipsisme mortifère et au suicide.

On voit donc que cette quête des origines peut pousser vers des tentatives d'expériences-limites :

– le suicide ou le passage à l'acte constituent une épreuve de vérité du désir par la négative,

– l'expérience de la dissociation par les toxiques ou l'épisode psychotique, manières d'éviter la question de la filiation par une création autoérotique qui vient obturer la question de la scène primitive.

Dans les deux cas, il s'agit de la substitution de la toute-puissance de la pensée à l'impératif de jouissance imposé par l'Autre, ou la réponse à la toute-puissance de l'Autre sur le mode de la fuite.

III-5 Retour sur la clinique de l'acte sexuel transgressif

Pour tenter de rendre opérationnels, à travers cette clinique de la violence, les concepts mis en œuvre dans cette « grille de lecture », nous pouvons nous appuyer sur les données de l'histoire singulière des « cas » et les constats d'une opérativité multiforme de cette violence « sexuelle », ou prétendue telle.

1) *L'agressivité rivalitaire*

Nous avons souvent perçu chez certains adolescents une forme de relation envieuse à l'égard des victimes, qu'ils ou elles soient des proches ou des substituts. Cette proximité, on pourrait dire promiscuité affective, plonge l'agression dans un climat de spécularité au sens que Lacan lui a donné dans la relation de miroir. Le sujet et l'autre sont confondus dans une image dont le reflet aliénant dépossède imaginairement le sujet de l'objet de son désir. Cette image réversible d'objet d'amour et de haine contient l'autre et soi-même en effigie, et l'acte peut ressembler à une traversée du miroir pour rejoindre l'objet-soi (narcissique) dont le sujet se sent dépossédé, sur un mode persécutif.

Cette configuration peut s'établir comme un simple déplacement transversal d'une relation duelle exclusive à la mère, laquelle cherche dans l'enfant le reflet de son manque à être, et trouve dans l'adolescent le « tout-autre » que la puberté fait surgir sur le fond des dénis de sa propre sexualité.

Que se passe-t-il quand l'enfant (et l'adolescent) découvrant son image dans le miroir, et se tournant vers sa mère, ne rencontre qu'un regard d'extase ou d'effroi, à la place d'une reconnaissance supportée par une parole ?

Mais en l'absence de traits accentués de relation pervertie entre le parent et l'enfant, la violence peut être aussi le résultat d'un temps logique de prise de position protectrice par rapport à cette altérité de l'objet a-pubertaire non élidé dans son reflet dans l'autre, qui éveille la résurgence d'une déréliction originaire. L'image de soi devient un rempart contre l'altérité de l'Autre.

On est donc confronté à une relation en miroir, imaginaire, dont les processus s'inscrivent dans la Primarité « Aulagnienne », où la victime fait **signe** de ce qui manque à **quelqu'un.** Ou bien ce manque fait limite à la béance de l'image corporelle ouverte par l'effraction pubertaire, ou bien il surgit comme trace de l'impossibilité pour l'acteur de trouver dans le regard de la mère cette reconnaissance au-delà de l'objet fantasmatique qu'il incarne pour elle. Il s'abîme dans la vision de l'autre, comme réfraction insupportable de son propre manque.

Les cas de figures rencontrés peuvent s'étayer sur la défaillance (par défaut ou par excès) du Tiers (paternel ou maternel) à s'inscrire en séparateur dans cette dualité réflexive mortifère, mais aussi du fait d'inscriptions imaginaires surajoutées par des « histoires transgénérationnelles » de vie (décès, stérilités, adoptions, fautes sexuelles ou morales de la génération précédente, etc.) Les anecdotes relatées sur l'histoire de l'enfant tissent l'interprétation de l'avènement de la sexualité adolescente de liens incestueux non dits parce qu'exclus de la psyché parentale. Parfois, c'est *a fortiori* l'absence de refoulement de ces résidus de la pré-histoire infantile ou transgénérationnelle qui marque la sexualité adolescente d'une trace de Réel, comme des « cadavres » encombrants mais incontournables que l'adolescent doit enjamber pour suivre sa route.

2) *L'inscription signifiante du désir dans l'acte violent*

Nous avons pu rencontrer aussi, dans de rares cas, des formes d'acte qui pouvaient manifester au contraire la prévalence de processus secondaires liés à la culpabilité œdipienne. Celle-ci semblait précipiter le Sujet à la « faute » pour mieux restaurer la place de l'interdit, lui donner une consistance mise à mal par l'émergence du désir. Il s'agit de quelques cas pour lesquels « l'agression » n'était en fait qu'un jeu de séduction mutuel où l'adolescent expérimentait sa nouvelle sexualité comme un « jouet » un peu démesuré par rapport à ses capacités de contenance, voire une révélation d'une tendance ou d'un désir homosexuel ressenti comme une affirmation fondée d'un choix d'objet mature mais en infraction à la norme parentale. Le Tiers social (la Justice, les parents...) qui est interpellé à travers la conduite délictueuse vient soulager le Sujet d'un sentiment de culpabilité flottant. Il l'oriente dans la problématique de la castration en focalisant l'angoisse sur la sanction « libératoire », comme prix à payer pour sa jouissance. On peut considérer que cette Tiercéité est déjà incluse dans la problématique, même si l'acte désigne le besoin d'une redéfinition de *l'interprétant* en fonction de la nouvelle donne sexuelle engagée par la puberté. La sexualité est ce **manque à être** (autosuffisant, unifié, etc.) représenté par **un signifiant** pour un **autre signifiant dans leur différence**. Celle-ci peut cependant fonctionner comme un trauma Réel, c'est-à-dire comme la trace d'un événement non encore symbolisé qui perfore la chaîne signifiante et laisse un trou dans le Symbolique, réitérant l'énigme de la jouissance de l'Autre et restituant momentanément au corps son statut d'objet morcelé, de tesselles d'organes sans unité fonctionnelle, prises dans cette jouissance. Ce dernier point fait transition avec le dernier cas de figure :

3) *La haine de l'objet*

On peut enfin être confronté dans la clinique à l'émergence de processus « primaires », non pas au sens de P. Aulagnier du terme, mais dans une acception de

C. S. Pierce d'un fait brut, dont le Sujet est saisi dans un instant inaugural de son existence. Vécu de façon intense comme la submersion d'une « jouissance de lui-même ignorée » (cf. « L'homme aux rats »), il apparaît dans l'après-coup comme le degré zéro de la pensée envahie par le processus hallucinatoire ou dans une *aura* crépusculaire confinant à un état de mort psychique. Cette confrontation à la mort comme ce qui est à la fin de la vie comme au commencement n'est pas étrangère à la situation d'adolescence (« *to be or not to be* », Hamlet), qui met en cause les supports d'identifications antérieurs et transforme l'Identifié en un étranger « *qui ne peut préserver le lien qui le raccroche à l'Identifiant que parce qu'il devient l'intrus, l'ennemi qu'on va tenter d'abattre* »[65]. Ce métabolisme de la haine par l'objet primordial est bien ce qui est au « commencement » (Freud). Mais notre expérience nous montre qu'il ne disparaît pas totalement avec la mise en place du refoulement secondaire. Il reste enkysté, soit parce que le refoulement primaire n'est jamais totalement acquis, il y a un reste, soit parce que la représentation pictographique – zone érogène-objet de satisfaction – trouve dans la génitalité une proposition de complétude illusoire annulant les ruptures provoquées par les séparations antérieures, soit encore parce que le fantasme sexuel ne suffit pas à imposer un cadre résolutif à cette impossible conjonction.
Dans tous les cas, une pensée auto-engendrée maintient dans un clivage un « Je » qui tient compte du Réel et un autre « Je », en proie aux tentations de la négation du monde ; clivage d'un « Je » identifiant, omnipotent et d'un « Je » identifié stéréotypé, fossilisé dans une idéalisation du lui-même ou les idéaux de mort groupaux et sociaux.

---

[65] AULAGNIER Piera, *Destin du plaisir*, Paris, PUF, 1979.

IV- Cliniques des cas de violences sexuelles d'adolescents

À partir des trois dimensions précisées au chapitre précédent, nous mettons en œuvre une « matrice » logique permettant de décrire, d'analyser et d'évaluer les caractéristiques principales des situations rencontrées. L'application de cette « matrice » à notre cohorte d'adolescents A.V.S. issue de notre pratique permet de sortir d'une logique de la différentiation des actes selon les critères objectifs habituels en criminologie, pour nous intéresser à la spécificité des dynamiques intrapsychiques et intersubjectives.

IV-1 Tableau récapitulatif des cas selon la « matrice » des processus psychiques et de leur occurrence (avec les n° des cas répertoriés)

Nous présentons sous cette forme résumée la grille d'analyse des problématiques de violences sexuelles avec, en abscisses et en ordonnées, les critères retenus à partir de notre analyse des concepts psychanalytiques pertinents. Le choix de ces concepts (primarité, secondarité) et des registres (acte, sexualité, famille) n'est pas induit par la théorie préexistante mais émerge d'une lecture de notre clinique, certes influencée par la psychanalyse, mais collant au plus près à notre expérience.

Nous anticipons sur le « classement » de nos cas sous ces rubriques en les indiquant dans les croisements de nos catégories. La suite de ce chapitre explicitera le contenu de nos choix.

Notre étude porte sur 32 cas suivis[66], qui constituent la moitié de la cohorte d'adolescents prise pour l'élaboration statistique de la troisième partie.

Cette clinique sera examinée au travers de la « grille de lecture » dont nous avons exposé les catégories distinctives dans le paragraphe précédent.

Pour en faciliter la présentation, nous allons les décrire selon les types de processus (primaires, secondaires, tertiaires) rencontrés dans les trois registres de l'acte, de la sexualité et de l'organisation familiale, de façon à illustrer par des exemples les différents « types » de fonctionnements dégagés de cette analyse des cas.

---

[66] La prise en charge de la plupart de ces cas s'est effectuée dans le cadre d'une consultation spécialisée du Service Universitaire de Psychiatrie de l'Enfant et de l'Adolescent, C. H. Henri Laborit La Milétrie, Poitiers (86), en collaboration avec le Pr. Daniel MARCELLI.

	Acte	Sexualité	Famille
Type I	2-3-6-8-9-11-12-14-15-17-20-21-28-30-32	8-9-12-15-20-26-28-29-31-32	3-5-8-9-12-15-19-20-27-28-30
Primaire **(Objet)** *Originaire (P. Aulagnier)* *Réel (Lacan)*	Direct, de décharge, passage à l'acte ou recours à l'acte-déliaison	Archaïque, préobjectale, sur un fond de vide affectif, de perte du lien	Chaotique, déconstruite, Imprévisibilité, traumas. Réel # socius
Type II	4-5-7-10-13-16-19-22-23-24-25-26-29-31	2-3-5-7-11-13-14-17-19-21-22-24-25-27-30	1-2-6-7-10-11-13-14-18-22-23-24-25-26-29-31-32
Intermédiaire **(Icône)** *Secondaire (C. S. Pierce)* *Imaginaire (Lacan)*	Violence dotée d'une adresse à l'autre « en miroir », narcissique	Infantile, préœdipienne, pulsions partielles	Imaginaire, autarcique fonctionnant sur le mode Duel > socius
Type III	1-18-27	1-4-6-10-16-18-23	4-16-17-21
Secondaire **(Symbole)** *(Freud, P. Aulagnier)* *Tertiaire (C.S. Pierce)*	Sexuel agressif (névrotique) acting out	Repères œdipiens installés - culpabilité	« Normale », règles au-delà du noyau familial < socius

Tableau récapitulatif des types de processus dans les 3 registres de fonctionnement psychique

IV–1-1 Les actes

On constate que pour notre population d'adolescents-auteurs, les actes « symboliques » à signification « conflictuelle névrotique » (Type III) sont peu fréquents (1/10), par opposition aux agirs violents impliquant une tentative d'emprise sur l'autre (Type II), ou de pure décharge (Type I), qui se partagent à moitiés égales les 90 % restants.

a) *Exemples d'actes symboliques* (Type III), mettant en œuvre des processus de secondarisation qui achoppent sur une découverte de la sexualité pubère et vient révéler un contexte de conflictualité névrotique familiale.

N° 1 – Jacques, 15 ans : en 2nde.
Intelligent, particulièrement ouvert sur le monde et les autres, nous est adressé après une consultation psychiatrique liée à l'acte.
Nature de l'acte : attouchements sur un demi-frère âgé de 6 ans (d'un second mariage du père).
Les circonstances exactes sont inconnues, mais un séjour pour des vacances chez le père a contribué à faire resurgir une conflictualité ancienne de Jacques avec la mère, ayant entraîné leur séparation (internat), puis retour au domicile. Jacques révèle à cette occasion une séduction pédophilique de même nature subie par lui-même et demeurée non dite. L'adulte séducteur était un ami du père.

Organisation de la sexualité : adolescent cultivant son originalité de manière ostentatoire pour préserver ses ambiguïtés identitaires et sexuelles. Attachant par sa proximité avec l'adulte dans l'échange « d'idées », il se montre parfois « *sous un jour manipulateur* », dit la mère.

Dans l'ensemble, problématique « hystérique » d'adolescence en lien avec une pathologie maternelle dépressive traduisant une demande affective intense débordant le Moi adolescent.

Problématique familiale : parents divorcés. Mère ayant une haine profonde et ancienne contre le père de Jacques, partagée par celui-ci. Jacques est un soutien psychologique d'une mère déprimée, souffrant de troubles psychosomatiques, dont il est l'objet de préoccupations constantes.

Commentaire :
Le cas présente un certain nombre de traits de personnalité conférant à son élaboration de la situation d'agression sexuelle **une secondarisation** qui lui permet d'intérioriser le conflit psychique issu de l'émergence de la sexualité pubère, dans le cadre d'interrelations **fortement chargées émotionnellement**, en phase avec les images parentales différenciées. Le mode de sexualité exprimé répond à une résurgence de l'infantile traumatique (séduction subie) en réaction à une dépendance de la mère à ses idéaux conjugaux non assumés et projetés sur l'image d'un enfant idolâtré. L'écart avec cette idéalisation provoque une ambivalence maternelle dont l'adolescent est le réceptacle à la place de son père.
Acte : III / Sexualité : III / Famille : II

N° 18 – Thierry, 14 ans, collégien. Amené par son père, enseignant du Secondaire, sur les conseils d'une psychiatre consultée en urgence.

Nature de l'acte : il vient de révéler une relation amoureuse « complète » avec une demi-sœur, fille de la nouvelle femme de son père.
Organisation de la sexualité : Ils ont en gros le même âge, et cette relation qui a duré peu de temps était consentie par les deux, comme « une histoire amoureuse » banale qui a suivi son cours, mais le père s'inquiète de cette relation « *quasi incestueuse* », car « *il connaît bien les adolescents* ».
Situation familiale : Cette famille « recomposée » semble effectivement présenter des zones d'ombres propices à un flou des repères d'identification. La femme avec laquelle le père est parti était une grande amie de son ex-épouse. Thierry est à « *la charge de sa mère, qui n'est pas capable de s'en occuper* ». Elle présente depuis leur séparation une « *grave dépression* », accentuée par la présence d'un ami « *malade mental* » avec lequel elle vit en ce moment.
Avant la séparation des parents, les deux couples amis prenaient souvent des vacances ensemble, et Thierry a vécu une enfance très proche de cette demi-sœur. Du fait de la séparation des parents, ils se sont perdus de vue, la jeune-fille vivant le plus souvent chez son propre père. Thierry, quant à lui, s'est retrouvé « capté » par une mère alcoolique et dépressive dont il est le « garde-malade », ainsi que, parfois, de son ami qu'elle a rencontré en clinique psychiatrique.
Thierry est intervenu à plusieurs reprises pour éviter des tentatives de suicide par pendaison, défenestration, médicaments, etc. On peut aisément comprendre que les retrouvailles des « beaux-enfants » sous le toit du père de Thierry aient pu susciter des émois capables d'interpeller les adultes sur une situation scabreuse. Ce rôle de tutelle de la mère est délégué par le père à Thierry pour se dégager de la dépendance de son

ex-épouse. Il semble en même temps très intrusif dans la vie de son ex-épouse. Thierry est très rapidement en mesure de percevoir le fourvoiement d'une conduite amoureuse qu'il a désinvestie, dès lors qu'elle ne correspondait plus à ce qu'il y recherchait inconsciemment, le souvenir d'une enfance heureuse et insouciante.

Commentaire :
Ce cas semble s'inscrire dans un **processus pubertaire en cours (IIIaire)** tant du point de vue de la sexualité mise en jeu que de **l'investissement de l'objet (IIIaire)**, mais procède d'une mise en évidence des difficultés liées aux circonstances particulières d'une recomposition familiale avec des enjeux conflictuels non résolus qui n'ouvrent pas sur un dépassement de **cette emprise familiale** (Type II).
Acte : III / Sexualité : III / Famille : II

b) ***Exemples d'acte de type « agressivité rivalitaire »* (Type II) *dans une relation en miroir* :**

N° 5 – Fabien, 15 ans : collégien en refus scolaire larvé, réorientation en apprentissage bâtiment, accompagné de ses parents, sur incitation du consultant de la victime.

Nature de l'acte : tentative de viol sur fillette de 6 ans, enfant d'une amie de la mère.

Organisation de la sexualité : avec visionnement de cassette porno alléguée ayant précipité la tentative de rapport sexuel. Timidité sociale réactionnelle à un contexte de surinvestissement maternel. Processus adolescent ajourné dans une adaptation conformiste aux règles du milieu social.

Problématique familiale : cette petite fille, fragilisée ainsi que sa mère par l'histoire difficile du couple de ses parents, était particulièrement investie par la mère de Fabien. Fabien présente une fragilité confortée par une mère anxieuse et hyper-protectrice, isolant l'ado du contact avec ses pairs, *a contrario* du frère aîné qui a pris ses distances. Outre le profil maternel, le père semble dans le déni de toute question concernant la sexualité, pense que le statut professionnel réglera les difficultés de passage à l'âge adulte.

Commentaire :
La problématique familiale favorise le non-accès à un processus pubertaire, mais plutôt le maintien dans un registre **infantile (intermédaire)**, une sexualité écrasée par la pression conformiste des parents, et **l'attachement primaire** à la mère. L'acte comporte cependant une sorte d'adresse à cette mère par l'intermédiaire d'un objet investi narcissiquement par elle (Type II).
Acte : II / Sexualité : II / Famille : I

N° 22 – Hélène, 14 ans, jeune-fille amenée par ses parents.
Nature de l'acte : elle a effectué des fellations sur des jeunes garçons de 9-10 ans. Il semble qu'elle ait elle-même subi les mêmes humiliations dans le cadre scolaire, de la part de camarades de classe de son âge qui l'ont « prise en grippe » collectivement.
Organisation de la sexualité : des rencontres peu nombreuses du fait de la difficulté à établir un lien, on tirera peu d'éléments significatifs, si ce n'est la dysharmonie évolutive d'une violence persécutive adressée en permanence à sa mère, violence que le père n'arrive pas à tempérer autrement qu'en tentant de l'isoler en captant son attention.

Situation familiale : dans un cadre familial qui semble *a priori* plutôt sécurisant, Hélène revendique en permanence une meilleure place que son frère cadet et accuse sa mère d'une préférence illégitime du fait de sa soumission. Alors qu'elle peine à avoir des résultats corrects à l'école, le frère « choyé » ne semble pas en difficulté, ce qui la met en rage. Quelques tentatives de médiation entre elle et ses parents s'avéreront sans effet par rapport à sa conviction quasi-délirante que sa mère veut l'humilier, la déteste. Cette violence incoercible transperce son regard dès qu'elle s'adresse à sa mère, l'injurie. Nous serons très rapidement disqualifiés dans la possibilité d'offrir un terrain neutre à cette guerre sans merci. Par quelle humiliation imaginaire phallique ce passage à l'acte sexuel oral se justifie-t-il ?

Commentaire :
Tant la nature de l'acte que la sexualité qu'elle exprime connotent à une relation imaginaire où la **rivalité spéculaire** sous-tend l'agressivité envers l'autre sexe, agie et subie. (**Secondarité**) Le contexte familial ne semble pas entrer en ligne de compte dans ce **fonctionnement (IIIaire)**, à défaut de pouvoir l'approfondir au-delà du malentendu manifeste entre mère et fille. Acte : II / Sexualité : II / Famille : III → II

c) *Exemple d'acte impulsif violent*, (Type I) *correspondant à une décharge d'angoisse, sans médiation imaginaire et sans adresse explicite, bien que la reconstruction de la scène psychique lui redonne une signification après coup.*

N° 2 – Thomas, 15 ans : collégien brillant, au physique imposant, surcharge pondérale et agressivité « froide »,

nous est amené par sa mère inquiète des « pulsions agressives et sexuelles de son fils »[67].
Nature de l'acte : attouchements sur une cousine de 6 ans, lors d'un éloignement momentané de la mère, du fait de la naissance d'une petite sœur.
Organisation de la sexualité : masturbatoire intense avec des tendances au passage à l'acte auto et hétéro-agressif pour se donner une contenance. Sa mère se dit préoccupée de la croissance physique et psychique de son fils, contrôle son hygiène corporelle et son intimité. Une agressivité mal contenue dans les relations au collège avait déjà alerté l'entourage.
Problématique familiale : parents divorcés, père homosexuel, multiples remariages de la mère, dépendante de sa propre mère décédée peu de temps auparavant, en disant « *qu'elle pouvait partir maintenant, car sa fille était casée, n'avait plus besoin d'elle* ». Ces éléments biographiques récents nous étaient inconnus, ainsi que la grossesse, au moment du passage à l'acte, du fait du clivage que Thomas effectuait entre sa vie émotionnelle et le monde extérieur.

Thomas élaborera dans l'après-coup l'importance de cette grand-mère comme soutien maternel dans son enfance, dont il n'avait pu faire le deuil, la difficulté à se situer dans les relations conflictuelles du couple de ses parents divorcés, et le besoin d'être confronté de nouveau à son père, malgré sa « différence ». Il évoquera aussi la période du second mariage de sa mère comme un épisode traumatique de terreur, vis-à-vis de cet homme menaçant après la rupture avec sa mère, qu'il continue à revivre dans les cauchemars.

[67] Cas développé dans l'article de SAVINAUD Claude, « Le sens de l'irréparable », in *Adolescence,* t. 15, n° 2, 1997, p. 165-175.

Commentaire :
Le passage à l'acte, mais aussi le « régime émotionnel » sous-jacent fondé sur une perte du contrôle de la violence interne, confère à cette situation une dimension de **« primarité »** compensée par des élaborations subjectives défensives, à forte résonance narcissique. La situation familiale, bien que contenante, met en évidence les échecs à symboliser la sexuation permettant à l'adolescent d'affronter ses transformations pubertaires. Le contrôle des affects s'effectue au détriment du lien à l'autre sexe (phase intermédiaire) alors que les **moyens de secondarisation existants sont empêchés** par désinvestissement de l'objet, par le clivage du moi pour contrer l'ambivalence.
Acte : I / Sexualité : II / Famille : II

N° 6 – Florian, 17 ans : lycéen, orientation professionnelle informatique – BEP, Bac pro, après un décrochage en 2nde et une réorientation scolaire. Demande judiciaire avec mise à l'épreuve et suivi éducatif[68].

Nature de l'acte : tentative de viol sur fillette de 6 ans, voisine, seul, sans agressivité (après une première expérience sexuelle avec une jeune-fille de son âge).
Organisation de la sexualité : problématique narcissique avec difficultés de contact (« timidité »). Il évoque de lui-même quelques « bêtises » (vols ou destruction en groupe) vers 10-11 ans. La période de fort désinvestissement scolaire en 3e suivie d'une reprise en

[68] Cas présenté dans l'article de C. Savinaud, « Amour du père, passion du symbolique », in *Adolescence*, t. 17, n° 1, 1999, p. 145-149.

seconde professionnelle correspond à une accentuation du conflit avec le père, pouvant aller jusqu'aux affrontements physiques suivis d'effondrements dépressifs et passifs.
Problématique familiale : conflit ouvert avec le père autoritaire et dévalorisant. La mère s'interpose physiquement pour protéger son fils.

Commentaire :
Le passage à l'acte semble typiquement du registre du **processus primaire**, à la limite de l'hallucination et sans prodromes. Par contre, la sexualité pubertaire est sollicitée sur un mode anxiogène et interroge les **capacités d'élaborations secondaires entravées** par des relations familiales conflictuelles qu'on pourrait désigner comme rivalitaires et **caractéristiques de la relation duelle** narcissique et clivée.
Acte : I / Sexualité : III→II / Famille : II

Les exemples proposés montrent la disparité des situations au regard de l'acte, dont nous avons proposé un échantillonnage qui va du plus secondarisé au plus impulsif. De l'histoire d'amour interdite classique entre deux adolescents que leur situation familiale rapproche (cas « Thierry »), à l'acte « névrotique » adolescent (cas « Jacques ») qui rejoue sur la scène œdipienne l'histoire d'une séduction infantile, avec une recherche de punition qui renouerait le couple parental dissocié. Nous notons la présence d'une culpabilité et d'un sentiment de responsabilité qui rend le rapproché sexuel significatif de la conflictualité œdipienne inconsciente.

Il n'en est pas de même pour les actes directement inspirés par des sentiments d'hostilité à l'égard de la mère (cas « Hélène ») ou de la victime comme objet de substitution dans une relation d'emprise maternelle (cas « Fabien »). Ces actes apparaissent motivés par une jalousie inconsciente avec un(e) « rival(e) », qui déborde la contenance narcissique du pré-adolescent, en proie à une « honte » relative au corps devenant sexué malgré soi.

Dans le cas des actes les plus impulsifs, nous avons choisi deux adolescents de même âge et de parcours assez semblable pour montrer l'irruption de la violence sexuelle, soit comme un épisode de confusion intense (cas « Florian »), soit comme un « raptus » (cas « Thomas ») qui manifeste une désorganisation profonde du lien à l'autre, malgré leur relative insertion dans le cadre familial et social. Ces cas, comme beaucoup d'autres, montrent la grande difficulté de frayer le passage à un processus adolescent chez des personnalités à forte résonance narcissique.

IV-1-2 Le régime de la sexualité

Impliquée dans ces actes, elle correspond pour la moitié, au maintien d'une sexualité de type infantile (type II), la poursuite de satisfactions partielles visant un objet peu différencié, à visée de réassurance narcissique, en deçà des enjeux de la génitalité pubère (5 cas sur 10).

Cette sexualité pubertaire, impliquant la complémentarité des sexes (Type III), ne semble envisagée que pour moins d'¼ des cas. Elle entre en jeu dans ces « agressions » envers des adolescentes de même âge, ou l'émergence d'un choix d'objet homosexuel préférentiel, ou en rupture avec une sexualité mature déjà instaurée, ou sur le point de l'être. L'acte est un point de rupture précipitant ou retardant le changement d'objet. La conscience de la faute est acquise, même si les prémisses en sont méconnues et les conséquences déniées.

Le dernier quart des cas étudiés correspond à une « sexualité » qu'on peut dire « fruste » (Type I), au sens où elle évoque plus un mode de réaction à un sentiment d'abandon. Elle ne vise pas un autre sexué, mais elle vient signaler une perte du lien, parfois ancien et réactivé par le mouvement d'individuation-séparation adolescent, qui n'est pas mentalisée comme telle.

a) *Exemples de sexualité subsistant dans le registre de l'infantile* (Type II), *mettant en échec l'accession à la sexualité pubère.*

N° 14 – <u>Ben</u>, 15 ans, actuellement interne en maison familiale rurale, niveau 4e.

<u>Nature de l'acte</u> : adressé pour exhibitionnisme envers une femme adulte. Concernant son exhibitionnisme, il le présente comme une impulsion subite après avoir croisé une femme d'âge mûr en vélo. Il l'a dépassée puis s'est arrêté et a baissé son pantalon. Il ne connaissait pas sa victime et ne peut expliquer son geste.

<u>Organisation de la sexualité</u> : Dans le parcours thérapeutique, Ben évoquera plusieurs fois une relation amoureuse avec une jeune de son âge, adepte de musique « trash », mais l'aspect confabulatoire de ces récits rejoint la pauvreté des affects évoqués par cette relation épisodique, comme les protestations émises lors du récit par sa mère d'une situation délicate : Il s'est fait « lécher la cuisse » par une chèvre d'un élevage avoisinant. Benjamin proteste en disant que c'était de l'affection, pas sexuel.

<u>Situation familiale</u> : Mme présente toutes les difficultés d'ordre social qu'elle traverse, avec ses maigres revenus de femme de ménage, ses problèmes somatiques et surtout les conflits avec un homme qui s'est installé chez elle et la terrorise (menaces de coups, etc.). Son fils, adolescent à charge, participe à

ces craintes en protégeant sa mère de « l'intrus ». Cependant, il semble ne plus être aussi « *obéissant* » et commet des actes qu'il lui cache, et qu'elle veut à toute force lui faire avouer.
La mère indique que le père de Ben est en prison pour tentative de meurtre par strangulation sur sa propre personne, et qu'ils n'ont plus de contact avec lui depuis son incarcération. Ben semble en grande difficulté pour se faire entendre par sa mère, qui parle de lui comme d'un enfant attardé. Seul, il est capable de se mettre en valeur dans un récit de sa vie qui prendra de plus en plus un aspect confabulatoire, avec des éléments d'immaturité compensés par une capacité d'adaptation superficielle, tantôt à la recherche des responsables du « *complot* » contre son père « *décédé* », tantôt se racontant dans des exploits scolaires (apprentissage en langues étrangères, prestidigitation) et aussi des intérêts adolescents concernant la musique « *gothique* », qui semblent empruntés à une hypothétique relation amoureuse platonique.

Commentaire :
L'**immédiateté des actes** sexualisés frustes réitérés sur des objets indifférenciés montre la **primarité des processus** en lien avec l'inaccession à une sexualité pubère, sous l'emprise d'une **position maternelle séductrice et culpabilisante** et l'absence de référence tierce dans ce rapport « incestuel ».
Acte : I / Sexualité : II / Famille : II

N° 11 – Mathias[69], 14 ans, élève de 5e au collège.

Nature de l'acte : attouchements sur une camarade de classe : Mathias a été accusé d'agression sexuelle par une camarade de son âge sur laquelle il se serait « précipité » pour commettre des attouchements, lors d'un interclasse. C'est « *l'autre* » avec qui il était, qui a bousculé la fille dans un coin, alors qu'il tentait de s'interposer. Dans la mêlée, si ses mains ont « *frôlé les seins et les fesses* », ce n'est qu'accidentel. D'ailleurs, ces filles « *le détestent et sont provocatrices, c'est toujours lui qui prend pour les autres, qui est puni* ».

Organisation de la sexualité : Il se présente comme un « pré-adolescent » encore peu mature, morphologiquement et psychologiquement. Une gynécomastie lui donne des aspects d'éphèbe et une émotivité « au bord des larmes » semble mal contenue derrière une bouderie colérique intense.

Situation familiale : Son père, homme présentant une fragilité physique accentuée par un visage « vultueux », prend la parole d'emblée pour dire que son fils n'est pas du tout comme on le décrit, et que ces actes ne se sont pas déroulés selon la version du collège. Ce ne peut être qu'un malentendu, « *Mathias est incapable de ça* ». Mathias surenchérit en disant qu'il est mal vu des professeurs du collège.

Le père semble contredire cette position de victime en indiquant qu'il est irrespectueux avec les profs, et qu'il ne travaille pas assez à l'école. Mais c'est aussi pour manifester son mécontentement devant cette scolarité insatisfaisante, d'autant plus qu'il travaille tout le temps pour faire vivre la famille, et que son épouse, qui est une « *sainte femme* », est épuisée par la charge de ses deux fils. Une sœur aînée, « *parfaite copie de*

69 Cas présenté en introduction § 1, 1re partie.

la mère », est partie vivre depuis peu avec son petit-ami. Depuis, le frère aîné, au chômage et vivant avec une copine à la maison, semble mener la famille de manière tyrannique. Toxicomane et sous le coup de plusieurs menaces de mesures de justice, il fait régner la terreur et exploite son frère cadet pour les tâches domestiques, se fait livrer par lui son petit-déjeuner au lit avec sa copine, alors que Mathias doit aller tous les jours au collège et qu'il n'a aucun intérêt pour les études.
Le père désapprouve cette absence de volonté de son fils aîné pour s'en sortir, lui qui a eu un père « *célèbre* » à la télévision, et qui subit un métier nocturne « difficile » au service de clients d'une brasserie. Il prend exemple sur sa propre « *exploitation* » pour conseiller à Mathias une attitude de résignation. Pour le fils aîné, il avoue en avoir peur et ne peut plus rien lui dire.
Mathias manifeste alors toute sa rancœur par rapport à ce frère « *parasite* » à la maison alors que lui est la « *bonne poire* » qui fait le ménage et la vaisselle pour une mère aimante, accablée d'assurer seule la direction de la maison. Ce qui ne l'empêche pas de se révolter et de tenir des propos véhéments contre sa mère quand elle le « *commande* ».

Commentaire :

L'impulsivité de l'acte et sa dénégation (Type I) manifeste **l'embarras** face à la différence des sexes **(sexualité de type II)** marqué par un contexte familial déstabilisant par **ses fragilités structurelles, (II)**.
Acte : I / Sexualité : II / Famille : II→I

b) ***Une sexualité déjà engagée dans le processus pubertaire ou en passe de l'être*** **(Type III)**

N° 4 – Nathan, 17 ans : 1ère S, activités sportives et sociales multiples ; adressé par le Procureur de la République, en attente de jugement[70].

Nature de l'acte : inceste fraternel répété dénoncé par la sœur de 11 ans.

Organisation de la sexualité : adolescent mature avec des réalisations hétérosexuelles assumées avec des jeunes-filles de son âge. Présentation « lisse », quant à l'absence de troubles actuels ou antérieurs. Cet adolescent semble s'adapter à tout milieu, complaisant avec les exigences sociales, mais l'absence d'affect (autre que la colère) laisse supposer une tendance perverse avec déni, clivage du Moi, agénésie de la dimension introspective. L'usage des capacités empathiques est réduit aux relations masculines.

Problématique familiale : parents absents fréquemment la nuit pour des raisons professionnelles ; parents « perfectionnistes » se rendant disponibles et exigeant la transparence en retour. Le père, représentant de la force publique, est en retrait par rapport au discours de sa femme et aux agissements de son fils.

Commentaire :

Le contexte familial et social semble présenter toutes les caractéristiques de conformité, ce qui met le mode d'agir répétitif en rupture avec les conditions d'accession **secondaires** au processus d'adolescence et à la vie sexuelle mature **(Type III)**. Par contre,

---

[70] Cas clinique présenté dans l'article de SAVINAUD Claude, « L'abus et l'affect », in *Adolescence*, t. 21, n° 1, 2003, p. 119-131.

le discours « factuel » et peu intériorisé concernant les affects révèle la problématique narcissique **intermédiaire, en miroir** dans le rapport à l'autre sexe, empêchant la prise en compte de l'altérité dans la sexualité comme au sein du noyau familial. L'acte de viol incestueux est un enfermement dans **une relation duelle** sans autre, en place de tiers.
Acte : II / Sexualité : III / Famille : III→II

N° 10 – *Serge*, 15 ans, élève en 5e de collège, en difficulté du point de vue de la discipline (absentéisme), adressé par un service de psychiatrie auquel les parents ont fait appel pour leurs deux fils, victimes de l'abus sexuel du frère.

Nature de l'acte : violences sexuelles sur les deux frères de 11 et 8 ans, découvertes par la mère du fait de la présence du petit dans le lit de l'aîné. Découverte de jeux sexuels anciens entre les deux « plus grands », ayant été poursuivis avec le plus jeune quand le second a cessé.
Organisation de la sexualité : isolé et « sage » pendant l'enfance, Serge débute à la pré-adolescence une période d'opposition systématique à l'autorité, entretenue par un lien exclusif à la mère, qui cède toujours après d'âpres discussions interminables *« pour avoir la paix »*. La question de l'orientation sexuelle est posée par l'acte et confirme au sujet une *« bisexualité »* affirmée en contre-point du complexe de castration que la névrose infantile, non repérée, décompense dans une crise bruyante d'adolescence.
Situation familiale : né d'une première rencontre avec un père *« qui ne s'en est jamais occupé »*, Serge est, auprès de sa mère, dans un statut d'exception par rapport à ses deux autres frères. Sa mère fait barrage à toute autorité du beau-père, qui semble lui-même

affecté de cette exclusivité. Les liens sont donc très tendus et Serge joue de ces dissensions pour surenchérir dans ses demandes insatiables. Serge se présente comme un adolescent intelligent. Ayant saisi les enjeux inconscients des relations parentales, il en joue la dramaturgie sur une scène pubertaire pour s'épargner régressivement les enjeux du processus de séparation-individuation d'adolescence.

Commentaire :
Les relations **conflictuelles en miroir avec la mère** (type II) dominent le tableau d'un accès à une **sexualité pubère** mais perturbée (III), l'acte transgressif renvoyant à **des objets bien différenciés** mais encore en lien avec un passif rivalitaire infantile (III→II)
Acte : II / Sexualité : III / Famille : II

c) *Une sexualité « fruste » non impliquée dans la différence des sexes* (Type I), *et répondant à un sentiment de détresse, d'abandon lié à des carences multiples de la petite enfance.*

N° 9 – *Guillaume*[71], 15 ans, adolescent en apprentissage de mécanique. Adressé par l'équipe psychiatrique assurant le suivi de la victime.

Nature de l'acte : viol d'une fillette de 6 ans, enfant des amis des parents au cours de jeux entre enfants, lors d'une réunion des deux familles.
Organisation de la sexualité : adolescent au vécu carentiel et qui en porte les stigmates. La sexualité adolescente intervient comme perturbation supplémentaire à son histoire chaotique. Les éléments carentiels peuvent masquer d'autres troubles chez cet adolescent dépressif survalorisé, par ailleurs, dans ses activités sportives.

[71] Cas présenté en Introduction § 1, de la 1re partie.

Situation familiale : du fait d'une perturbation sexuelle et comportementale de la mère présentée comme l'élément de désorganisation familiale, la mésentente des parents a amené au divorce et à une séparation de la fratrie. Adolescent confié un temps à sa mère pathologique avec une aide éducative en milieu ouvert, du fait des difficultés multiples rencontrées par la famille. L'autorité parentale était en cours de redéfinition par le juge au moment des faits. Le père semble dépassé par les tâches éducatives auprès de ses enfants devenus ados. La famille est lourdement étayée par les travailleurs sociaux, à cause des carences économiques et sociales et de la fragilité de la compagne du père dépressive après une fausse-couche.

Commentaire :
L'acte (*raptus*) et le milieu familial, pauvre en affects différenciateurs, favorisent l'expression d'une **sexualité archaïque dans le registre du primaire**, sur fond de détresse affective.
Acte : I / Sexualité : I / Famille : I

N° 15 – Axel, 15 ans, en foyer d'accueil MECS.
Nature de l'acte : doubles viols répétés sur une demi-sœur de 4-5 ans, fille de la nouvelle femme de son père, mais aussi sur sa propre sœur de 13 ans. Sa relation avec sa propre sœur lui paraît la conséquence d'une recherche de réconfort mutuel par leur proximité dans une famille hostile, maltraitante et abandonnique, où règne un flou entre les fratries et les générations. Le viol sur la demi-sœur semble venir, de surcroît, du fait de l'arrêt de la relation incestueuse avec la sœur pré-adolescente, parachever l'effraction de la sexualité génitale dans la détresse infantile.
Organisation de la sexualité : dominée par l'ennui et la lutte contre la solitude. L'ensemble de sa personnalité reflète cet état subdépressif fait de passivité et de

stratégies de survie où l'objet sexuel est avant tout anaclitique. Dans ce contexte, l'injonction à se faire « soigner » renforce une dimension masochiste qui est une tentative de se faire accepter mais de susciter aussi le désintérêt.

Situation familiale : Cet adolescent, retiré très jeune de sa famille, fut lui-même victime d'un viol d'un oncle dans son enfance, placé en foyer puis en famille d'accueil où, là encore, des violences sexuelles lui auraient été infligées. Il présente les faits comme une fatalité, le résultat de situations catastrophiques, considérées comme inévitables. Nous nous sommes souvent interrogés sur la répétition des absences aux rendez-vous, pour cause de punitions dans le cadre éducatif ou scolaire. Nous avons rencontré une difficulté extrême à maintenir un lien ténu avec lui, du fait de l'éloignement de la structure d'accueil et du peu de contact sollicité de part et d'autre pour pallier ce type de problème.

Commentaire :

Le contexte multi-traumatique familial et institutionnel (type I) et la pauvreté affective et abandonnique entourant la sexualité (type I) confèrent à l'acte son aspect d'attaque des liens à l'objet **(Primaire)**.

Acte : I / Sexualité : I / Famille : I

La distinction entre sexualité infantile et sexualité pubertaire ne semble pas présenter de difficulté de par la désignation de l'objet (partiel-total), et le mode de satisfaction engagé (génital-prégénital). Mais elle est admise aussi au titre de l'aménagement du sexuel dans la construction de la personnalité. Ainsi, si certains adolescents manifestent leur immaturité par des inhibitions dans la relation à l'autre sexe, les cas de

« Mathias » et « Ben » (type II) montrent le renversement de la passivité en activité agressive, soit sur le mode puéril de l'exhibitionnisme, soit dans une perte de distance à l'objet qui va subir des palpations brutales qui sont peu en phase avec une génitalité mature.

Par contre, le cas « Nathan » témoigne d'une sexualité génitale déjà engagée (type III) qui trouve dans un objet à disposition un moyen de se satisfaire à peu de frais, ce qui pose le problème de la fonction de l'emprise. Le cas « Serge », bien qu'orienté vers des enfants impubères, manifeste, dans la transgression répétée, une orientation génitale bisexuelle revendiquée, « en rupture ? » avec les interdits parentaux, mais comme mode d'organisation prévalent dans une position de séduction passive.

Il y a donc une nette différence entre ces organisations sexuelles et les deux derniers cas présentés (type I), « Axel » et « Guillaume », qui manifestent une « sexualité » violente et chaotique en rapport avec un vécu infantile marasmique.

IV-1-3 Le fonctionnement familial

Il semble se partager de la même façon, entre une bonne moitié construite sur une relation duelle privilégiée et/ou conflictuelle avec mise à l'écart du tiers séparateur (Type II). L'un ou l'autre des parents tente de s'approprier l'adolescent dans une relation narcissique en s'opposant aux normes sociales. L'intégration de l'interdit est alors un enjeu de soumission à un adulte et non une intériorisation de la loi, et cette question fortement érotisée à l'adolescence concourt au passage par l'agir, pour se différencier et se démarquer de la demande parentale (d'amour ou de reconnaissance).

Un tiers se range dans les familles déstructurées ou a-structurées (type I), provoquant une impossibilité de situer les limites entre sexes et générations, au point d'effacer les frontières corporelles du Moi et mettre l'intégrité du Sujet en danger. Mais ce peut être aussi exceptionnellement des fonctionnements hautement pathologiques dans lesquels les constructions délirantes rigides d'un ou des parents viennent brouiller les implications subjectives et sociales de la réalité sexuelle.

Il reste les fonctionnements familiaux « normaux » de type III, considérés comme tels parce qu'ils ne présentent pas d'écart à la norme sociale et dans lesquels les problématiques parentales semblent entrer en ligne de compte de façon marginale dans l'agir sexuel délictueux. Peu nombreux, ces contextes banals, au regard des autres cas, montrent cependant des fêlures dans l'organisation du lien à l'adolescent, soit du fait d'une histoire particulière (adoptions) construite sur des difficultés à se sentir parents, avec des surinvestissements qui peuvent ajourner le changement pubertaire, soit encore parce que les difficultés intrapsychiques des adolescents(es) viennent troubler momentanément les interrelations familiales.

a) ***Exemple d'organisation familiale fonctionnant sur le mode de relations duelles sans tiers séparateur*** **(Type II)**

N° 7 – Bernard, 15 ans, collégien en 3e orientation commerciale, présentation « sérieuse », timidité, conformisme. À la demande du Juge pour enfants mais sans suivi éducatif (pas de jugement), après consultation psychiatrique de la famille de la victime[72].

Nature de l'acte : attouchements sur la demi-sœur âgée de 6 ans, dénoncés par la grand-mère paternelle.

---

[72] Cas présenté dans l'article de SAVINAUD Claude, « L'abus et l'affect », in *Adolescence*, t. 21, n° 1, 2003, p. 128-131.

Organisation de la sexualité : infantile avec des tentatives d'orientation en direction d'images féminines idéalisées, et des investigations à partir de films pornographiques. Adolescent timide présentant une pseudo maturité d'adulte dans l'imitation de son frère aîné âgé de 20 ans. Dissimulation derrière un conformisme aliénant.
Problématique familiale : il explique son geste par la « *vengeance* » contre sa belle-mère, au nom de sa mère décédée : après le décès accidentel de sa mère, retour de Bernard dans le foyer de son père avec lequel il a peu vécu, du fait du conflit permanent entre ses parents, suite à leur divorce. Le geste révèle une conflictualité sous-jacente entre son père et la mère de sa demi-sœur, en partie à propos de son retour dans le foyer paternel. Il permet d'évoquer la séparation antérieure du couple parental et la relation proche de Bernard par rapport à sa mère. Le père semble peu « cadrant », lui-même dépendant de sa propre mère.

Commentaire :
La prise en compte des éléments « infantiles » d'une **sexualité encore très immature** (type II) coïncide avec les coordonnées familiales fondées sur une conflictualité **duelle** exacerbée qui donne à l'acte une adresse peu élaborée mais néanmoins repérable (Type II) ouvrant sur une secondarisation possible après coup.
Acte : II→III / Sexualité : II / Famille : II

N° 31 – *Trajan*, 15 ans, 4e, enseignement général en échec scolaire, plutôt effacé dans sa présentation et dans l'échange verbal. Moments « d'absence » dans le dialogue, qui laissent l'interlocuteur perplexe quant

aux processus de pensée à l'œuvre dans ce silence[73] (séquelles d'autisme infantile ?)
Nature de l'acte : suspicion de viol sur une fillette de 4-5 ans lors d'un banquet auquel assistaient ses parents.

Organisation de la sexualité : totalement inévaluable du fait de l'absence d'expression désirante, hormis une « attaque envieuse » permanente concernant des objets offerts à sa sœur, et une curiosité sexuelle infantile remarquée quand il était en maternelle.

Problématique familiale : Une mère qui ne lui parle jamais, faute d'être interpellée, présentant des algies psychosomatiques, un « père » qui n'est pas son géniteur et qui entretient une relation pour le moins ambivalente avec ce « fils » souffre-douleur, mais aussi partenaire professionnel indispensable dans l'exploitation agricole.

Commentaire :

L'acte apparaît comme soudain et imprévisible (Type I), dans un contexte d'isolement qui n'a d'équivalent que la solitude dans lequel Trajan est maintenu. L'absence de sexualité pubère actuelle, avec des préoccupations anciennes sur le corps d'autrui, constituent un mode de repli sur soi de type autistique (type I), mais dans une configuration relationnelle duelle avec une mère insensible et un « père » exclu de son discours (Type II).
Acte : I / Sexualité : I / Famille : II

---

[73] Cas présenté par SAVINAUD Claude dans « Le spasme de l'effet-mère », in *Les violences d'adolescents*, *op. cit.*, p. 71-72.

b) ***Exemple de familles au fonctionnement déstructuré et déstructurant* (Type I)**

N° 3 – *Karl*, 17 ans. Échec scolaire après de multiples placements institutionnels. Réinsertion scolaire en alternance. Il nous est adressé par le lieu de vie agréé ASE où il est en placement judiciaire.

Nature de l'acte : viol sur deux jeunes-filles adolescentes avec menaces (?) sous l'emprise du cannabis (plus ou moins en bande ou duo avec un autre).

Organisation de la sexualité : génitale adolescente, avec des capacités de séduction dont il est assuré vis-à-vis des femmes. Adolescent présentant des traits de psychopathie, avec tendance à l'agressivité réactive, fabulation, froideur affective, contact ambivalent.

Problématique familiale : nombreux placements en internat social pour cause d'instabilité, difficultés dans le milieu scolaire et familial (en fait, victime de viol pédophilique dans l'enfance et d'abus sexuels pendant l'adolescence en institution). Parents attachés à l'adolescent, mais débordés. Père sensiblement en retrait par rapport à Karl : plusieurs placements familiaux. Mère ambivalente, ne le supporte pas longtemps près d'elle car il lui rappelle sa propre histoire traumatique.

Commentaire :

Il est difficile de caractériser ici les processus psychiques ou leur défectuosité à partir de l'acte, qui peut être un viol en réunion, en rapport à une identification groupale **(transitive)** délinquante assumée, ni par le mode de sexualité qui semble s'inscrire dans une « virilisation » d'une position psychopathique émergente. Par contre, le profil de

personnalité, l'histoire familiale et la trajectoire institutionnelle contribuent à faire prévaloir la **dimension primaire du contexte social** et familial carentiel, mais aussi par des processus psychiques mis en œuvre dans les entretiens, qui correspondent à de véritables discordances dans les différents registres de l'expression personnelle de la pulsionnalité et de la vie affective (attachement très infantile et froideur, détachement de l'investissement qui renvoie à des troubles du narcissisme proches de l'hébéphrénie).
Acte : I / Sexualité : III →II / Famille : I

N° 12 – Gaston, 15 ans, placé en externat IME, débilité moyenne, troubles associés de type « psychose déficitaire ».

Nature de l'acte : attouchements sur une autre pensionnaire de l'IME, du même âge. Gaston s'est « frotté » contre une jeune psychotique de son âge, et les éducateurs ont craint qu'il soit capable de violences sexuelles, compte tenu de son âge et de son gabarit. (Il présente, en effet, une stature importante).
Organisation de la sexualité : Elle ne semble pas dépasser le stade d'une dépendance à la mère, et n'entre pas dans le cadre d'une différenciation où l'objet sexuel serait représenté. Gaston, lorsqu'on s'adresse à lui, répond par monosyllabes :
« – *Pourquoi ce geste ? – Une pu(l)sion !*
– *Ça te faisait quoi de voir la jeune B. ? Tu en étais amoureux ?*
– *Rien, j'l'aime pas !*
– *Ça t'ennuie de ne plus retourner à l'IME ?*
– *Non, j'aime pas y aller, on fait rien.*
– *Tes copains ?*
– *J'en ai pas !* »

Situation familiale :

Il vient avec sa mère, « veuve » élevant seule son fils avec sa propre mère. Le père de Gaston semble avoir « disparu » de la maison dès son plus jeune âge, et serait ou aurait été incarcéré pour une longue peine, « *avec ce qu'il avait fait !* ». La mère dit en soupirant « *qu'elle n'y arrive plus* », son fils « *lui en fait voir de toutes les couleurs* », et avec sa force, elle a de moins en moins « *d'autorité sur lui, ni sa grand-mère, quand elle doit partir travailler* ». Elle ajoute, avec un brin de malice, « *qu'elle l'a peut-être trop couvé, c'est peut-être à cause de ça ?* ».

Son exclusion définitive du Centre met en colère sa mère qui reproche au personnel de profiter de l'incident pour se débarrasser de Gaston, sans l'en avoir avertie préalablement. « *Elle ignorait tout de ces difficultés* ». La mère de Gaston confirme que Gaston ne supporte plus les activités « scolaires », alors qu'il voudrait avoir des « *activités de son âge, apprendre un travail, mais ils ne veulent pas le passer à l'IMPro* ». Gaston profite actuellement de l'environnement agricole chez lui pour accompagner un exploitant dans la journée, mais « *il faut le surveiller tout le temps, et en plus, je ne peux plus m'en faire aider à la maison, il s'oppose* ». Gaston m'apporte des catalogues de matériel de jardinage, dont il se sert pour se rêver en employé d'espace vert, dessine une « souffleuse à feuilles » impressionnante de taille et d'expressivité suggestive. Nos « entretiens » semblent temporiser une situation tendue à la maison, qui débouchera quelques mois plus tard sur une intégration dans un autre établissement IMPro avec une section horticole dans laquelle il s'épanouira. Un traitement neuroleptique instauré conjointement fera dire à la mère, que « *maintenant, c'est "le jour et la nuit", on peut de nouveau le commander sans qu'il se mette en colère »*.

Commentaire :
L'ensemble des éléments cliniques donnent un tableau homogène dans lequel la **sexualité primaire** coïncide avec l'absence d'élaboration psychique de l'acte **(de décharge)** d'une pulsionnalité débordant les capacités de contrôle de l'entourage et la **régressivité du lien à la mère. (Type I)**
Acte : I / Sexualité : I / Famille : I

c) *Exemple de famille semblant fonctionner selon les critères normatifs habituels (Type III) avec une triangularisation de la conflictualité psychique offrant des possibilités d'élaboration secondarisées*

N° 16 – André, 16 ans, élève en 3e (SEGPA).

Nature de l'acte : André a commis des « attouchements sexuels » sur le fils (13 ans) de ses voisins. Cette « camaraderie » instaurée avec l'assentiment des parents, leur a fait brusquement réaliser qu'André, sous des dehors très timorés et pacifiques, présentait une amorce de sexualité « problématique ». Ces faits, rapportés par la sœur de la victime, (le garçon s'étant plaint « *qu'André l'embêtait* ») ont entraîné leur dénonciation auprès du juge des enfants.

Organisation de la sexualité : André fait effectivement corporellement son âge, mais présente une inhibition massive, surtout sur le plan du langage. André présente un visage toujours souriant mais figé, aux mimiques expressives un peu « maniérées » pour approuver ou désapprouver les propos d'autrui. Il indique son sentiment d'avoir commis une « faute », mais de ne pouvoir sortir d'une impression de honte qui lui fait se cacher le visage quand on s'adresse à lui. « *Ce n'est pas faute d'avoir essayé de le prévenir concernant la sexualité, les risques, etc.* », dit la mère.

Situation familiale : il est un enfant d'origine étrangère, tardivement adopté, par un couple de profession libérale qui souffrait de sa stérilité. Le couple a entrepris beaucoup de démarches pour qu'André retrouve sa mère d'origine, ils ont tenté de lui faire apprendre sa langue « maternelle », pour qu'il se sente *« mieux dans sa peau »*, en vain car André oppose une inertie à tous leurs « efforts ». « *Les enfants des autres lui faisaient peur* », dit la mère qui a repéré dans cette gêne quelques troubles psychologiques pour lesquels il est régulièrement suivi en psychothérapie. Pour elle, André s'est constitué « *une véritable carapace* », pour se protéger contre un débordement d'émotivité (à l'instar de son mari, qui ne parle pas volontiers de sentiments ou de sexualité ?).

Commentaire :
Malgré un contexte familial et social ayant recours aux processus secondaires (intellectualisation, rationalisation) **(IIIaires)**, l'accession à une sexualité pubère **(III)** mais orientée vers l'homosexualité, conduit à des actes teintés d'infantilisme et surtout peu élaborables du point de vue de l'instauration d'un lien soutenu à l'autre **(II)**.
Acte : II / Sexualité : III / Famille : III

N° 17 – Benoît, 11 ans, mais en fait, il aurait plutôt 13-14 ans. Enfant adopté en provenance d'Afrique, les parents supposent qu'il y a eu falsification de l'état civil.

Nature de l'acte : exhibitionnisme et/ou voyeurisme devant une petite fille de 5 ans à l'école.

Organisation de la sexualité : Elle donne l'impression d'une phase de latence interminable, tant les enjeux relationnels restent infantiles, centrés sur les liens de fratrie et avec les parents.

Situation familiale : Benoît et son frère plus jeune ont été adoptés par un couple ayant eu déjà 4 enfants, la plupart majeurs ayant quitté le domicile familial. Ils s'interrogent beaucoup sur le passé « terrible » de ces enfants orphelins en camp de réfugiés, le rôle d'aîné protecteur que Benoît s'est donné, et la perte de ce rôle lors de leur adoption. Depuis la révélation de l'exhibition, ils font des recherches tomo-densitométriques osseuses pour vérifier l'âge de Benoît : peut-être est-il adolescent ? La mère, très choquée dans son amour propre en tant que présidente des parents d'élèves, s'étonne qu'on ait pu prendre une « *curiosité naturelle pour une attitude sexuelle malsaine* », car Benoît est scolarisé en CM2 et très apprécié pour son côté protecteur par les autres enfants de maternelle. Il joue peu avec ceux de son âge, les plus grands. Son intégration ne posait pas de problème, alors que maintenant, il faudrait le faire entrer au collège, comme si son acte exhibitionniste était une sorte d'examen d'entrée en 6e. Adepte des méthodes douces en matière d'éducation (elle prenait régulièrement son bain avec ses fils, pratiquait des massages apaisants) et elle ne supporte pas bien de découvrir qu'il est peut-être déjà pubère. Le père, homme professionnellement sur-occupé, auquel Benoît est très attaché, venait de faire un accident cardiaque qui l'avait mis en danger de mort. Quel rapport entre les jeux sexuels dans les toilettes de l'école le jour de la fête annuelle, et le risque mortel couru par le père, que Benoît a pu sauver en alertant les pompiers à temps ? Quel lien avec le récit improbable des « disparitions » auxquelles Benoît aurait assisté, de son « vrai » père lors d'une rafle militaire dans un contexte d'enrôlement forcé en guerre civile, et de sa mère décédée lors de l'exode qui s'en suivit ?

Commentaire :
Comme précédemment, le contexte **familial et social (IIIaire)** semble en décalage avec les besoins primaires exprimés par l'enfant tant dans ses relations affectives **encore infantiles (IIaires)** que dans une **mise en acte peu érotisée (Iaire)** mais plutôt en décharge de l'angoisse.
Acte : I / Sexualité : II / Famille : III

On distingue donc :

– Une forme de parentalité normative assumée (Type III) chez les parents d'André et de Benoît malgré des difficultés spécifiques à s'adapter à la problématique de l'enfant adopté devenant adolescent, et interrogeant son rapport à sa sexualité et à celle de ses parents.

– Des fonctionnements conflictuels (Type II) entre parents dont l'enfant est ou a été l'enjeu dans un accaparement exclusif (Bernard), ou dans un déni de la fonction tierce paternelle (Trajan) organisés très tôt dans l'histoire des sujets qui peuvent être amenés à reproduire ce modèle de maîtrise parentale de l'objet, sexuel à l'adolescence, sur un mode agressif.

– La désorganisation familiale (Type I) peut prendre des caractéristiques catastrophiques dans des configurations chaotiques (« Karl ») ou au contraire fusionnelles (« Gaston ») qui aboutissent à la non-constitution de l'objet ou à sa désaffection froide et destructrice.

IV-2 Vers des « profils psychologiques d'adolescences violentes » ?

Nous avons regroupé, dans le tableau suivant, les cas cliniques en fonction de leur disposition dans la « grille » de lecture, de façon à faire apparaître les grandes catégories diagnostiques en fonction des processus psychiques et des dimensions de la vie relationnelle examinées dans chacun des paragraphes suivants.

§	Acte	Sexualité	Famille	Cas répertoriés	Total
2 3	III	III	III	0	0
2 1	II	II	II	7-13-22-24-25-29 (cas « purs »)	6
2 2	I	I	I	8-9-12-15-20-28 (cas « purs »)	6
3 1	III	III	II	01 18	2
3 1	II	III	III	04 16	2
3 1	I	III	I	3	1
3 1	I	III	II	6	1
3 1	II	III	II	10 23	2
3 2	III	II	I	27	1
3 2	II	II	I	5 19	2
3 2	I	II	II	02 11 14	3
3 2	I	II	III	17-21	2
3 2	I	II	I	30	1
3 3	II	I	II	26 32	2
3 3	I	I	II	31	1

IV-2-1 Des cas « purs » d'agirs violents fondés sur une relation narcissique « en miroir »

On a pu constater des dominantes dans les processus, comme ceux « en miroir » (Type II « pur »), en lien avec des relations d'emprise narcissique entre un parent et l'adolescent, qui débouchent sur des actes violents sur des enfants proches, ou des substituts de l'objet parental intrusif. Après coup, on peut en déduire qu'ils sont adressés cependant à un tiers qui pourrait émerger de cette mise en question du lien affectif et social. Son intervention pourrait rompre cet isolement dyadique morbide, pour que le travail de la puberté puisse enfin réaliser le changement d'objet d'investissement et la réduction de la conflictualité œdipienne. (Cas n° 7, 13, 22, 24, 25, 29).

Exemples de cas « purs » de Type II : (relations en miroir) :

N° 13 – *Grégory,* 14 ans, collégien. Parents divorcés, à la garde de sa mère.

Nature de l'acte : attouchements sur un petit voisin de 12 ans. Jeux masturbatoires pour lesquels les parents de la victime ont porté plainte.

Organisation de la sexualité : Grégory est un jeune garçon timide, qui ne présente aucune difficulté comportementale ou scolaire. Il ne semble pas réellement engagé dans la transformation pubertaire ni du point de vue morphologique, ni au niveau des investissements libidinaux.

Situation familiale : sa mère qui l'accompagne ne parlera que du fils aîné. Grégory n'apparaît qu'accessoirement dans son récit. Son frère aîné de 18 ans vit replié sur lui-même à la maison après avoir

été longtemps déscolarisé. Il présentait d'après la mère une « phobie scolaire » après avoir été pris comme « bouc émissaire » par sa classe. Cette déscolarisation a entraîné des poursuites en justice du fait de l'absence de justifications, et un suivi éducatif à domicile avait été mis en place sans succès pour sa réintégration, principalement du fait d'une réticence importante de la mère. Elle présente l'aîné comme la victime d'un acharnement de la part de l'établissement, des services sociaux et de la Justice. Les poursuites engagées par le Procureur contre « elle » au sujet de Grégory réveillent son sentiment de persécution, déjà très présent avant son divorce. Elle évoque un complot de voisins pour un accaparement des terres qu'ils cultivaient, avec ses propres parents qu'elle ne voit plus, dans la région du Midi dont elle est originaire. Elle subit actuellement des « ragots » concernant sa vie privée (des liens supposés avec son employeur). La vie de son fils aîné « *a été gâchée par la persécution organisée par le préfet, l'Éducation Nationale, le climat... qui l'empêchent de faire une démarche pour reprendre des études ou trouver un emploi* ».
Le père des deux enfants, calme et réservé, est un agriculteur-éleveur qui semble vivre de manière assez recluse, mais accompagne volontiers son fils aux consultations. Ils ont divorcé depuis plusieurs années et, sur les propos de son ex-épouse, il ne s'autorise pas à formuler une divergence, mais ne semble plus concerné par ces conflits anciens. Il ne paraît pas s'autoriser à exercer une influence sur son fils indépendamment de la mère. Malgré l'intérêt manifesté par Grégory pour nos rencontres, et sa formulation d'un souhait de faire des activités culturelles (musique) qui meublent ses loisirs, Mme interrompra notre suivi en

protestant véhémentement contre l'immixtion des services éducatifs en milieu ouvert dans sa vie privée.

Commentaire :
Le type d'acte semble s'inscrire dans **un jeu de séduction** homophilique réciproque (type II) qui s'inscrit dans un arrêt du développement libidinal dans **une position infantile (type II)** nourrie par des relations fusionnelles avec **l'objet maternel pathologique** sans médiation suffisante d'un Tiers (Type II → I)
Acte : II / Sexualité : II / Famille : II

N° 24 – Fiodor, 17 ans. Lycéen[74], 2nde générale.

Nature de l'acte : il est accusé de détention d'images pédopornographiques, échangées par fichier « peer to peer » et stockées sur son ordinateur.

Organisation de la sexualité : Fiodor raconte dans son enfance une relation de soumission à son père qui le méprisait, parce qu'il était trop mou, « empâté », alors que sa croissance physique a été très importante à l'adolescence. Elle a été pour lui une période « *no-life* », accroché à son ordinateur. Il se présente comme un « *geek* », dans un premier temps isolé des autres jeunes de son âge par son « originalité », puis devenu « *populaire* » avec son groupe de musique hard-rock dont il est le leader. Lors du premier entretien, son euphorie fait contraste avec le tableau dépressif qu'il dresse de lui, de manière spectaculaire en montrant des griffures sur les bras comme des automutilations. Une évolution notable dans son attitude « provocatrice » l'amènera à interroger aussi son sentiment

[74] Cas présenté dans l'ouvrage de C. SAVINAUD, « Victimation et abus sexuel », in *Violence et victimation*, P. MARTIN-MATTERA (dir.), Lille, Presses Universitaires du Septentrion, 2011, p. 174-185.

d'humiliation qu'il compense par l'hostilité à toute forme d'autorité, exceptée celle de sa mère qu'il supporte, faute de pouvoir s'en détacher.

Situation familiale : Il vit avec sa mère divorcée, et sa grand-mère qui se charge de lui pendant que sa mère travaille (elle est enseignante du Second degré). Il a un frère aîné qui est à l'Université et a pris depuis peu une chambre en ville. Les ponts sont rompus depuis longtemps avec son père, homme présenté comme un « *escroc* », n'ayant jamais réglé sa pension alimentaire en se rendant insolvable, « *macho* » peu attentif à l'éducation de ses fils.

Il a été placé en foyer d'ado à la suite de son interpellation et c'est un sujet de conflit aigu, entre la mère et lui d'une part, et les services de justice qui auraient accusé la mère de ne pas avoir su s'en occuper. (*dixit mater*). Son insertion au lycée continue malgré ce placement et son côté « rebelle » ne semble pas influer négativement sur les résultats scolaires, auxquels la mère attribue beaucoup d'importance, « *pour son avenir* ». Par contre, elle se considère incompétente pour donner des explications à son fils sur la sexualité, et s'interroge sur cet acte pouvant présager une pédophilie, malgré les multiples occasions offertes par Fiodor de lui montrer qu'il est en mesure de séduire des jeunes-filles de son âge.

Commentaire :

La virtualité de l'acte (par image vidéo interposée – type II), comme le mode de sexualité abordé connote à **l'infantile masturbatoire (IIaire)** plus qu'à l'avènement d'un investissement génitalisé, qui sera postérieur à l'acte. Le contexte culturel bien que fortement valorisant, se révèle insuffisant, voire perturbant pour l'assomption d'une position de maturité du fait de la **conflictualité mal gérée entre les parents**

(IIaire)
Acte : II / Sexualité : II / Famille : II

IV-2-2 Des passages à l'acte destructeurs dans un cadre de déstructuration du lien psychique et familial

On a pu aussi relever que la fréquence des actes où la déliaison des pulsions érotiques et agressives (Type I « pur ») répondait à une angoisse de néantisation ou une dépression nourrie par les changements corporels brutaux liés à la puberté ou même à d'autres facteurs de désorganisation psychique, dans un contexte de défaillance du soutien parental dans la reconstruction des traumas ou des carences infantiles réactualisé(e)s par la sexualité pubère (Cas 8, 9, 12, 15, 20, 28).

N° 20 – *Conrad*, 15 ans, grand adolescent en apprentissage de cuisine, corporellement massif et à l'élocution difficile.

Nature des actes : violences sexuelles sur une petite fille de 11 ans dans sa première famille d'accueil. Il semblerait avoir lui-même subi des violences sexuelles de la part d'un ado placé dans cette famille.
Organisation de la sexualité : C'est un adolescent de corpulence massive, avec des dysartries qui sont cependant déjà assez résorbées par une rééducation orthophonique. Conrad est en proie à une grande solitude sociale du fait de son aspect « rustre », son parcours en IME qui l'a peu à peu dégagé de son mutisme et éveillé son intelligence pratique. Il semble trouver, avec cette autonomie de l'apprentissage, quelques ressources pour s'ouvrir aux relations sociales, et pratique le football et le modélisme avec quelques adeptes. Son style l'empêche certainement d'aborder la sexualité adolescente avec un franc succès,

mais des relations épisodiques nouées autour de sa formation professionnelle, qu'il enjolive certainement dans le récit qu'il m'adresse, soutiennent une activité fantasmatique pauvre de contenu, mais de plus en plus exubérante. Il est actuellement reçu à temps partiel dans une seconde famille d'accueil où tout se passe bien, hormis, nous l'apprendrons plus tard, qu'il lui arrive d'emprunter les sous-vêtements de sa « mère d'accueil », qu'elle retrouve dans ses tiroirs. Ce garçon a un parcours douloureux dans sa famille d'origine.
Situation familiale : Sa mère semblait incapable de s'occuper de ses enfants, et le père alcoolique chronique, l'a quittée du fait de son inconduite notoire. Conrad a été maintenu enfant en garde chez elle, et se souvient très clairement d'avoir participé aux ébats de sa mère avec des clients de passage. Dans ce contexte de grande misère sociale, il n'a pu en parler à quiconque, jusqu'au jour où il est allé, lui-même, porter plainte contre sa mère et demander son placement. Par contre, sa sœur cadette, qui semble avoir bénéficié de plus d'attention, avait été retirée de la garde de sa mère. Il en éprouve une jalousie, mais tient à conserver ce lien qui le situe comme aîné, et se soucie de son devenir. Il a repris à son initiative des contacts avec son père très diminué, mais semble retrouver des relations filiales apaisées avec lui. Il souhaite s'émanciper de sa tutelle familiale, en vivant en appartement, mais refuse toute idée de vie en foyer social.

Commentaire :
Une certaine homogénéité **(Primarité de l'acte de la sexualité et du contexte)** entre les processus psychiques pauvres et déstructurés amenant une sexualité archaïque dans un contexte familial ayant été ouvertement sexualisé et incestueux.
Acte : I / Sexualité : I / Famille : I

N° 8 – *Florient*, 15 ans, élève en SEGPA, adressé par l'équipe de pédopsychiatrie de secteur qui assurait son suivi.

Nature de l'acte : viol commis sur son petit frère de 10 ans, avec violences agies découvertes par l'équipe psychiatrique assurant aussi le suivi du frère.

Organisation de la sexualité : en apparence pré-adolescente mais avec des composantes pathologiques caractérielles avec de nombreux signes de persécution orientant vers un diagnostic de prépsychose « en voie de cicatrisation ».

Une désorganisation de la personnalité sous forme de dissociation, labilité émotionnelle et verbale avec une forte propension à la « mise en scène » évoluant vers une personnalité *border-line.* Ses troubles de la personnalité sont suivis depuis son plus jeune âge en psychothérapie individuelle, actuellement sous forme d'un accompagnement éducatif et social.

Situation familiale : Une mère qualifiée de « délirante mystique » assujettit son fils aîné à ses pratiques et valeurs religieuses paroxystiques, ce dont l'adolescent se défend en prenant appui sur une grand-mère qui semble gérer la vie de sa fille. Le père semble exclu de ce système, hormis l'imputation par la mère de sa violence autoritaire auprès des enfants.

Commentaire :

La violence accompagnant les actes et l'absence de dynamique pubertaire domine le tableau d'un **fonctionnement primaire** dans ces deux registres, en lien avec une position parentale **chaotique** et déstructurante.

Acte : I / Sexualité : I / Famille : I

« Conrad » et « Florient » présentent des troubles manifestes dans l'organisation psychique et sexuelle du fait d'un contexte familial déstructurant, soit par carence affective, soit par pathologie psychiatrique du lien mère-enfant, qui font de l'émergence de la puberté un phénomène qui remet en cause les ébauches de cicatrisation des troubles de la personnalité.

IV-2-3 Des cas « subnormaux » d'accès à la sexualité pouvant présenter des actes problématiques

Le troisième cas de figure (Type III « pur ») n'est pas représenté, pour la simple raison qu'il ne pourrait logiquement y avoir de violence sexuelle considérée comme telle par la Justice, de la part de sujets ayant acquis des processus de secondarisation satisfaisants permettant de symboliser la relation à l'autre sexe. Dans un contexte maturatif de la sexualité adolescente, le dégagement des conflictualités œdipiennes en lien avec des images parentales intégrées dans un processus d'individuation-séparation débouche sur une construction du lien social au-delà de la relation triangulaire œdipienne. Mais, au-delà de cette explication déduite des *a priori* théoriques, nous pouvons concevoir qu'une sexualité intégrée puisse déboucher aussi sur un « malentendu » entre partenaires ; encore que la violence ainsi manifestée pourrait être alors relativisée par l'auteur et la victime dans une explication sans aide du tiers judiciaire. En conséquence, on peut aussi écarter l'éventualité d'une configuration (I-III-III) qui réunirait les conditions psychologiques et socio-familiales d'un processus adolescent adéquat avec un passage à l'acte de Type I.

Comme exemple s'en approchant, nous pouvons renvoyer au cas « Thierry » N° 18 cité comme illustration du paragraphe « acte de Type III », pour lequel une hétérosexualité naissante dans un contexte de proximité entre ados de même âge du fait d'une histoire commune, débouche sur une relation dont l'apparence « incestuelle » est suscitée par l'histoire particulière des parents, pour lesquels on s'interroge sur leur impact déstabilisant sur la construction d'une idylle amoureuse (« Roméo et Juliette »).

IV-3 Les tableaux de « discordances » entre niveaux de processus dans les 3 registres : Actes, Famille, Sexualité

Mais le plus intéressant n'est pas le dégagement d'une homogénéité de processus dans les différents registres étudiés, de l'acte, de la sexualité qu'il recouvre et du contexte dans lequel il se produit. Il nous semble plutôt profitable de considérer les cas de disparités des processus entre ces différents registres.

En effet, les discordances entre processus échappent à une logique de causalité linéaire : tel processus est produit par tel contexte avec pour résultat tel acte. Elles nous renseignent plutôt sur la diversité des situations rencontrées en en systématisant l'exploration, et de plus, elles pourraient nous indiquer les lignes de fractures, les clivages et donc les possibilités de leur résorption[75].

[75] L'effectif de notre population (32 cas) ne permet pas de s'assurer que tous les cas de figures potentiels peuvent être représentés au moins une fois. Donc l'exploration de la clinique par le biais de cette « grille » reste ouverte à de nouveaux développements. Néanmoins, l'occurrence de plusieurs cas dans une même conjonction de « facteurs » indique la possibilité de catégorisations dans les limites d'une différenciation fondée sur le choix des dimensions explorées.

IV–3-1 Les adolescents pour lesquels le processus d'accès à la sexualité génitale en rapport avec leur âge (S : III) est entravé par des conditions environnementales « problématiques » : (8 cas)

On peut décliner un gradient de problématiques qui vont de processus pubertaires syntones avec l'âge, mais entravés par des conflits parentaux non résolus, à des inscriptions dans des conduites psychopathiques déjà socialement installées.

Les cas les plus « bénins » (1 et 18) ont débouché sur des *acting-out* significatifs (Type III), pouvant être élaborés après coup dans une prise de distance du rôle joué dans les liens parentaux par l'adolescent.

Ceux pour lesquels des doutes subsistent quant à l'évolution des processus pubertaires montrent des difficultés à prendre du champ par rapport au contexte familial (4 et 16), du fait de leur propre inhibition (16), d'un retrait narcissique (3, 6 et 23) ou du déni familial (10) opposé à leur prise en compte subjective.

Exemple d'adolescent accédant à l'organisation sexuelle « génitale mature » (III) par des actes violents qui interrogent sur leur adresse véritable (la mère ?), et sur la structure psychopathologique sous-jacente, encore très tributaire de l'immaturité affective et déjà installée dans des fonctionnements adultes :

N° 23 – *Djamil*, un adolescent de 17 ans (15 ans au moment des faits), Lycéen en transit depuis son placement en CPI[76].

Nature de l'acte : Djamil a violé 4 jeunes-filles de son âge, dans un laps de temps d'un an environ.

[76] Déjà présenté comme exemple § I, 1re partie.

Les faits sont aggravés par le harcèlement téléphonique et les menaces verbales : la violence des propos (incitation au suicide, insultes...) montre la volonté d'emprise sur les victimes, la tentative d'intimidation par crainte de la dénonciation. Partiellement conscient de la nature délictueuse de ses actes, il accuse cependant les victimes de s'être entendues pour le mettre en cause, ce qui introduit un doute sur leur bonne foi.

Organisation de la sexualité : Djamil semble déjà bien engagé dans l'adolescence, en manifeste tous les attributs, y compris vestimentaires et ne semble pas avoir de difficulté dans le contact avec autrui. Par contre, il met assez rapidement mal à l'aise les femmes, qu'il semble apitoyer et séduire en même temps, et fait preuve de réactions d'orgueil qui peuvent tourner à la franche hostilité s'il rencontre une opposition à son point de vue. Coexistent, chez lui, des capacités d'exprimer des sentiments d'attachement et de montrer de l'indifférence à la souffrance d'autrui, voire un plaisir à humilier. Cette tendance peut s'exprimer envers des adultes qui représentent une autorité, toujours masquée sous une forme de « jeu ». C'est ainsi que se maintiennent cette image de séducteur et l'expression d'une idéalisation extrême de certaines personnes féminines (histoire romanesque de l'amour « courtois » pour sa voisine).

Situation familiale : Djamil et sa mère évoquent un passé de violence exercé par lui sur elle, qui l'avait amenée à demander une aide éducative. Ses exigences (vêtements de marque, friandises, puis sorties) étaient impérieuses. Cette mère dit qu'elle n'a pas pu envisager une vie personnelle, tant D. faisait pression sur elle. Fils unique, elle est seule à en assurer la charge avec des ressources modestes. Djamil et sa mère affirment l'inexistence d'une figure paternelle, et l'inutilité de s'interroger sur cette carence. Ils paraissent dans une relation exclusive et réciproque, la crainte que Djamil soit abandonné par sa mère se traduit par des attentions affectueuses de « petit garçon ». La mère n'ose pas elle-même se détacher, bien qu'elle exige de la Justice une suppléance par rapport à sa difficulté à faire face à ce jeune homme physiquement mature.

Commentaire :
La violence effective de l'acte corrobore une destructivité orientée **en direction de l'autre sexe en général (IIaire)**, soutenue par une **ambivalence maternelle (IIaire)** alors que la sexualité semble engagée dans le **processus de puberté (IIIaire)** ce qui la rend d'autant plus menaçante.
Acte : II / Sexualité : III / Famille : II

IV-3-2 Les adolescents dont la libido est réduite à une sexualité « infantile » par des fixations ou des régressions induites (Type II) (9 cas), soit par régression, soit par fixation à des modes libidinaux dépassés

a) On regroupera les cas 17, 27, 5 et 19, pour lesquels la position infantilisante instaurée par les parents sert de *back-ground* à des agirs en rapport avec un ajournement de la poussée pubertaire. Les deux premiers cas sont encore enfants (10 ans), ou considérés comme tels, et les deux autres manifestent une immaturité psychique et morphologique qui font plus penser à des jeux exploratoires qu'à une véritable avancée vers la génitalité.

Exemples d'enfants pré-pubères dont l'évolution de la sexualité est entravée par l'infantilisation parentale, ou par leur fragilisation psychique :

N° 27 – Alban, 10 ans : enfant en retard scolaire dans le primaire. Absentéisme et fragilité physique.

Nature de l'acte : attouchements sur une petite fille de 12 ans à l'école, et sur sa sœur.

Organisation de la sexualité : infantile, marquant une difficulté à l'entrée en « *latence* » et des replis dans une dépendance infantile exclusive à la mère.

Situation familiale : L'enfant est suivi par une éducatrice spécialisée, dans le cadre d'une tutelle de l'UDAF mise en place du fait du divorce conflictuel de ses parents. La garde d'Alban est un sujet de litige avec le père qui, bien que suivi pour maladie alcoolique et un passé de violences conjugales, revendique son droit de visite que la mère lui refuse. De son côté, sa mère est confortée par une sœur qui vit avec elle, les deux femmes semblant faire front commun pour garder Alban avec elles, et redoutent que le père l'accapare comme cela s'est déjà produit. Un grand absentéisme scolaire justifié par des maladies bénignes montre la grande immaturité et le peu de stimulation à attendre du milieu familial (issu des « gens du voyage »). Des menaces émanant de l'entourage de la victime ont obligé à un déménagement. Alban est soustrait à ses obligations scolaires car, comme l'énonce fièrement sa mère, il veut devenir « *comique, comme les Bodin's dont il connaît tous les sketches par cœur, et qu'il regarde en boucle sur des cassettes à la maison* ». Sinon il sera cascadeur, et s'entraîne sur son lit à faire des plongeons comme il l'a vu à la télé.

Commentaire :

La **sexualité infantile (IIaire)** prédomine sans latence chez cet enfant pré-pubère, ce qui correspond à son niveau d'investissement entretenu par une infantilisation maternelle (à la limite du fusionnel et de

l'indistinction générationnelle (Iaire). En s'adressant à une fille plus âgée et mature, l'acte peut paraître en accord avec les **curiosités sexuelles de son âge (IIIaire)**.
Acte : III / Sexualité : II / Famille : I

N° 19 – Christophe, 14 ans, aîné d'une fratrie de trois enfants, une sœur et un petit frère.
Nature de l'acte : il est adressé en consultation après des actes de séduction sexuelle sur sa sœur de 5 ans, repérés lors d'un placement temporaire de la fratrie dans un foyer familial éducatif, du fait de l'indisponibilité momentanée des parents. Les actes semblent consécutifs à ce placement et n'auraient pas eu d'antécédents.
Organisation de la sexualité : Encore pré-adolescent, C. ne semble pas préoccupé par la question. Des entretiens réguliers, tant avec Christophe qu'avec ses parents, n'ont pu apporter d'indices concernant d'autres troubles de la relation. Il est possible que les situations d'autres enfants perturbés, dans ce contexte de recueil d'urgence, aient « contaminé » Christophe, au point de l'inciter à des gestes qu'il ne pouvait comprendre. C'est le point de vue de son père. Christophe se sent très responsable de ses frères et sœurs, et peut-être a-t-il voulu compenser une perte affective en jouant au « papa et à la maman » ?
Situation familiale : la mère a fait un épisode de bouffée délirante aiguë, à consonance mystique, et le père, ouvrier maçon, ne pouvait faire face au quotidien de la maisonnée du fait de son travail. Quand nous les recevons, Madame effectue une critique de son épisode délirant, grâce à un suivi psychiatrique régulier, et Monsieur semble très attaché à ses enfants ; il traite avec bon sens la situation actuelle en reconnaissant

qu'on n'avait peut-être pas, lors de cette séparation brutale d'avec les parents, suffisamment fait attention au bouleversement des repères de ces enfants assez choyés dans une famille unie. On peut s'interroger sur la pertinence de certaines attitudes compensatrices du père, qui tient à faire à ses enfants des « cadeaux somptueux », dont l'installation dans un garage désaffecté d'une véritable petite « boîte de nuit » avec déco, sonorisation et bar, pour qu'ils puissent se distraire, ainsi que la présentation de la petite sœur-victime en « lolita » maquillée à outrance. Il semble en effet, pour cette famille modeste, que « *rien ne soit trop beau pour les enfants...* ».

Commentaire :
La dislocation temporaire **des supports parentaux (Iaires) peu structurants** entraîne chez ce pré-adolescent des actes qu'on pourrait qualifier d'agression sexuelle par procuration parentale (IIaires) dont la consonance **infantile (IIaire)** a plus visée réparatrice de la perte de lien que sexualisée.
Acte : II / Sexualité : II / Famille : I

b) Les cas 2, 11, 14, 21 et 30 présentent à des titres divers des modalités « perverses polymorphes » plus marquées par l'agressivité dominante dans l'expression de la sexualité, une incapacité à se situer dans la relation d'objet marquée par la soumission, entre la dépendance et la rébellion.

N° 21 – *Willy*, 17 ans élève de 1ère Techno :

Nature de l'acte : il a eu à plusieurs reprises des gestes « déplacés », entre attouchement et brutalité, vis-à-vis de sa sœur de 13 ans.

Organisation de la sexualité : Willy a la stature d'un homme mûr, mais un aspect enfantin dans l'expression de son visage poupin. Il reconnaît volontiers une hostilité permanente entre sa sœur cadette et lui, et les « coups » donnés semblent répondre à des « *provocations féminines* », dont le caractère méprisant ne lui échappe pas. Bien que scolarisé de manière tout à fait satisfaisante à ses yeux, souhaitant poursuivre en BTS, ses relations extérieures sont très réduites et c'est sur Internet qu'il semble le plus s'ouvrir à la rencontre d'autrui. Elle se produit sous la forme d'une étudiante en psychologie avec lequel il correspond et la teneur des messages échangés semblent d'après lui, prendre l'allure d'une « *influence* » qui vise à le rendre dépendant. Alors qu'elle lui prodigue des conseils quant à ses goûts, sa tenue, ses fréquentations, elle se dérobe à toute rencontre effective, et voudrait l'impliquer dans une relation qu'elle entretient avec un autre homme qui « *la fait chanter* ». Willy est méfiant mais aussi attiré par cette personne qui semble le subjuguer par sa façon de « *faire des phrases* », et il s'interroge sur une véritable « *addiction* », puisqu'il ne peut décrocher de ces relations via le *Net*, lui renvoie des messages dès qu'il a une minute de libre. Il en vient même à suspecter un embrigadement dans une secte, lorsqu'elle lui propose enfin de venir à un rendez-vous chez un tiers, pour tenter de la délivrer de son « *maître-chanteur* ». Nos conseils de prudence suffiront à renforcer son désir de rompre avec cette relation pathologique et il nous confiera bientôt qu'il a rencontré dans l'autobus une jeune-fille qui lui a enfin souri.

Situation familiale : Au dire de la mère, on ne perçoit pas de difficulté majeure, le père, bien que présent, n'est pas très disponible pour intervenir auprès de son fils, mais il ne semble pas y avoir de conflit, en dehors de cette violence ambiguë de Willy vis-à-vis de sa sœur. Son inquiétude semble portée sur le malaise de son fils, et elle cherche de l'aide pour s'en dégager, sans pour autant être intrusive.

Commentaire :
Bien que n'étant pas des agressions sexuelles caractérisées, les gestes de violence commis semblent ressortir d'une impulsivité réprimée qui les situe **dans le registre du primaire**, et la féminité dangereuse qu'elle vise ressort d'une difficulté à appréhender **la génitalité pubère (IIaire)**. Le contexte par ailleurs bienveillant et structurant, ainsi que l'inscription dans une socialité de son âge semble accorder une **possibilité de dégagement (IIIaire)** de cet embarras.
Acte : I / Sexualité : II / Famille : III

c) Une situation à part pour les cas 3 et 30, qu'on aurait pu mettre dans la catégorie des « Types I purs », si ce n'est que la psychopathologie prépsychotique infantile sous-jacente les distingue des problématiques archaïques globales, par les clivages de l'objet primaire (M. Klein) qui sous-tendent cette violence sexuelle non maîtrisée, mais laisse ouverte la possibilité d'une reconstruction secondaire plus optimiste, du fait de la souffrance exprimée.

N° 30 – Fabrice, adolescent de 15 ans[77]

Nature de l'acte : auteur de viols sur ses deux sœurs de 11 et 13 ans, avec menaces de représailles en cas de dénonciation.

[77] Cas présenté en illustration au § I-2-3 ; voir aussi : SAVINAUD C., « Le roc du féminin », in *Adolescence*, t. 25, n° 2, 2007, p. 299-408.

Organisation de la sexualité : Fabrice a présenté très jeune des troubles de la personnalité, avec une instabilité très importante, qui l'ont conduit à des suivis en pédopsychiatrie au long cours et dans des circuits scolaires aménagés : IED, SEGPA, malgré des capacités intellectuelles suffisantes. Ses difficultés relationnelles remontent à la petite enfance et l'hyperkinésie semble correspondre à une manière de canaliser l'angoisse dans l'agir, angoisse reliée par les parents aux difficultés de sa mère à surmonter une dépression *post-partum*.
Situation familiale : Le père, omniprésent auprès de son fils pour compenser cette défaillance maternelle, semble se poser en autorité incontestable et tient un discours autocentré sur l'autorité et la loi, au besoin en contestant violemment les initiatives de la justice. Fabrice se décrit comme un « *fou* » qui perd conscience des limites, et semble toujours dans un registre hypomaniaque malgré une constance dans le maintien des liens intersubjectifs au cours de la prise en charge.

Commentaire :
Les actes répétitifs et violents semblent des **décharges impulsives primaires**, au regard d'une sexualité pubère qui vient déstructurer les acquis fragiles d'une personnalité borderline, où l'autre **est placée en rivale** auprès de la relation aux parents (Type II). La famille semble apporter un **repérage déformant**, de par les troubles relationnels chez l'un et l'autre parent, et une histoire très complexe avec les générations précédentes (Type I).
Acte : I / Sexualité : II / Famille : I

IV-3-3 Les adolescents confrontés à des problématiques pré-objectales, archaïques, mais dont les modalités d'agir ou d'élaboration semblent plus élaborées que les cas « type purs » (3 cas)

Il s'agit des cas 26, 31 et 32 pour lesquels les modalités d'agir (Types I et II) sur des enfants impubères semblent cependant refléter une problématique plus profonde qu'une simple régression à une position « proto-œdipienne ». Elle fait appel à des angoisses désorganisatrices de persécution ou d'abandon compensées par des réactions de prestance, d'affirmation de soi qui peuvent laisser supposer une reprise des investissements objectaux, une fois « l'hémorragie narcissique » colmatée.

Ce pronostic est cependant suspendu à la possibilité de contourner les défenses rigides et surmonter les clivages du Moi.

N° 26 – Henry, 17 ans. Apprenti maçon, CFA[78].

Nature de l'acte : Agressions sexuelles, (fellations imposées) sur ses deux demi-frères de 5 et 8 ans. (4 ans auparavant). Suivi depuis son enfance en CMPP pour « hyperactivité », ses actes révèlent sa propre situation de victime d'un demi-frère adolescent lorsqu'il avait 11 ans.

Organisation de la sexualité : au moment où nous le rencontrons, Henry est un post-adolescent qui se présente comme dégagé des faits et gestes qui lui ont valu cette injonction de soin, et encore plus de la violence subie dans son enfance. Cependant, il

[78] Cas clinique présenté dans l'ouvrage de HARRAULT Alain, SAVINAUD Claude : « Le silence comme lien entre agresseur et victime », in *Violences sexuelles d'adolescents*, Toulouse, Éditions Érès, 2015, p. 191-194.

reconnaît que son « caractère » impulsif lui fait mal supporter une remise en cause de son identité sexuelle, comme d'être soumis à quelqu'un. Il revendique sa position virile et reconnaîtra ultérieurement sa souffrance à supporter cette histoire passée dans les relations présentes avec une amie, pendant le parcours thérapeutique familial que nous lui proposons.
Situation familiale : Une situation conflictuelle de divorce entre ses parents et de refondation difficile de liens conjugaux amenant de nouvelles séparations. Dans ce contexte à la fois instable et anxiogène, l'image paternelle semble avoir été mise à mal du côté maternel, mais aussi dans l'errance bisexuelle de la vie intime du père. Ce père, déclaré comme « *non fiable* », sera cependant présent dans le décryptage familial de la situation passée et actuelle, et soucieux de soutenir le dégagement des problèmes judiciaires de son fils dont il a été « *privé* » par sa séparation. Mais son incapacité à faire preuve de présence l'a disqualifié aux yeux de sa femme et de son fils. Henry se montrera tour à tour méfiant dans le crédit à accorder à la parole (des adultes) et soucieux de s'expliquer sur cette violence sexuelle qu'il n'a pas su contenir, et qui l'angoisse rétrospectivement.

Commentaire :
La nature de l'acte ne renvoie à aucune construction d'un objet sexuel, mais par contre désigne confusément une adresse indiquée par les liens fraternels en direction des parents séparés. **(IIaires à une séduction intrafamiliale)**. Le régime de cette sexualité semble confronté aux **défenses les plus archaïques contre la perte du lien primordial** (agitation psychomotrice, persécution), et ce n'est que secondairement qu'elle débouche sur un processus adolescent en cours. La conflictualité parentale en impasse favorise **les liens de**

dépendance réciproque et la mise à distance du Tiers qui n'est pas exclu mais invalidé dans sa fonction.
Acte : II / Sexualité : I / Famille : II

N° 32 – Alexandre[79], 15 ans, C.F.A., apprenti en mécanique, ne se sent pas concerné par l'incrimination de faits qu'il minimise, assez inaccessible et incernable malgré une apparence de coopération formelle aux entretiens, mais très fuyant dans la réalité.
Nature de l'acte : Attouchements sur une cousine de 5-6 ans chez sa tante où il était temporairement hébergé, du fait de l'absence pour voyage de son père.
Organisation de la sexualité : Pauvre et probablement inexistante malgré un « discours plaqué » sur des relations avec des jeunes-filles de son âge. Surtout apparaît l'expression crue d'une sexualité génitale imaginaire et violente exposée avec détachement, sans distance et sans émotion ni agressivité.
Situation familiale : Parents divorcés quand il avait 9 ans, resté à la garde du père qui s'est difficilement remis du départ de sa femme. Alexandre partage le point de vue du père sur la « *trahison de sa mère* ». L'acte apparaît au moment du remariage du père et Alexandre semble réagir à ce changement comme s'il s'agissait d'un « *abandon* ».

Commentaire :
Alexandre nous apparaît comme un adolescent présentant un fond dépressif qui le conduit à des stratégies d'évitement de ce sentiment de détresse intime. L'indifférence à sa situation d'incrimination

[79] Cas clinique, décrit dans l'ouvrage *Violences sexuelles d'adolescents*, *ibid.*, p. 73.

s'explique par des défenses « maniaques » dont l'acte délictueux apparaît comme l'effet direct et l'échec des processus de cicatrisation de cette fragilité narcissique.
Acte : II / Sexualité : I / Famille : II

Conclusion

Au-delà de cette tentative de classification, il serait possible de considérer cette « typologie » comme un essai de différenciation entre des états psychiques constitués et des modalités de passage d'un registre à un autre. On pourrait par exemple supposer que telle attitude parentale de « Type II » bloque ou favorise le passage d'un régime de sexualité à un autre, en soutenant des modes de représentations imaginaires d'une sexualité archaïque (Iaire) figée dans la dépendance à l'objet Réel. L'accès à une position œdipienne plus mature ouvrirait la voie de la Symbolisation à un processus adolescent ajourné. On pourrait donc indiquer des tendances ou des blocages entre types, renvoyant à des niveaux de fonctionnements réels, imaginaires, symboliques, par un « fléchage » du mouvement entre Acte, Sexe et Famille. Cette présentation « interactive » entre dimensions du Sujet-en-devenir implique l'élaboration d'un « recouvrement » entre Réel, Imaginaire et Symbolique, qui ne les traite pas séparément mais dans leur ensemble. Il s'agit de penser un « espace psychique » où les limites ne correspondent pas à des frontières définissant des entités, des instances, mais à des zones de passage, dont l'acte est une formation parmi d'autres. D'où l'essai de les aborder au paragraphe suivant dans une perspective topologique.

V- Pour une approche topologique de la violence sexuelle d'adolescence

Dans notre approche de ce phénomène, nous avons pris le parti de ne pas présumer de l'articulation de ce rapport intersubjectif à une structure psychopathologique telle que définie classiquement par la psychanalyse ou la psychiatrie, dans les rubriques de la Névrose, la Psychose et la Perversion. Si cette violence peut être considérée au sens médical comme le « symptôme », la manifestation externe d'une affection psychique, il s'en faut qu'elle réponde à la définition psychanalytique freudienne qui caractérise cette formation, parmi d'autres, de l'Inconscient (rêves, actes manqués, fantasmes, mots d'esprit...). En résumé, dans la névrose, le symptôme est un compromis défensif entre pulsion et résistance, résultant d'un conflit entre instances (Çà-Moi-Surmoi) ; dans la psychose, il constitue une « pièce » ajoutée à la place d'une défaillance du contact avec la réalité, du fait de la dissolution du Moi, sous la forme d'une hallucination ou d'un délire. Dans la perversion, il s'agirait soit d'une réversion du fantasme inconscient névrotique dans son actualisation, soit d'une stratégie défensive contre une décompensation psychotique ou mélancolique. Le retrait d'investissement d'objet sur le moi, (narcissisme) induit une perte du rapport au monde extérieur, perte qui serait compensée par les symptômes psychotiques. L'agressivité du schizophrène peut être une manière de réinvestir narcissiquement l'objet extérieur, le faire exister. Mais la violence conduit souvent à l'annihilation simultanée du Sujet et du monde extérieur, comme dans l'accès mélancolique. Quelle fonction de réajustement la violence sexuelle pourrait-elle contenir ? Comment cet acte hors-sens peut acquérir le statut de « symptôme » ?

V-1 La violence, un « symptôme » sans structure ?

Pour Lacan, la notion de symptôme correspond plus précisément à une rupture discursive, qui vient révéler à son insu l'intention du Sujet dans la vérité de son désir, articulé dans la chaîne signifiante. Il y est refoulé pour réapparaître sous une forme métaphorique, comme par exemple dans le symptôme hystérique, à travers l'expression somatique de la plainte. Parce qu'il est un élément de discours, il est interprétable. Dans la psychose, que ce soit par le symptôme de l'hallucination ou le délire, c'est la chaîne de ces signifiants qui semble ne pas tenir, dans un glissement incessant d'un signifiant sur un autre qui ne peut s'arrêter sur un rapport au signifié. L'absence de « capitonnage », de nouage entre signifiant et signifié, libère ainsi le Sujet de son aliénation au langage, pour en faire un être parlé plutôt que parlant. Il est traversé par des signes qu'il interprète. Dans le symptôme psychotique, l'exclusion du Sujet de son « dire » manifeste l'échec de la métaphore paternelle (Ordre Symbolique) à articuler la place du sujet dans la fonction signifiante. Le terme de *« forclusion »* de ce signifiant, au sens d'une loi (du langage) qui n'aurait plus cours pour un Sujet, traduit le rejet des signifiants fondateurs de son existence (pour illustration : son identité sexuée, son appartenance à l'humain, son lien filial), dans un Réel qui est hors-sens. Le Sujet est alors pris dans une Jouissance dont on a pu dire qu'elle déborde la question du désir, toujours limitée dans son expression par la fonction langagière.

La violence sexuelle ne semble pas, la plupart du temps, correspondre à la définition freudienne du symptôme névrotique comme formation de compromis en vue d'une satisfaction qui tiendrait compte du refoulement dans le fantasme. Cette violence, qui déborde l'expression de la sexualité, semble plus en prise avec la « pulsion de mort », visant le retour à l'inorganique ou à l'inorganisé. Mais pour autant, elle ne peut que très partiellement ou localement correspondre à ce débordement du rapport à la réalité qui signale la psychose selon Freud. Le plus souvent, la violence paraît plutôt ressortir d'une « volonté d'attenter » à cette réalité invivable, donc d'en tenir compte pour y survivre. Dans ces circonstances, il est difficile d'attribuer le passage par l'acte à un « automatisme mental ». La méconnaissance des buts de la visée pulsionnelle n'est pas incompatible avec l'orientation psychique inconsciente d'un acte en direction d'un Autre, dont le statut reste à définir : Surmoi censeur ou Idéal grandiose inaccessible ?

L'approche lacanienne de l'acte, comme nous l'avons développée dans le paragraphe II 2 -1 de cette troisième partie, privilégie son rapport à l'angoisse, laquelle n'est pas spécifique d'un tableau pathologique particulier, mais fonde le sujet humain dans sa structure. Si l'angoisse peut prendre des formes qui colorent la nature de l'investissement de l'objet pulsionnel (angoisses d'abandon, de perte, de morcellement du corps, d'anéantissement psychique, de castration, de culpabilité, etc.), elle n'est pas pour autant spécifique d'une catégorie particulière de pathologie mentale, comme le montre l'exemple de l'apparition de phobies chez les « grands » psychotiques comme chez les « petits » névrosés, de sentiments de dépersonnalisation dans l'hystérie et la schizophrénie, d'affects dépressifs au décours d'accès mélancoliques ou obsessionnels, etc. Dans cette perspective lacanienne, l'acte violent apparaît, non pas seulement comme l'indice d'un débordement énergétique de l'économie pulsionnelle, mais comme une réaction à une béance dans l'organisation discursive du rapport du Sujet au Réel. Le sujet est confronté à quelque Chose, qui ne peut s'inscrire dans le défilé du signifiant. L'acte est le « dire » de la Chose. C'est pourquoi on est devant un paradoxe : si le symptôme est un accommodement avec la jouissance, il ne peut pas être interprété directement ; par contre l'acte, s'il comporte une adresse, est un transfert qui doit être « interprété » ! L'injonction de soin, en désignant une « adresse » à l'acte, permettrait qu'une interprétation en soit possible, à condition que l'intention de cette adresse fasse explicitement référence à un « autre » reconnu pour l'entendre, et non un simple lieu de dépôt pour s'en débarrasser.

V-2 Des forclusions « partielles » à une suppléance généralisée ?

On peut reconnaître à Jacques Lacan d'avoir défini avec précision les conditions de production d'une structure psychotique, à partir de son dégagement de l'hypothèse freudienne du repli narcissique et d'une rupture du lien à la réalité. En configurant cette réalité psychique dans les coordonnées du langage, il fait de cette rupture non seulement une perte de sens, mais une faille dans la structure langagière, marquée par l'absence d'un signifiant majeur : celui du « Nom-du-Père ». On ne reprendra pas ici les raisons cliniques et logiques qui lui font privilégier ce signifiant « maître » comme celui qui fonde l'accès du sujet au langage. Retenons que l'humain existe en tant que Sujet par le fait qu'il est relié au signifiant de son nom qui l'inscrit dans le chaînage des générations et dans sa différence. C'est à cette condition initiale que le Sujet devra sa place et son statut de Sujet de l'Inconscient, ou au contraire son exclusion de cet ordre Symbolique, et son usage désarrimé du langage dans un corps traversé par la jouissance psychotique.

La traduction de « *verwerfung* » (rejet d'un élément de réalité, dans le texte freudien) par le terme de « forclusion » (que Lacan semble ne pas apprécier tant que ça lors de ses premières occurrences dans le séminaire de 1955/1956 sur les psychoses) a été repris par ses continuateurs comme un élément discriminant dans le diagnostic de la psychose, et bien au-delà. Le rejet de la castration fait retour dans la réalité par l'hallucination (du doigt coupé), repérée par Freud chez « l'homme aux loups » (pourtant assimilé à une névrose infantile). Ce que Lacan définit sous le terme de « *verwerfung* », *forclusion,* acquiert la valeur d'un élément structural essentiel du fait que le complexe de castration est, chez Freud, ce qui organise la névrose par rapport à l'Œdipe. Son rejet de l'Inconscient l'en fait sortir de la « névrose de base, structurelle » et « normale ». Il donne à la « forclusion » sa place de différenciation entre la Névrose et la Psychose.

Ce qui n'était donc au départ chez Freud qu'un « processus », assimilable à un mécanisme de défense un peu plus radical que les autres – le rejet, le déni, apparu au décours d'une névrose obsessionnelle infantile – devient le Signe à reconnaître dont l'existence en tout ou rien serait « au départ de la fondation » de la Structure du sujet. On ne discutera pas la pertinence de son usage pour désigner les supposés « néologismes » du psychotique. La notion de *forclusion*, appliquée strictement à n'importe quelle bizarrerie de discours, pourrait conduire à assimiler toute originalité sémantique ou lexicale à une perturbation fondamentale du langage signant la psychose.

De même, l'écholalie, par laquelle le psychotique manifeste l'automatisation d'un discours désubjectivé, pourrait se retrouver dans des phrases « toutes faites » extraites des conversations les plus banales. Elles peuvent parfois servir de toile de fond à un délire que rien ne distingue plus formellement du discours courant.

On peut constater dans la littérature lacanienne l'extension possible et même probable du concept de forclusion à des cas de figure où la pathologie se démontre difficilement. Pourrait-on imaginer des structures pathologiques « virtuelles », sans symptôme ? On y perçoit l'extension de son usage à d'autres signifiants aussi essentiels que ceux désignant la position sexuée, le statut social, un événement de sa propre histoire, etc. La notion de « forclusion partielle » permet d'indiquer l'élision essentielle d'un signifiant dans le discours du sujet, repérée au-delà du simple lapsus, de l'oubli dû au refoulement. Ainsi, la persistance d'un doute sur une identité de genre (transsexualisme), en dehors des repères biologiques observables ou des inscriptions à l'état civil, signerait une forclusion partielle du signifiant phallique. L'affabulation, maintenue contre tout risque de démenti dans la réalité, donnerait lieu à une suspicion de dédoublement de la personnalité, si elle n'apparaît plus comme un simple jeu pour tromper les apparences. L'escroc devient un schizophrène qui s'ignore, et l'imposteur un paranoïaque sans délire de persécution, le *« trans-genre »* est victime d'une hallucination corporelle permanente. L'extension des « psychoses blanches », des psychoses asymptomatiques ou mono-symptomatiques, à toutes les problématiques observables dans lesquelles « quelque chose » ne fonctionne pas comme Tiers, dans le registre de la Loi du langage, prête autant à confusion que la notion « d'état-limite », catégorie diagnostique de tous ceux qui ne rentrent pas dans une catégorie diagnostique.

La catégorisation, quand elle tend de se substituer au Réel, pourrait elle-même faire partie d'un effet de forclusion du sens (commun) en voulant à toute force *« faire rentrer les chevilles carrées dans les trous ronds »*.

Pour résumer notre pensée, la violence sexuelle ne rentre pas dans le cadre d'une formation symptomatique définie selon les critères habituels de la nomenclature psychanalytique. Elle est un mode d'agir une dérivation de l'angoisse, transversale par rapport aux pathologies, et non spécifique d'un état psychique particulier.

Si l'on suit la pensée de Lacan, on y constatera une oscillation entre les catégories de la Jouissance, qui semble irréductible au Sujet humain, et celles du langage, qui l'appareille avec plus ou moins de succès. Tout Sujet n'est pas irrémédiablement inconscient, par nature.

En d'autres mots, l'Inconscient n'est pas une dimension essentielle et permanente du psychisme humain, mais une propriété « discrète », pouvant être suspendue. L'humain peut parfois prétendre au statut de Sujet, quand il rêve ou qu'il s'amourache d'un objet d'élection, et qu'il en souffre. L'Inconscient, comme effet du signifiant dans le Sujet, réalise le trou dans le Symbolique. Ce trou résulte du fait qu'il n'y a pas de garantie d'une vérité du langage hors du langage. Le reste du temps, le Sujet erre, c'est-à-dire qu'il tente de le boucher par différents subterfuges. Ce trou, dans lequel sa jouissance (phallique, sublimatoire ou autre) vient s'épancher, risque de lui faire perdre les limites de son corps, l'illusion de l'« unité » de son Moi. Car cette unité n'est pas garantie par l'union sexuelle, peu s'en faut. Ce serait un forçage de l'Imaginaire d'y prétendre en assurant l'inaccessibilité de l'objet idéalisé par une distance symbolique, comme dans l'Amour courtois. À défaut, la violence convoquerait le Réel pour y faire intrusion, décompléter cet Autre dont on est l'objet. On peut considérer que le concept de « suppléance », que Lacan a d'abord formulé à propos de James Joyce[80],

[80] LACAN Jacques, *Séminaire, Le sinthome*, Éd. de l'ALI, 1975-76, (hors commerce).

désigne une construction originale à cette défaillance du « Nom-du-Père » singulière chez certains « psychotiques non décompensés », mais aussi dans l'éventualité d'une solution perverse qui ne répondrait pas du non-rapport sexuel. Dans cet écart à la norme que fournit le *« sinthome »*, on pourrait reconnaître la solitude que l'homme moderne doit surmonter pour acquérir une certaine « liberté » par rapport à la Loi symbolique. La suppléance, que Lacan articule avec le vocable ancien à la place de « sym(p)tôme » en jouant sur la polyphonie du mot, se prête à une extension puisqu'il peut désigner l'œuvre de l'artiste, comme la pratique de l'analyste, la manière dont un sujet pourrait s'accommoder de l'impossibilité « du rapport sexuel » en faisant jouer à la/(au) partenaire le rôle complémentaire de sa « père-version ». Équation qui laisse songeur ou porteur d'autres développements.

V-3 Le « sinthome » : une manière différente de nouer l'Imaginaire, le Symbolique et le Réel ?

On ne reprendra pas les caractéristiques des dimensions prévalentes dans chaque structure, car ce serait encore une manière de les réduire dans leur complexité. On retiendra que Lacan parle à un moment des « sinthomes » (« il » ou « elle ») au pluriel, comme il a parlé auparavant des « noms-du-père ». Cette pluralité nous engage à ne plus seulement nous référer dans la clinique à un modèle unique en psychopathologie : (**La** Névrose, **La** Psychose, **La** Perversion, comme dérivant de **L**'Œdipe). Au contraire, il s'agit de faire jouer les limites, non pas entre les entités morbides, mais entre les dimensions : L'Imaginaire, Le Réel et le Symbolique. Chacune dépend des deux autres pour faire tenir ensemble ce nœud qu'est le Sujet. Nous donnons ici à cette construction tripartite une formulation intuitivement saisissable, qui indique que tout sujet a affaire avec la dimension du langage (Symbolique), qu'il y entre par la consistance de son corps et de son image spéculaire (Imaginaire). D'autre part, il a à prendre en compte une part non assimilable aux deux autres (Réel) qui lui vient de son existence d'être mortel et sexué. Le trauma est l'indice de cet ancrage dans le Réel. Ces dimensions peuvent être prises les unes dans les autres au point de faire tenir le Sujet sans autre dimension supplémentaire. Mais Lacan constate que Freud a fait, par la psychanalyse, exister une autre dimension : celle de la réalité psychique, autrement dit celle de l'Œdipe. Que cette dimension supplémentaire, quatrième, soit le résultat d'une méconnaissance chez Freud de ces trois registres comme nouage, ou de sa survenue historiquement tardive, il résulte qu'elle devient nécessaire pour « confirmer » le nouage imparfait que chacun peut constituer dans son existence entre R, S et I. Autrement dit, la fonction du Père comme référent de la Loi œdipienne n'est peut-être ni obligatoire ni irrévocable, mais elle fournit une consistance supplémentaire pour assurer la cohérence du nœud.

On peut entendre alors que cette fonction ne soit pas à tout coup assurée, (mise en échec de la fonction Tierce). Ou bien, si elle vient redoubler une dimension au point de fausser le nouage (par exemple un « vrai » père qui serait invoqué pour incarner imaginairement cette fonction symbolique), la construction peut être fragilisée ou empêcher le jeu des dimensions entre elles. Nous n'explorerons pas ici la possibilité de matérialiser ces nouages par la topologie des surfaces, puis boroméenne, que Lacan a utilisées dans ses derniers séminaires.

Cette figure du « sinthome » fait métaphore d'une situation bien contemporaine. La fonction patriarcale ne semble plus assurée par un représentant indubitable, mais dévolue contractuellement à des substituts dont l'autorité peut être mise en doute. Il y aurait donc pour tout sujet un effort supplémentaire à fournir pour se tenir « debout », qui consisterait à effectuer avec les trous de l'Imaginaire, du Réel et du Symbolique un nouage comme une trajectoire passant par les formes de jouissances pour se boucler sur elle-même. C'est une image qui pourrait être représentative d'un parcours psychanalytique, mais aussi d'une histoire de vie dont on pourrait reprendre à tout moment le cheminement pour en débrouiller les impasses.

Nous sommes amenés à penser le passage adolescent comme l'un de ces nouages dont la trace renouvelle la construction œdipienne dans des configurations nouvelles au regard de la sexualité.

La question de l'Autorité, et donc de l'Auteur, s'y repose de manière « organique », et la façon de faire avec cette butée peut s'assimiler à la construction d'un « sinthome », que ce soit l'émergence d'une vocation, d'une œuvre ou un voyage initiatique, ou tout autre figure d'une subjectivation qui ne reproduise pas du « même », pour aboutir à l'identique, mais fasse « acte » au sens juridique du terme.

V-4 L'acte violent comme ratage du nœud

Cette conception du travail psychique, en terme de trajectoire subjectale ou subjectivante, peut se construire à partir d'une « structure psychopathologique » déjà constituée en tant qu'ensemble synchronique, limité, de symptômes possibles. Mais l'effet de la structure pathologique ne peut se résumer à **l'actualisation** pure et simple de toutes les relations probables entre ses sous-ensembles. Une part de temporalité se joue à travers la notion de nouage, qui suppose une possibilité d'erreur, mais aussi de réajustement.

Nous considérons l'acte comme une manière de prendre en compte ce passage, que cet acte soit symbolique, (inscrit dans un registre mémoriel, langagier), imaginaire, (comme une épreuve héroïque, ordalique du corps), ou réel (comme une rupture de lien sans retour), ou les trois en même temps. L'acte est une manière de marquer la différence entre un avant et un après de manière irréversible. Il y a donc des actes « manqués » comme il y a des faux départs, mais nous avons vu que certains actes « réussis » du point de vue de la différenciation subjective, étaient aussi des sauts dans le vide. L'acte sexuel violent peut ressortir de toutes ces formes d'actes. Certains sont des manières de constater que « ça ne tient plus », d'autres des tentatives de sortir d'un embrouillamini sans issue, d'autres encore constituent les préliminaires de liens durables dans la normalité ou dans la pathologie.

Le clinicien peut s'éprouver à cette manière de concevoir l'accompagnement d'une problématique sexuelle violente comme d'un serrage brutal de plusieurs dimensions autour d'un « nœud », qui est en fait un vide constitué de l'objet du désir comme objet du manque. Il faudrait se familiariser avec l'idée de faire circuler les dimensions symboliques, imaginaires et réelles autour de cet objet-« cause », irréductible, en acceptant d'occuper cette place dans le transfert. Cette circulation implique une parole, qui peut être primordialement celle de l'entourage, mais aussi une **présence** dont les corps assument les affects partagés malgré leur violence. Ce troisième point d'appui sur la jouissance ne peut être occulté. Il se rapproche du Réel du sexuel et de la mort qui sont rassemblés dans l'acte, de naissance comme de décès.

Ce n'est qu'au prix d'une prise de parole qui fait acte, qu'un Signifiant nouveau puisse sortir d'un sujet en devenir, et non plus arrêté par son point d'angoisse.

La rencontre avec un sujet violent est pétrie d'angoisse. Notre coprésence peut en donner une forme, temporaire, avec laquelle nous devrons composer pour construire un lien. Il se peut que cette construction soit impossible, car la subjectivation de l'acte présuppose un Sujet de cet acte, ce qui n'est qu'une supposition à vérifier. L'interpellation trop directe sur le sens de cet acte, en privilégiant la dimension symbolique, peut produire un *« fading »* de l'image. La personne peut se raccrocher à cette image vacillante, comme un masque qui lui donne une consistance. Lacan énonce une contre-indication à l'interprétation directe du « sinthome ». Certaines médiations peuvent être nécessaires pour maintenir une interface entre Imaginaire et Symbolique. Parfois, on pourrait douter qu'un travail psychique soit possible, quand l'effroi surpasse en intensité le plaisir de la rencontre. Pour se protéger de ce Réel, la personne violente aura recours à une dévitalisation de tout contact ou une hébétude pour lutter contre la menace de l'effondrement. D'un point de vue purement « économique », au sens psychique du terme, mais pas seulement, le cognitivisme peut concevoir des stratégies qui « traitent » de l'individu violent comme d'un objet, à rectifier ou à modeler selon les nécessités de la défense sociale. Psychologiquement, il nous semble toujours préférable d'envisager la possibilité d'une subjectivation de l'acte avant de renoncer à donner au Sujet la possibilité de s'humaniser.

Il se peut, par ailleurs, que l'apprentissage des règles de la vie en commun par l'Éducation soit aussi une manière de le rendre Sujet, ce qui reste une voie à ne pas négliger.

TROISIÈME PARTIE :

L'ACCOMPAGNEMENT DES ADOS A.V.S. ÉTHIQUE ET PRATIQUES

Des repérages fournis par la « matrice » présentée en première partie au § IV et appliqués à notre clinique § V, nous pouvons tirer quelques conséquences sur les perspectives de prise en charge. Il ne s'agit pas de faire correspondre à tel type de fonctionnement psychique un dispositif de soin particulier. Quoique certaines indications peuvent aller dans ce sens. Les prises en charge « institutionnelles » et éducatives semblent mieux indiquées pour les cas « purs » de type I, les problématiques diagnostiquées de type III peuvent orienter le choix du soin vers des prises en charge individuelles. Mais l'essentiel des problématiques de type II, surtout quand elles sont hétérogènes, suppose la diversité des abords, mêlant interventions familiales et travail de subjectivation (groupal ou individuel) avec ou sans les médiations privilégiant la reconstruction d'une l'image de soi et du lien à l'autre. La prudence s'impose d'ailleurs, sur l'opportunité relative de ces indications, et nous nous garderons de toute orientation péremptoire.

Il nous semble intéressant d'expliciter, au regard de notre propre expérience de praticien, les opportunités à saisir pour accueillir, de la manière la plus adéquate possible, les fonctionnements les plus archaïques comme les structures défensives les plus verrouillées.

Comme nous pouvons le souhaiter, les professionnels en charge de traiter de ces problématiques AVS devraient pouvoir eux-mêmes définir les outils thérapeutiques et d'accompagnement en fonction de leurs propres compétences, de l'organisation institutionnelle dans laquelle ils interviennent, mais aussi de leur regard critique sur la situation particulière qu'ils abordent. Ils peuvent s'appuyer sur leur expérience clinique et celle de leurs collègues, proches ou éloignés, dont les écrits témoignent, plutôt que de se focaliser sur les « notices de montage » et les « modes d'emploi » de protocoles importés « made in USA ».

Nous avons pu constater, dans les différentes rencontres organisées par nous[81] ou par des organismes traitant de ces problématiques (ARTAAS, CIFAS), la créativité des équipes médico-psycho-éducatives en matière de prise en charge, créativité qui échappe au cadre des injonctions souvent univoques de la science criminologique. Combien de fois avons-nous entendu des « impératifs catégoriques » qui ne se référaient pas tous à la « critique de la raison pure, ou pratique » d'Emmanuel Kant :

– « Il faut les mettre en groupe, la prise en charge individuelle, ça ne marche pas ».

– « Ça ne sert à rien de solliciter des affects concernant la victime si l'auteur n'a pas admis la responsabilité de son acte ».

– « Avec les A.V.S., inutile de dialoguer, car soit ils ne comprennent rien, soit ils essaient de nous embobiner », etc.

– « Ces adolescents ne sont pas assez matures pour bénéficier d'une psychothérapie individuelle, mais trop insoumis pour supporter un lien de dépendance à l'adulte... donc attendons qu'ils le deviennent, ou

[81] HARRAULT Alain et SAVINAUD Claude (dir.), *Les violences sexuelles d'adolescents...*, *op. cit.*, p. 143-219.

traitons-les comme les symptômes des problèmes des parents ».

Toutes réflexions qui comportent une part de vérité, mais qui trahissent au premier chef la déception ressentie à ne pouvoir se rendre immédiatement maître de la difficulté, souvent faute d'avoir analysé les conditions de faisabilité d'une approche, ou d'avoir pris le temps d'obtenir du patient l'assentiment à ce qu'on lui propose, en dépit de l'injonction judiciaire de soin.

Donc, évitons d'imposer à quiconque une manière de faire, une conduite à tenir si elle n'est pas tissée d'une intuition personnelle et partagée sur ce qui va faire levier dans une prise en charge. Les « techniques » et les « méthodes » ne sont pas une fin en soi. Elles peuvent cependant servir de point d'appui pour l'entrée en contact, de facilitation pour établir un lien et surtout pour le faire évoluer dans la durée.

I- De l'effet de la rencontre à la mise au travail psychique

I-1 Une nécessaire adaptation du cadre afin de favoriser la rencontre avec l'archaïque

Ce que nous avons regroupé sous la rubrique des « processus primaires » sont les processus par lesquels « l'auteur » subit les faits de violence comme une nécessité qui dépasse ses capacités de contrôle. Le concept de « passivation » se définit, selon André Green[82] par une relation de l'enfant à la mère qui en fait son objet de jouissance. Il est non seulement passif, ce qui pourrait correspondre à un plaisir tolérable, mais soumis à

[82] GREEN André, « Passivité-passivation : jouissance et détresse », *Revue Française de Psychanalyse*, vol. 63, n° 5, 1999, p. 1587-1600.

une contrainte sans échappatoire, passivé. De même, « l'auteur » d'agression sexuelle se sent pris comme l'objet d'une force irrépressible, exogène ou non localisable dans son être qui s'en trouve aboli. C'est dire qu'il est parlé plus qu'il ne parle, ou que ses actes parlent pour lui. Car son acte trahit la « double contrainte » de céder à une pulsion mortifère pour survivre, au risque de sa destruction. Un ordre qui impose le désordre, l'impératif : « jouis ! », constitue un « double *bind* », c'est-à-dire une signification paradoxale en soi à laquelle il ne peut répondre que par la confusion. La jouissance sur commande appartient à la définition même de la pornographie, aux « charmes » de laquelle les adolescents demeurent accessoirement sensibles[83].

On pourrait s'interroger sur l'effet assez identique produit par l'injonction de soin, qui oblige le sujet à accepter de subir « pour son bien » un traitement qu'il n'a pas choisi. Dans une certaine mesure, cette obligation extérieure rencontre la contrainte interne du *pousse-à-la-jouissance* dont la loi n'est que l'envers. C'est donc de cette identité de perception entre violence interne et violence externe que peut surgir soit une adéquation au traitement, soit son rejet à cause de la défaillance essentielle de contenance psychique qui rend cette injonction insupportable : « *soigne-toi !* ».

Le mutisme prévalant devant l'impossibilité de reconstruire un récit soutenable de l'évènement est à entendre comme un premier temps « originaire ». Le « sexuel archaïque » qui surgit tient lieu d'un éprouvé infra-verbal du corps face au vide de l'existence. On pourrait s'étonner d'un tel jaillissement régressif au décours même de l'adolescence, construction tardive dans l'histoire du Sujet (« processus primaires posthumes »).

---

[83] MARZANO Michela, *De la banalisation de la pornographie à l'héroïsation de la violence*, Conférence, Niort, 2005.

Mais ce serait négliger d'une part les effets d'effacement, sous l'action du « Pubertaire », des traces des constructions de la vie infantile, d'autre part l'effet de retour de souvenirs vécus mais non éprouvés (Freud[84], 1937 ; Winnicott[85] (1965). Freud parle de ces éléments de souvenirs qui ne peuvent être retrouvés par association libre, mais uniquement par la construction que l'analyste fait à partir des « noyaux de vérité » surgissant dans le transfert. D'une part, le transfert traduit **en acte** ces significations ignorées. D'autre part, elles surgissent comme des éléments hétérogènes à la pensée du sujet, comme les hallucinations ou les interprétations délirantes. Freud en vient à s'interroger sur la fonction du délire « non psychotique », de faire surgir des morceaux de réalité d'une pré-histoire inaccessible, constituée en « force actuellement agissante »[86] dans le transfert. En prolongeant cette perspective, nous pourrions assimiler le passage à l'acte à un « délire agi », un fragment de néo-réalité qui vient rendre compte d'une vérité « anhistorique » concernant le rapport du sujet à la jouissance (ce que Lacan nomme le Réel).

Winnicott, dans sa présentation du « breakdown », c'est-à-dire d'une « panne dans le système de défense » qui met le sujet en proie à une terreur agonistique, parle du sentiment d'un effondrement qui a déjà eu lieu, mais dont il s'efforce d'empêcher le retour, en dévitalisant son rapport au monde. On retrouve ici la notion « d'affects inachevés » (André Ciavaldini), de « manœuvres

---

[84] FREUD Sigmund, « Constructions en analyse », [1937], in *Résultats idées, problèmes*, Paris, PUF, 1995, p. 269-281.

[85] WINNICOTT Donald W., *La crainte de l'effondrement*, [1965], Paris, Gallimard, 2000, p. 210 : « Autrement dit, le patient doit continuer de chercher le détail du passé qui *n'a pas encore été éprouvé.* Il le cherche dans le futur, telle est l'allure que prend sa quête ».

[86] FREUD Sigmund, « Remémoration, répétition et élaboration », [1914], in *La technique psychanalytique*, Paris, PUF, 1970, p. 110.

protectrices d'auto-guérison » (Joyce Mac Dougall « *le théâtre du Je* ») qui trouvent dans des agirs frénétiques des manœuvres face à des angoisses de dépersonnalisation.

Dans l'histoire d'adolescents AVS sur un versant archaïque, il ne manque pas d'indices concordants de sentiments de vide, de pertes non élaborées qui traduisent une confrontation précoce à des angoisses « disséquantes primitives », du fait de multiples traumatismes ou de situations abandonniques, ou de perte (ou excès) de la complicité somatique avec la mère. L'intérêt d'une telle reconstitution du passé « *qui n'a pas encore été vécu* »[87] ne tient pas dans son exposition chronologique. Le transfert donne la possibilité au sujet de vivre à nouveau cet effondrement, en s'appuyant sur les difficultés mêmes de l'analyste à se figurer ces angoisses. L'action de l'analyste n'est pas d'offrir une interprétation langagière de ces éprouvés **compacts** qui risque de **tomber à plat**. Il s'agit de favoriser le **dépliage** de ces situations imbriquées dans l'actuel du lien intersubjectif, en leur proposant une **surface d'inscription** pour les retenir et les représenter. Il s'agit moins de lever le refoulement que de permettre son instauration pour localiser les affects dans la psyché, et non dans le réel (voir deuxième partie § V : approche topologique de la clinique de la violence sexuelle).

Néanmoins, « *pour le comprendre, ce n'est pas au traumatisme qu'il faut penser, mais au fait que là où quelque chose aurait pu être bénéfique, rien ne s'est produit* »[88]. On peut, dès lors, penser que nombre de passages à l'acte brutaux, sans considération pour autrui ni repérage d'une limite dans la destruction, procède comme des tentatives d'éprouver cette sensation d'inexistence, afin d'espérer y survivre et exister[89].

---

[87] WINNICOTT Donald W., *op. cit.*, p. 212.

[88] *Op. cit.*, p. 214.

[89] *Op. cit.*, p. 216 : « *il n'y a qu'à partir de la non-existence que*

Ce repérage d'angoisses précoces peut favoriser une reprise des investissements dans un cadre sécurisant, thérapeutique, institutionnel ou groupal, à condition de donner au sujet et au thérapeute les moyens de survivre à ce sentiment d'annihilation. Mais cette restauration du *self-primitif* peut aussi s'accomplir dans la réunion des parents autour du problème posé par l'incrimination de l'adolescent. L'échange autour de l'adolescent, puis avec lui, au-delà du récit factuel de son enfance, peut prendre l'allure d'une restitution d'un *holding* et d'un *handling* qui a pu faire défaut à un moment donné. De même, le travail de métabolisation de « l'horreur » par les équipes professionnelles constituées en réseau et acceptant de s'y confronter mutuellement, permet de resouder les composantes de la personnalité maintenues séparées par le clivage défensif (« *Dr Jekyl et Mister Hyde* »). Le désir du Sujet, enfermé dans son corps, trouve alors une voie de passage par le corps érotisé dans le rapport à l'autre.

En première instance, le groupe sert d'enveloppe psychique dans laquelle l'adolescent, 'désafférenté' de ses barrières protectrices, peut se reconstituer des repères identitaires narcissisants. Avec toujours le risque d'une collusion à une identification groupale totalisante. (Question toujours posée de l'opportunité de réunir ensemble des adolescents sous une appellation unique : AVS). Mais aussi, pour ceux qui utilisent leur image de « durs » comme une carapace caractérielle, la possibilité de dissoudre cette dernière dans une enveloppe groupale plus souple et contenante.

L'espace ludique groupal peut être animé dans une visée psychodramatique, ou sociodramatique, ou encore par le simple objectif de donner à ces adolescents qui ignorent le « jeu » un espace transitionnel pour construire un « non-moi » moins persécutif. Il permet de passer de

---

l'existence peut commencer ».

la contenance à la consistance, d'éviter le bouclage rétroactif de la surtension éprouvée dans le corps sur la décharge sensorimotrice qui court-circuite la « mentalisation » (C. Dejours)[90]. Nous avons donc le modèle d'une « pseudo-sexualité » qui a trait à la non-présentation de l'objet (*object-presenting*), qui se répercute dans un acte sans « adresse », du fait d'un marasme dans la relation mère-enfant où la dépendance relative n'a pu s'instaurer sur la dépendance absolue initiale.

I-2 Un travail essentiel de remaillage narcissique, à partir des failles identitaires

Ce que nous avons rassemblé autour de la notion de « processus intermédiaires », de confrontation à l'autre en « miroir », nous semble aussi un fonctionnement à traiter de manière spécifique, compte tenu des pièges contre-transférantiels que la relation spéculaire comporte. Le point de départ de toute investigation est la confrontation d'un individu, adolescent de surcroît, avec un adulte inconnu, professionnel, qui est supposé en position de « jauger » et donc de se faire une « image » de l'adolescent AVS. Toutes les réactions peuvent s'observer, de la prestance à la soumission en passant par la complaisance, et il serait bien vain de penser y échapper par une « bonne distance » réglable comme par thermostat. Le lien qui s'instaure vise à se faire reconnaître de l'autre au prix d'une duperie. Donner de soi une image cohérente, qui masque les failles au prix d'une méconnaissance des ressemblances et des différences (cf. l'illusion groupale d'Anzieu). C'est la plupart du temps cette phase

[90] DEJOURS Christophe, « Le corps comme exigence de travail pour la pensée », in *Psychopathologie de l'expérience du corps*, Paris, Dunod, 2002, p. 65-106.

inaugurale de l'observation qui va déterminer l'engagement des uns comme des autres dans un processus thérapeutique, et il serait préjudiciable pour la suite, de s'imaginer l'éviter par quelque recadrage administratif préalable. En se « dé-dupant mutuellement », la confiance peut s'établir sur la base d'un engagement sincère. Cette sincérité peut passer :

1. par l'épreuve de force (s'assurer de la direction de la situation pour éviter la confusion des places),
2. le dégagement rapide de collusions fantasmatiques entre le thérapeute et la famille ou un de ses membres,
3. l'évitement d'une complicité entre le thérapeute et l'adolescent contre les institutions demandeuses, dont la famille fait partie.

Le point de jonction essentiel se situe dans l'acceptation d'être confronté à sa propre image, même péjorative dans l'autre, sans être happé par les sollicitations à se laisser séduire (activement ou passivement). Déjouer la collusion dans une idéalisation sans conflit de l'adolescent et de l'adulte, comme Sandor Ferenczi l'avait théorisé dans la confusion des sentiments entre l'enfant et l'adulte.

On voit bien que, déjà, dans cette rencontre se rejoue toute la scénographie de la violence sexuelle, dans sa composante narcissique. L'adolescent qui a séduit un petit frère, une petite cousine, un proche, cherche dans une complicité renouvelée avec le thérapeute à recréer les conditions de l'indistinction agresseur-victime, au besoin en intervertissant les rôles. La réédition des modalités de l'acte dans le transfert permet l'accès à cette « homo-érotisme » (plutôt qu'homosexualité, cf. Ferenczi[91]) typique d'une sexualité pré-adolescente narcissique bâtie sur l'amour du semblable. La relation duelle exclusive

---

[91] FERENCZI Sandor, *Psychanalyse* [1908-1912], *Œuvres complètes*, t. 1, Paris, Payot, 1977, p. 121.

avec l'un des parents dans le cadre familial pendant la période infantile a pu contribuer à renforcer la fixation à cette sexualisation du lien narcissique en deçà de la différence. Le thérapeute qui va « tout » comprendre est aussi celui qui peut être rapidement déchu de son savoir, rejeté pour son incompétence devant l'omnipotence d'un adolescent luttant contre la dépendance. Le « groupe de pairs » peut être un palliatif à cette confrontation duelle, à condition de ne pas scotomiser la place centrale du thérapeute. Le thérapeute n'a pas seulement fonction d'instituer un groupe, mais il y est aussi inclus avec sa différence, de statut, d'âge, etc. Il peut vivre son exclusion de cette « fraternité » comme une étape nécessaire à l'illusion groupale, mais non pas suffisante pour régler les conflits internes et le travail de deuil, passage obligé de son évolution.

Dans les groupes thérapeutiques AVS, « l'affirmation de soi », « la socialisation groupale » ne peuvent être des fins en soi, mais des moyens nécessaires à l'acceptation des différences fondatrices du lien à l'autre. Les médiations, qu'elles soient psychodramatiques, ludiques ou vidéoscopiques, proposent dans un premier temps (regard) la constitution dans le groupe d'une image de soi suffisamment sécurisante pour donner lieu à la mobilisation de la parole, seul facteur pérenne de différenciation. La permanence de la présence physique du thérapeute, « conteneur », puis sa **lecture** des dynamiques subjectives internes et sa restitution au groupe détermineront l'efficacité symbolique de cet appareil groupal.

I-3 La reprise et l'explicitation des discordances langagières concernant la sexualité

Dans les agirs sexuels violents des adolescents, nous avions dégagé un troisième niveau processuel qui semblait plus correspondre aux variations de la norme en termes d'acte, d'expression de la sexualité génitale et d'organisation de la structure familiale, lesquelles pouvaient conduire à des mises en cause pour des conduites sexuelles pouvant présenter des aspects de déviance. Bien qu'apparaissant à la marge de notre population d'Ados AVS, il nous semble nécessaire de préciser ces tableaux dans leur organisation particulière, pour ne pas négliger un aspect du problème.

Souvent traitées comme des « erreurs de jeunesse », ces mises en actes ne peuvent pas ne pas alerter le psychopathologue par les distorsions présentées dans ces configurations où la fonction parentale semble relativement assurée mais butte sur des reliquats d'un passé infantile de l'adolescent perturbé par des conditions particulières de maturation (adoption, traumatismes infantiles ou parentaux, difficultés de compétences intellectuelles ou langagières, contextes culturels non intégrés à la personnalité, etc.).

D'autres, s'inscrivant dans une accession à la sexualité pubère de façon harmonieuse et synchrone, peuvent présenter des perturbations inverses, provenant de fonctionnements familiaux aberrants.

Si ces problématiques peuvent éventuellement être considérées comme relevant du traitement des troubles habituels de la crise d'adolescence, la nature délictuelle « sexuelle » au sens génital du terme provoque dans le contexte social un regain de craintes sur leur devenir qu'il ne faut pas négliger.

Il en est ainsi des « jeux sexuels » entre adolescents du même âge, des relations amoureuses un peu « poussées » qui peuvent alerter l'entourage, du fait que l'un des « partenaires » s'est plaint ou que cet entourage fait preuve d'une anxiété particulière à ce sujet. Des cas d'agirs sexuels en groupe peuvent aussi se signaler pour leur dimension transgressive sans pour autant appeler à une pathologisation de leurs participants, qui peuvent par ailleurs ne présenter aucune des difficultés évoquées dans les paragraphes précédents. La prudence doit guider la prise en charge pour ne pas ajouter aux difficultés habituelles de l'adolescence une stigmatisation psychiatrique occasionnée par le signalement des faits. On peut aider les premiers évoqués par une écoute singulière, tout en soutenant les parents pour « survivre » (selon la métaphore winnicottienne) à cette crise nécessaire.

En direction des seconds, en profitant de l'éclairage que les actes projettent sur les dysfonctionnements de la famille, on peut aussi tenter de proposer au milieu familial discordant ou dissocié un espace pour déployer ses problèmes et tenter de construire les conditions d'une autonomisation de l'adolescent. Mais il est rare que les familles se saisissent de cette opportunité, si ces dysfonctionnements leur octroient une homéostasie suffisante. L'injonction judiciaire devrait impliquer fermement la famille dans le processus thérapeutique. Parfois, une aide éducative suffit pour restaurer un climat de confiance ou de respect au sein de la cellule familiale (monoparentale ou recomposée). Parfois, une intervention pédagogique peut apporter les mots qui manquaient sur la sexualité.

Mais souvent, ce qui paraît anodin de prime abord se révèle, en fait, beaucoup plus complexe et la simple alerte du comportement « sexuellement inapproprié » peut être l'indice d'un incendie rampant qui n'attendait que l'incartade de l'adolescent pour flamber.

II- Modalités de prise en charge, des outils variés

II-1 L'approche psychodramatique

a) Considérations générales

Les présupposés généraux de cette « technique » consistent en la mise en jeu scénique de situations de rêveries ou de fantaisies avec la participation active de membres d'un groupe qui seront les acteurs de ces scènes. La règle fondamentale du « faire semblant », c'est-à-dire la simulation de gestes ébauchés mais non accomplis confère ses limites (pas de contact physique) à l'activité de représentation, sous le contrôle d'un meneur de jeu qui va proposer dans un second temps une interprétation symboligène du jeu.

Plusieurs formes de psychodrame peuvent exister selon les « écoles » :
– Utiliser le groupe de patients comme co-thérapeutes. Chacun peut alors trouver dans son implication un écho de sa propre problématique en résonance avec la thématique travaillée en groupe. (Psychodrame en groupe).
– Constituer une équipe soignante de professionnels formés au psychodrame. Cette équipe forme un groupe de co-thérapeutes entrant dans le jeu à la demande du patient comme « ego-auxiliaires » pour figurer les protagonistes de la scène. (Psychodrame analytique individuel).

Plusieurs modalités d'articulation « scène-interprétation » peuvent exister selon les orientations doctrinales :
– Selon que le psychodrame est construit autour d'un événement singulier de la vie du sujet qui vient à être proposé par lui, pour une mise au travail en séance, en

développant les scénarisations possibles comme des variations subjectives autour des faits relatés (Moreno, Lemoine[92], Matisson) . On insistera sur l'écart entre le vécu et le représenté.

– Selon une autre technique, on s'appuiera au contraire sur la fiction d'une scène imaginée en séance pour accéder aux fantasmes préconscients de la problématique traitée, en fonction des évolutions du jeu scénique spontané et du positionnement des co-thérapeutes dans le transfert (S. Lebovici, D. Anzieu, E. Kestemberg[93]...)

Ces deux orientations se combinent avec les deux précédentes pour donner lieu à une analyse des problématiques individuelles par et dans le groupe, ou au contraire à une analyse groupale qui peut aussi s'enrichir de la dynamique évolutive instaurée par le cadre groupaliste, dans lequel le « jeu » peut n'être qu'une étape dans l'élaboration de la problématique collective inconsciente sous-jacente.

La première pratique vise une « asepsie » du champ imaginaire pour accéder au réel des symptômes, au repérage des points de jouissance et à leur dégagement. La seconde tire son efficacité de se déprendre d'un trop plein de réalité factuelle pour effectuer une plongée subjective dans le refoulé occulté par le symptôme, ou la *catharsis* des angoisses, parfois archaïques, projetées sur la scène.

---

[92] LEMOINE Gennie et Paul, *Le Psychodrame*, Éditions Universitaires, coll. « Émergences », 1989.

[93] KESTEMBERG Évelyne, JEAMMET Philippe, « Le psychodrame psychanalytique à l'adolescence », in *Adolescence*, t. 1, n° 1, 1983, p. 147.

b) Intérêt pour les problématiques adolescentes

Chacune des versions du psychodrame présente à la fois des avantages et des limites, concernant l'adolescent.

– Le psychodrame, en induisant une dimension corporelle – agie – dans le processus thérapeutique, permet d'aborder des troubles pour lesquels la situation de « verbalisation » en face-à-face peut renforcer les processus défensifs, de type clivage ou intellectualisation. Mais il peut aussi souligner les craintes d'emprise psychique, exercée par le thérapeute adulte ou par l'adolescent « metteur en scène » (voir cas clinique ci-dessous).

– La groupalité permet une diffraction du transfert sur des pairs ou des équivalents en position d'accueillir un transfert latéral qui réduit les risques de transfert massif positif ou négatif sur le thérapeute principal. Mais le transfert sans analyse peut aboutir à la pérennisation de l'*acting-out* comme mode de fonctionnement groupal du transfert sauvage.

– La « mise en scène » des affects inconscients réduit l'ampleur de leurs potentialités disruptives et de leur abréaction directe, en proposant un espace élargi de représentations médiatisées (auxquelles peuvent s'adjoindre d'autres médiations comme le dessin, l'enregistrement vidéoscopique, etc.). Ces médiations peuvent pallier la dissociation (prépsychoses) ou l'enkystement dans le soma (anorexie, dépression, automutilations) des affects qui ne trouvent pas directement leur frayage dans le psychisme. Cette pré-symbolisation, par la construction d'un récit préalable au jeu, permet aussi l'expression différée de la violence ou de la crudité des fantasmes régressifs (psychopathies). Il peut être parfois un « pré-texte » proposé par le(s) thérapeute(s) comme cadre symboligène (contes mythes, phrases inductives thématiques, récits romanesques…).

Les problématiques adolescentes et pré-adolescentes peuvent comporter ce genre de risques et sont donc abordées de manière privilégiée dans ce dispositif qui reste difficile à mettre en place. Il reste donc réservé en priorité aux troubles les plus graves pour lesquels l'approche individuelle serait *a priori* déconseillée.

Pour l'adolescent, c'est la possibilité d'expérimenter un agir non destructeur. En contournant le refoulement, il ne subvertit pas les défenses. Il n'entretient pas le déni des émotions ou de la souffrance. En proposant un régime d'associations d'idées partagées par d'autres, il limite les risques d'omnipotence et de toute-puissance de la pensée. Cependant, le groupe et le recours à l'imagination peuvent parfois laisser place à la réduction au factuel, au concret supprimant l'écart entre jeu et réalité. La manipulation maniaque ou perverse peut s'emparer de la scène pour la réduire à un « jeu » sadomasochiste difficile à contenir par la parole. Les capacités de jeu, spontanées chez l'enfant, se raréfient à l'adolescence pour s'élargir à la scène sociale. Chez les adolescents A.V.S., cette dimension du « jeu » a pu manquer radicalement dans l'enfance, et reste à reconstruire avec les repères nouveaux donnés par la maturité pulsionnelle et par la réévaluation des différences sexuelles et générationnelles.

Pour reprendre nos catégories distinctives dans ces problématiques, les adolescents fonctionnant dans l'archaïque peuvent accéder à « un espace transitionnel », ou à une métaphorisation du rapport au réel, parfois facilité par l'introduction d'éléments de « réalité » (supports ludiques, jeux de cartes ou quizz thématiquement orientés), ou d'éléments discursifs pré-construits (questionnaires interactifs, photo-langage, génogrammes, etc.) Ces outils cadrent les mises en situation et proposent une trame langagière minimale propice aux échanges. L'opposition winnicottienne entre « play » et « game » peut trouver dans ces appuis une transition, à condition de ne pas fétichiser l'outil de médiation.

Les plus « narcissiques » peuvent aussi s'emparer de la scène du psychodrame ou l'espace de représentation groupal, en la transformant en une performance à leur profit exclusif. Ce débordement est plus à anticiper qu'à craindre, puisqu'il correspond probablement à une tendance repérable dans les symptômes. La fausseté du jeu de rôle ou la dissimulation des traits pathologiques de personnalité masqués par les projections du soi-grandiose (Kohut[94] H., Kernberg[95] O.) peuvent mettre les thérapeutes dans l'embarras face à la proposition d'un « faire-valoir » supplémentaire dans le jeu scénique. La plupart trouvent un grand bénéfice, en termes d'économie d'énergie défensive ou de reconnaissance, à se confronter à une nouvelle « image de soi » moins monstrueuse.

c) Illustration clinique : fantasme d'omnipotence, omnipotence du fantasme

Il s'agit d'un adolescent (Jean) de 14 ans (cas n° 25), auteur d'attouchements sur sa cousine de 5 ans, intelligent et plutôt frondeur, en apparence très à l'aise face à l'adulte. Il présente une facilité à s'exprimer verbalement qui fait douter les parents d'un véritable engagement en face-à-face dans un questionnement sur son acte et sur ses préoccupations sexuelles. Jean présente des troubles du comportement. Ils sont l'objet d'un désaccord parental sur

---

[94] KOHUT Heinz, *Le soi*, Paris, PUF, Coll. Le fil rouge, 1974.

[95] KERNBERG Otto, *La personnalité narcissique*, Paris, Dunod, 1991, 191 p.

la manière de gérer sa scolarité, ses sorties, etc. Ayant un frère plus jeune dont il se plaint, avec des conflits qui perturbent la vie familiale, Jean canalise les craintes de sa mère « *qu'il gâche ses possibilités de réussite... comme son père qui a une situation médiocre alors qu'il avait toutes les chances de faire des études brillantes* ». Le père est, en effet, très proche de son fils et prend sa défense contre les craintes envahissantes de la mère : « *ce sont des difficultés normales de l'adolescence, rien de grave, à son âge j'ai vécu les mêmes problèmes de (sexualité)...* » Les deux parents, qui se sont connus étudiants sur les bancs de la Fac, ne cessent de se confronter l'un à l'autre au sujet de Jean, la mère reprochant surtout le laxisme du père, et inversement, le père souffrant apparemment à travers Jean des critiques qu'elle leur adresse, bien qu'elle exprime une part d'admiration pour leurs facilités à s'accommoder des contraintes de la réalité. Elle avoue ne plus supporter que « *tout repose sur elle* » et elle « *n'a plus confiance* ».

Les entretiens individuels préalables mettent en évidence une capacité de maniement de la parole chez Jean, en lien avec son niveau socio-culturel et son intense besoin de « séduction », qui fait craindre l'enlisement d'un travail psychothérapique en face-à-face, dans des échanges sans portée réelle et c'est avec l'assentiment des parents et de l'adolescent que nous proposons une prise en charge par le psychodrame individuel.

Dès la première séance, le thème qu'il propose, à partir d'une expérience qu'il a vécue dans son collège, est le tournage d'un film dont lui serait le metteur en scène. Où l'on voit que la difficulté pressentie d'une mise au travail du sujet dans son rapport à ses troubles se retrouve aussitôt répercutée dans le psychodrame, dans lequel Jean va se donner le rôle central du directeur d'acteur et du cameraman doté « *d'un matériel ultra-performant* ». L'intérêt même du psychodrame est de faire intervenir de l'hétérogène dans les tentatives de clôture des fantasmes autour d'une satisfaction libidinale imaginaire, puis d'en révéler la tendance inconsciente dans son interprétation. Les co-thérapeutes jouant chacun un aspect conflictuel (la star capricieuse qui résiste au désir du metteur en scène, le preneur de son qui veut prendre la place d'acteur, les protestations des techniciens qui ne veulent pas être dirigés) fournissent leur interprétation qui met en difficulté Jean pour s'octroyer le rôle grandiose qu'il se promettait de jouer : Spielberg.

La reprise de cette scène avec le thérapeute meneur de jeu lui permet d'exprimer son désarroi sous une forme qui montre la proximité du fantasme avec la perception du réel : « *je ne serai jamais un grand metteur en scène* ».

Il associe très rapidement et très aisément, il met en relation la problématique qui s'est dégagée du jeu et celle qu'il rencontre dans sa vie à savoir la volonté de « *tout gérer* » : les copains, les filles, ses parents, ses devoirs ; et l'impossibilité d'y arriver. « *Il voudrait tout gérer mais ça ne se passe jamais comme il le voudrait, il a peur de ce qui lui échappe* », de ce qu'il ne peut pas maîtriser, en particulier les réactions des autres qui sont imprévisibles et incontrôlables – cela l'angoisse : « *ça me tord dans le ventre* ». L'insistance de Jean sur la comparaison avec ce qui se passe à la maison, où il est confronté aux disputes de ses parents, montre la proximité d'**une scène primitive** anxiogène dont il est à la fois le spectateur obligé et le prétexte, et dans laquelle il voudrait intervenir comme tiers séparateur. Il reste que, pour l'équipe de psychodramatistes, cette volonté manifeste d'emprise et le conformisme de surface semblent un masque à la violence des désirs séducteurs qu'il a du mal à contenir.

La séance suivante va se resserrer autour de la problématique de Jean concernant le rapport à la figure d'autorité incarnée par un professeur qu'il fait figurer dans une version dégradée, dépassée : « *voir jusqu'où il peut aller avec ce prof, tester les limites* ». Il va jouer « *l'élève mielleux, la lèche* » en face de ce prof débordé par l'insolence des filles, mais surenchérit en cynisme derrière son dos, et surtout ne supporte pas la compassion d'une élève jouée par l'une des co-thérapeutes : « *Chiqué ! Ce n'est pas vrai* » : le jeu scénique du prof malade et mourant provoque un afflux de violence verbale sur laquelle nous arrêtons le jeu.

La reprise montre chez Jean la difficulté à prendre de la distance vis-à-vis de ce qui a été joué et les fonctionnements clivés dans lesquels il semble prendre des positions extrêmes du côté de la loi, tout en laissant passer ses motions sadiques. Un jeu pour approfondir la portée de ce clivage permet à Jean de faire part de sentiments factices d'empathie dans les liens entre ados, mais avec une coupure drastique dans les liens intergénérationnels. On notera à l'issue du jeu : « *Il parle sans émotion, impression de fausseté-défense très forte, il comprend et entend ce qu'on essaye de lui faire passer mais reprend immédiatement la discussion en réinstallant son système de défense.* »

Ce qui pose problème à l'équipe dans l'élaboration des scènes psychodramatiques, c'est que Jean montre de plus en plus une jouissance à manipuler l'Autre, tout en tenant un discours après coup très normatif. L'exemple d'une scène secondaire, où il est en position d'arrêter ou de relancer avec un disjoncteur des autos-tamponneuses, illustre le peu d'attention portée à la souffrance de l'Autre. Il ressort de la scène tout excité, reprenant le dernier terme échangé : « *clac, clac !* », jubilation particulière d'avoir fait du mal à X., jouant une jeune fille qui avait peur et s'est blessée. Grand plaisir ; il aurait pu lui faire encore plus mal, « *gros sadique* » selon ses propres mots, il interrompt surtout le jeu quand se forme un couple dans les acteurs, pour les séparer.

Il se reprend également sur un ton posé assez faux pour dire : « *Ce n'est pas bien !* ».

Le meneur lui propose d'associer, il lui demande si cette scène lui fait penser à des choses qu'il vit ou rencontre. « *Oui, c'est pareil que quand je sors avec une fille, ça se passe de la même manière "clac clac !", un coup ; ça marche et puis ça s'arrête et puis ça repart et ainsi de suite* », quand il y a plainte de la fille « *ça s'arrête et ça reprend après* ».

« *Comme au collège également où j'ai besoin des remarques extérieures pour que ça reparte (les remontrances des profs, le conseil de classe, le bulletin) et entre, le travail diminue.* »

À partir de ces éléments extraits des séances, nous pourrions indiquer la sensibilité particulière de l'adolescent à vivre le rapprochement affectif des personnages dans des éprouvés d'excitation qui montrent leur sexualisation et la fonction dérivatrice de l'agressivité pour endiguer l'envahissement émotionnel. La mise à distance et le sadisme forment un barrage contre les vœux incestueux et parricides, la dépendance de l'autre et à l'autre sont des menaces équivalentes de l'intégrité du Moi, qui se clive pour maintenir une distance à l'objet supportable.

L'évolution de la prise en charge s'oriente alors vers la problématique œdipienne, en tant qu'elle est le reflet de ce que Jean perçoit dans les liens réels des parents, et la conflictualité qui est sous-jacente à son fonctionnement psychique : Il propose une scène où la mère va reprocher au père son désintérêt, son infidélité. Il veut jouer le papa pour voir « *ce que ça fait* ».

La scène l'implique dans une rivalité avec le fils aîné qui semble le déborder au point d'arrêter le jeu par risque de passage à l'acte. Ses dénégations sur l'impact de cette scène (« *je suis un bon acteur!* ») montrent à quel point l'émotion suscitée a besoin d'être tenue à distance. Les affects mobilisables chez Jean sont souvent dévitalisés et exprimés dans une dimension d'utilitarisme (« *il faut qu'ils restent ensemble pour qu'il y ait de l'argent à la maison* »). Il joue pour pouvoir maîtriser l'autre et à chaque fois que ça lui échappe il est très déçu. On retrouve l'indifférence à la plainte voire le rejet violent, il ne supporte pas la souffrance et notamment les pleurs. D'ailleurs, il ne veut plus revenir et parle de reprendre les entretiens en face-à-face qui sont *« mieux ».*

Lors d'une dernière séance avant Noël, l'impression de « faux self » déjà fortement ressentie par l'équipe va être abordée autour de la mise en scène d'une fausse joie de la réunion familiale. Jean propose de la fausseté, du faire semblant. Le jeu est poussé à l'extrême dans la mise à jour des enjeux antidépressifs de cette élation maniaque. L'adolescent est lui-même désappointé de se voir renvoyer ses sentiments (auto)dépréciatifs. Dans une reprise après la scène, Jean s'exprime par généralité, mais indique toutefois que « *parfois il le faut pour être aimable ; par exemple quand quelqu'un raconte une blague qui n'est pas drôle, on fait semblant pour lui faire plaisir* ». Ces éléments de prise de conscience, loin de favoriser la réduction de ce décalage, vont entraîner une méfiance plus grande de l'équipe à son égard.

Selon elle, le patient est « *énervant* ». Il fait usage de défenses assez maniaques, (arrivé très pâle, il tient absolument à jouer la joie), la fausseté ne le dérange pas si elle lui permet d'échapper aux sentiments dépressifs qui menacent à tout moment de le submerger.

« Tant qu'on peut y échapper, c'est mieux ». N'aurait-il pas été plus pertinent d'insister sur l'authentification des affects dépressiogènes ?

Le meneur de jeu lui fait remarquer que cela fait plusieurs jeux où *« il a du mal à trouver sa place comme il le dit lui-même »*. Jean approuve.

Cette question de trouver sa place sera reprise après l'interruption des vacances de Noël avec Jean, comme si elle pouvait sous-tendre cette attitude fausse qui semble s'imposer à lui et le parasiter.

Le jeu mis en place explore les différentes positions face à un débordement pulsionnel (une alcoolisation collective) et c'est dans les oppositions classiques entre passage à l'acte dangereux et crainte du Surmoi que Jean mobilise l'équipe de 'psychodramistes' en montrant ses difficultés à se situer, et surtout son déni du risque par peur de la punition : *« c'est pas grave ! »*, formule qui exorcise en même temps le danger vital et le jugement de condamnation morale. La même question est reprise sous un angle d'une « éthique individuelle » face à la discrimination subie quand on n'est pas *« comme tout le monde »*. Jean est manifestement très touché par le changement brusque de personnalité joué par un co-thérapeute, il reprend : *« qu'est-ce que c'est que le vrai moi, c'est vrai qu'on ne sait jamais vraiment en fait »*. Le jeu avait mis à jour les aspects désinhibiteurs du rôle joué sur un mode factice, et Jean s'interroge sur la souffrance masquée que la personne ne voudrait pas montrer : *« On choisit d'être comme on est, y'a des gens où on voit pas qu'ils vont mal. Ils le cachent et gardent tout pour eux jusqu'au jour où ça craque et ils pleurent et ne veulent pas dire pourquoi. J'en connais des comme ça, il faut les forcer pour qu'ils admettent que ça va pas vraiment. »*

Claude Savinaud : *« Il vaudrait mieux cacher ses souffrances, de peur de ne pas être pris au sérieux, voire de ne pas rencontrer une véritable écoute ?* »

Jean : *Quand quelqu'un va mal et qu'on l'écoute, on fait comme si on découvrait son problème alors qu'en fait, on est déjà au courant on écoute un peu "comme ça", on est un peu forcé de le faire.*

C. Savinaud : *On fait en quelque sorte semblant d'écouter ? Une écoute qui n'en serait pas une ?* »

Cet aspect du déroulement de la prise en charge montre le retournement intégral de la scène psychique sur la scène psychodramatique, où le Sujet en proie à ses fantasmes de toute-puissance en vient à interroger le « *faire semblant* » du jeu comme une forme de manipulation de l'adulte qui sait tout et reste indifférent aux difficultés de l'adolescent.

Ce genre de retournement n'est certainement pas exceptionnel et l'on peut se demander s'il n'est pas l'effet du transfert, avec son double impact de révéler à l'Autre ce qu'il en est de son fantasme et de le méconnaître foncièrement, de faire comme si l'on n'en voulait rien savoir (au sens du refoulement). Moment essentiel de la saisie de la problématique pathologique dans le transfert dont va dépendre la poursuite du travail entrepris.

L'équipe de psychodramistes : *Cette fois-ci la parole est plus authentique ; il parle un peu même si son ton reste très détaché et que la voix est faussement assurée. Il lutte toujours contre les angoisses et la dépression, mais son jeu est moins dans l'excitation et dans la défense maniaque. Pourtant son apparence signe que ça va plutôt mal, il est très pâle, hirsute ; il a proposé un thème festif en premier jeu, il veut être joyeux à tout prix, il ne se pose aucune interrogation sur la fin du collège, des amitiés, s'intéresse plus à la fête, l'alcool et la transgression des règles posées par les parents...*

La mise en abîme du deuxième jeu l'a beaucoup plus touché.

L'élaboration du fantasme de transfert est certainement ce qui requiert la plus grande attention, dans la mesure où il est certainement à l'articulation nodale des conflits psychiques. Si, dans les névroses, le transfert porte sur la figure du père dans sa fonction symbolique, le fantasme de castration, qui en est le support, prend des teintes d'ambivalence où l'idéalisation du thérapeute va se conjoindre à la soumission à la règle fondamentale pour contrer l'émergence de significations nouvelles, pouvant apporter une modification de la position subjective. L'adolescent peut parfois s'en défendre en prenant des distances par rapport au cadre, éprouvant dans l''acting-in et out' la possibilité d'échapper à la répétition de la contrainte exercée par la psychothérapie. Cette stratégie permet de répondre à deux exigences, celle de la contrainte de répétition des symptômes et celle des séances. Mais aussi elle est une manière de tester l'engagement de l'adulte autant que de vérifier l'indépendance acquise de ses propres processus de pensée. (S'agirait-il là du fantasme plus « maternel » de dépendance à l'objet dans le transfert, qui serait perlaboré dans les menaces de ruptures avec le cadre thérapeutique ?)

Jean évoque sa difficulté de plus en plus importante à venir aux séances, prétextant le fait que ses parents le poussent à poursuivre mais que lui ne voit pas les effets de ce travail : « *Je vois bien qu'il y a quelque chose qui se répète dans toutes les scènes qu'on a jouées, dans la façon dont je me sens obligé d'aider ceux qui sont en difficulté ; à chaque fois, comme il y a beaucoup de sollicitations différentes, je ne sais pas qui aider en premier, je n'arrive pas à trouver ma place*. »

On propose que cette question soit travaillée à partir d'une scène et c'est le thème de l'empêchement de sortie qui est proposé par Jean, l'adolescent(e) se voyant obligé(e) de rester avec sa mère alors que ses copains viennent la chercher. (Il fait partie des copains dans le jeu).

L'étonnement de Jean à l'issue du jeu, où tous décident de rester avec l'adolescente, est-il à mettre au compte d'une reconnaissance de l'investissement de l'équipe à son égard, (transformée en groupe de copains) ou bien surgit-il des interpellations concernant ses liens à sa mère, qu'il pense indestructibles, comme elle ? Ou bien encore, comme on en fait la remarque dans la discussion de la séance, l'expression de l'ambiguïté sexuelle de l'image de l'ado, déjà évoquée dans la séance précédente sous l'appellation de « gay », et qui revient dans l'image féminisée et passive jouée par la co-thérapeute dans le personnage de l'adolescent(e) obligé(e) de rester avec sa mère. Peut-être a-t-il tout simplement l'impression que la dérive du jeu scénique l'empêche de réaliser son fantasme : se détacher de toute dépendance à l'adulte – la mère – comme la thérapie qui semble de plus en plus imposée par elle.

Il amène des inquiétudes et des angoisses plus vraies concernant la peur d'être abandonné et d'être rejeté par les autres, les craintes face à la perte des repères sexuels féminins-masculins.

Le contre-transfert est assez négatif de la part des co-thérapeutes qui font face à des difficultés à concentrer leur attention sur son discours, à ne pas s'endormir. Le meneur de jeu fait part de sa propre difficulté à se saisir de ce qui est amené par Jean dans le jeu, de peur de s'enfermer dans une contre-argumentation. (Notamment, la menace d'arrêt des séances par Jean contraint le meneur à ne pas interroger sa difficulté à « quitter sa mère » pour rencontrer l'équipe thérapeutique, alors que le refus de poursuivre signerait un retour au *statu quo*).

Les deux séances suivantes sont espacées dans le temps par des vacances et probablement par des séances manquées. Elles renouvellent les interrogations soumises par Jean au cours des jeux psychodramatiques précédents. La rivalité fraternelle est au-devant de la scène, le frère aîné tentant de se détacher du cadet, présenté comme sexuellement immature : « *moi je suis le fils de mon père et toi tu es le chouchou de maman* ». Cette maturité sexuelle est interrogée au regard des troubles présentés. La séance suivante reprend ce même thème, en l'augmentant d'une rivalité phallique entre garçons, ce qui débouche sur des problématiques de gémellité et d'indifférenciation : « *Je suis jaloux de lui, il est jaloux de moi, y'a une "jalouseté". J'ai l'impression que mon petit frère prend ce que j'étais avant.* » Récit d'une bagarre entre eux : « … *il a enchaîné coup sur coup, on ne peut pas répondre, soit on dit un mot vulgaire, soit on réfléchit, soit on s'écrase* ». Le transfert négatif semble s'imposer sur une figure rivalitaire/conquêtes féminines.

Commentaire :

On peut concevoir que cette problématique rencontre des difficultés (en termes de déni et de clivage) liées à ce type de trouble dans un cadre psychodramatique individuel, et il aurait peut-être été plus judicieux de « l'immerger » dans un groupe d'ados que de lui proposer cette place de maître exclusif du jeu des adultes.

Cet adolescent me demandera à plusieurs reprises de cesser le psychodrame, décision renvoyée au jeu de la séance suivante, toujours esquissée par de nouveaux scénarios de rupture (le couple parental divorce, le patient se suicide, etc.), qui sont en eux-mêmes des moyens de signifier, ou de suggérer au thérapeute les craintes motivant cet arrêt. Pour finir, une entrevue en fin d'année avec les parents et l'adolescent conclura à l'arrêt de cette prise en charge. La mère trouve le traitement « *pas assez punitif* » à son goût, le patient confirme devant ses parents qu'il reconnaît les sentiments d'angoisse ou de culpabilité éprouvés, en venant au psychodrame pour les mettre en scène, mais se conforme à la décision de la mère derrière laquelle il se retranche pour éviter le conflit avec elle. Ce parcours, qu'on peut juger incomplet, débouchant sur un *statu quo ante,* peut cependant constituer un jalon dans l'histoire de cet adolescent. Souvent, ces rencontres assez éphémères produisent plus de repères durables dans l'après-coup qu'on ne pourrait le supposer sur le moment. Et certains adolescents ou parents reprennent contact pour en témoigner. Ce qui a été ébauché dans ces moments n'est pas resté sans lendemain, et c'est au(x) thérapeute(s) de gérer leur propre insatisfaction au regard du processus enclenché par l'adolescent, à charge pour lui de le poursuivre « ailleurs ». C'est une des caractéristiques du travail thérapeutique auprès d'adolescents, pas toujours facile à assumer dans un collectif soignant. Et c'est certainement, pour une part, la difficulté du meneur de jeu à assumer devant ses collègues le risque d'un arrêt en cours de prise en charge, qui lui fait différer la prise en compte de cette demande pendant le traitement, au risque de précipiter son dénouement. Prendre « congé » de l'équipe psychodramatique était probablement l'amorce jouée d'une séparation de la mère, tout en lui donnant « raison » en apparence sur l'impossibilité de 'psychiser' la séparation sans acter cette rupture.

II-2 Les prises en charge familiales

On n'entrera pas dans les différences de pratiques selon les obédiences psychanalytiques, systémiques ou cognitivistes, lesquelles se subdivisent elles-mêmes en courants conceptuels variés selon l'apport de chaque auteur.

a) Le principe général

Prendre en compte la famille comme un ensemble de fonctionnements psychiques individuels dont la résultante dépasse la somme de ses éléments. Les liens entre ses membres constituent des interactions qui véhiculent des messages infra-verbaux, des représentations fantasmatiques. Les troubles manifestés par un ou plusieurs éléments du groupe familial résultent de sa dynamique psychopathologique interne globale.

Ces aspects familiaux ayant déjà été abordés dans la deuxième partie de l'ouvrage, à la fin du § II – 3 : « *Le terrain d'expression de cette sexualité*, nous effectuons la distinction entre les thérapies familiales au sens strict et l'approche clinique d'une écoute de la famille concernant les troubles de l'ado A.V.S. Les thérapies familiales sont des dispositifs thérapeutiques complets, nécessitant un cadre préétabli et l'engagement de l'ensemble des membres de la famille dans le processus thérapeutique.

On pourra s'inspirer de ces dispositifs originaux dans les entretiens d'exploration des problématiques familiales (entretiens familiaux), en utilisant des repères théoriques et pratiques choisis en fonction du type de problème abordé dans la rencontre avec l'ado sexuellement violent et sa famille.

Les aménagements, quant au but poursuivi et les moyens nécessaires pour l'atteindre, doivent respecter l'idée plus que la lettre de la règle du dispositif. La présence de quelques membres seulement, voire de l'adolescent et l'un de ses parents à défaut des proches ou de la fratrie, peut s'avérer suffisante à soutenir cette approche qui reste cependant interactive et intersubjective.

Dans beaucoup de cas, les entretiens familiaux ne sont ni trop difficiles à mettre en place, ni particulièrement sensibles à l'usure du temps. Principalement dans la période pré-sentencielle, ils permettent l'offre d'une écoute des protagonistes, au sein de la famille qui vit une crise mobilisatrice d'émotions, de conflits ouverts, surtout si l'acte vise un proche sous le même toit. Nous n'avons pas l'expérience d'entretiens de l'ado et sa famille menés en présence de la victime, mais certaines équipes préconisent cette formule comme favorable à la restauration du lien (« justice restauratrice ») et à la reconnaissance par l'auteur des conséquences psychiques du préjudice.

Les seuls obstacles matériels peuvent être l'éloignement, le refus de certains membres de participer activement, toute objection qui mérite d'être versée au dossier de la prise en charge comme élément diagnostique significatif, et peut se travailler au cours de la prise en charge.

La richesse clinique des entretiens apparaît une source inépuisable de renseignements pouvant éclairer non seulement les circonstances, mais aussi les ressorts inconscients du passage à l'acte. Cependant, s'il est assez peu contrôlé par les protagonistes, ce déploiement peut s'avérer bientôt inopérant car la réceptivité aux élaborations ne résiste pas longtemps à l'impact confusionnant de la culpabilité collective et de son déni. C'est le cœur de ce type de travail de restituer le sentiment de responsabilité personnelle contre les effets dé-différenciateurs de la honte. (« *On a honte pour lui* »).

Le ressenti intime face à un acte à connotation sexuelle vient questionner les parents dans leur relation de couple, leur trajectoire personnelle ou la construction de la parentalité. Mais le thérapeute ne peut y être insensible, quelle que soit son expérience, et la difficulté peut résider principalement dans le fait d'avoir à se situer dans les coordonnées de sa propre histoire subjective et familiale, sans en avoir effectué au préalable un travail personnel dans cette forme de thérapie.

b) Le rôle de la famille dans la mise à jour de la violence sexuelle

Compte tenu de l'âge des auteurs, mais aussi de notre expérience de psychothérapeute d'adolescents, nous avions pris le parti de ne pas « plaquer » sur ces situations le schématisme des théorisations sur la violence sexuelle des adultes. Nous avons essayé de construire, avec le Sujet et sa famille, une compréhension psychodynamique de ces passages à l'acte, sans pour autant les réduire à un simple avatar du processus pubertaire individuel.

Le travail d'élucidation de l'acte passe donc par l'exploration des mécanismes intrapsychiques et de leur contexte relationnel. Il vise à une subjectivation plutôt qu'à une objectivation des faits. La famille n'est pas examinée sous l'angle de son efficience fonctionnelle, mais comme un ensemble fictionnel de relations évolutives entre ses membres.

En effet, nous soutenons l'idée qu'une prévention de la récidive passe par la restauration d'un lien entre l'évènement et l'histoire familiale singulière des « auteurs », leur permettant de s'approprier *a posteriori* l'acte. Nous ne négligeons pas pour autant les effets correcteurs sur leur trajectoire, proposés par des approches éducatives.

Concernant la responsabilité des « auteurs », la question se trouve paradoxalement éludée par l'acte. La méconnaissance des frontières intergénérationnelles et sexuelles est imputée à un auteur identifiable : l'adolescent, alors qu'elle est souvent partagée par chacun dans la famille.

Du point de vue psychanalytique :

Rappelons brièvement que l'histoire de l'adolescent est toujours marquée d'une rupture entre la période infantile, reliquat d'un passé estompé par la phase dite de « latence », la « pré-histoire individuelle et familiale » et la période actuelle chaotique, traversée par la poussée pubertaire. Ces étapes peuvent être évoquées par les parents en présence de l'adolescent à l'occasion de cette rencontre. Un passé souvent confus, refoulé ; un présent marqué par l'acte dont il constitue un point de butée...

Donnons succinctement un aperçu de situations observées lors de ces entretiens à visée diagnostique :

– Du côté des parents, car ce sont souvent eux qui prennent la parole en premier, il est remarquable qu'ils tentent souvent d'en donner un récit rétro-prédictif de l'événement actuel, en accentuant les effets traumatiques de séparations antérieures, au besoin, en mettant en cause le conjoint ou le parent défaillant comme ayant « perverti » éducativement l'enfant, voire en le soupçonnant de séductions précoces. La théorie du traumatisme sexuel dans l'enfance est une hypothèse hasardeuse mais efficace quand il s'agit de déplacer l'angoisse, de la situation actuelle aux ressentiments, aux déceptions antérieures ou aux difficultés éducatives anciennes.

– Surgit parfois aussi dans leur discours, à travers l'incompréhension de la conduite de l'adolescent, le rejet de sa personne en des propos qui montrent le poids d'une agressivité mal contenue ayant produit précocement des distorsions profondes dans le lien intrafamilial.
– Mais cette violence n'est pas univoque. L'adolescent est présenté parfois comme un ange déchu, un enfant plein de promesses, un petit « monstre » adorable qui devient franchement inquiétant, une *« pauvre victime »* autant des autres que de lui-même…
– À quelques occasions, suffisamment pour nous interpeller, il nous a semblé que le discours du ou des deux parents était infiltré par des tendances quérulentes revendicatives, où les défaillances des pouvoirs publics, des institutions éducatives ou de soins consultées antérieurement prenaient le devant sur l'interrogation du groupe familial sur le sens de cet acte (des « mauvais conseils », des travailleurs sociaux aux ingérences abusives, des structures d'aide éducative ou de la Justice, et jusqu'au « département, à la mentalité collective…, au climat !)
– Notre surprise fut de constater que les adolescents pouvaient tout à la fois jouer de cette défense procédurale tout en tentant de s'en démarquer dans une alliance plus ou moins réversible avec le thérapeute.
– Le silence de l'adolescent sur son acte est la règle, pas seulement à cause de la présence du parent ou d'un étranger (le thérapeute), vite assimilable à un enquêteur. Quelles que soient les stratégies (voir l'adolescent seul, parler de tout autre chose, insister sur la différence entre le judiciaire et le soin), l'impossibilité de mettre des mots sur les circonstances est la résultante d'une béance ainsi dévoilée, qu'on aurait tort d'assimiler trop vite à une alexithymie, un défaut de mentalisation.

Dans certains cas, l'acte se détache comme un non-sens provoquant un effondrement (Guillaume, cas n° 9, ado de 15 ans, violeur d'une petite fille, dont je ne verrai jamais les yeux cachés par une casquette à visière lors de notre première rencontre, mais qui répandait des larmes sans discontinuer dès qu'on lui adressait la parole). Dans d'autres cas, c'est l'objet d'une discussion pied à pied, avec des crises de rage et des mises au défi de prouver ce qui est dit, qui se déroule sous nos yeux sans que nous puissions intervenir…
– Enfin, et l'on n'a certainement pas épuisé toutes les formes de présentation possibles, c'est un « *noli me tangere* » qu'il faut endurer avec l'impression d'un jeu de dupes qu'il faudra rompre d'une manière ou d'une autre pour donner une chance à une vraie rencontre.

Féminité de la mère chez l'enfant et l'adolescent

Que la mère soit aussi une femme, ce n'est certes pas une découverte pour l'adolescent qui, dès l'enfance, aura dirigé vers elle le courant sensuel de sa libido sous couvert de l'immaturité génitale fonctionnelle. L'amour parfois le plus passionné s'enrichit d'une chasteté qui fait partie du prix à payer pour assurer la fantasmatisation de la possession imaginaire de la partenaire. La féminité de la mère est alors vécue par l'enfant comme une source de satisfaction. Par l'apaisement des tensions internes, elle contribue à la constitution d'un pare-excitation indispensable à l'organisation psychique.

La position phallique du petit garçon s'accommode généralement assez bien du mystère inviolable de cet autre maternel qui constitue la trame de fond de son fantasme et renforce les investissements autoérotiques du Moi.

Nous sommes ainsi amenés à nous interroger après d'autres[96] sur une « *neurotica* » spécifique de ces situations cataclysmiques comme si elle résultait d'un transfert intégral d'une pathologie du ou des parents sur l'enfant. Mais cette pré-histoire, avec sa chronologie reconstruite dans la séance, s'avère plutôt comme un mythe présidant à la destinée de la famille dont l'adolescent est l'objet sacrificiel. Les parents semblent de tout temps savoir que « *cela se terminerait comme ça, que c'est ce qu'ils avaient toujours redouté qui arrive, comme dans leur pire cauchemar...* ».

La dialectique ordinaire des rôles maternels et paternels donne à cette imago une portée limitée, relative à la perception et la représentation interne du différentiel entre masculinité et féminité que l'adolescent a constitué psychiquement. L'influence directe et actuelle du « *pubertaire parental* »[97], c'est-à-dire de la manière dont les parents sont réinterrogés dans leur sexualité par l'adolescent, n'est cependant pas à négliger.

Dans les problématiques adolescentes que nous avons rencontrées lors de nos consultations, il nous semble que l'abus sexuel intrafamilial met à jour de façon récurrente une distorsion du rapport à l'objet maternel, sous des modalités fort diverses.

Elles vont de la participation directe ou indirecte à la vie sexuelle maternelle (prostitution domestique, déchéance et promiscuité) à l'exposition par la mère, dans un délire mystique, de sa fascination-répulsion pour une sexualité diabolisée, en passant par l'entretien d'une relation exclusive de couple mère-fils, basée sur la séduction narcissique ou l'emprise. D'autres exemples ne

---

[96] BALIER Claude, « La violence à la lumière des processus adolescents », in *Adolescence*, t. 16, n° 1, 1998, p. 117-126.
[97] GUTTON Philippe, *« De l'obsolescence »,* in *Adolescence*, t. 10, n° 2, 1992.

feraient que confirmer la défaillance de l'objet anaclitique à se constituer comme support du narcissisme primaire permettant de supporter l'absence ou la perte jusqu'au rétablissement du lien objectal. Les exemples fréquents de passages à l'acte ayant lieu dans la proximité immédiate des parents de l'auteur et de la victime (fêtes familiales, etc.) pourraient servir d'indices de cette difficulté à être seul en présence de la mère (Winnicott).

Le dévoilement de l'acte est souvent l'occasion de la réitération de la mise en scène des conflits conjugaux antérieurs ou du déni de l'autorité paternelle. Il met aussi fréquemment en évidence le lien dépressif ou anxieux ancien entre la mère et l'enfant, ou l'irruption récente d'un deuil, d'une perte ou d'une mise à l'écart pour un enfant puîné. La plupart du temps celui-ci, ou un autre équivalent, est pris comme victime expiatoire du conflit, soit parce qu'il est vécu comme rival, soit parce qu'il représente l'image infantile mal aimée de l'adolescent « mal aimant » qu'il faut détruire.

Nous pourrions aussi ajouter l'existence d'un lien intergénérationnel pathologique de l'un des parents retentissant directement sur l'adolescent placé en position de « messager » de cette histoire qui le dépasse et dont il est la victime expiatoire.

La litanie des situations pathologiques rencontrées ne saurait suffire à conforter une explication causale directe, puisqu'elles peuvent tout aussi bien donner lieu à des formations symptomatiques qui n'impliquent pas automatiquement le passage par l'acte sexuel.

L'occurrence de l'acte délictueux ou criminel n'est certainement pas une affaire de hasard : l'agression sexuelle vient marquer les situations familiales évoquées à un point précis d'impasse dans laquelle le Sujet est pris.

L'insistance de Mélanie Klein sur le rôle de l'envie excessive dans les problèmes de promiscuité sexuelle nous conduit à distinguer un clivage normal de l'objet et la confusion entre le bon et le mauvais objet par sa trop grande proximité. Le clivage normal assure l'évolution œdipienne, vers le repérage de l'interdit et du permis. Le clivage pathologique ne permet pas le mécanisme de réparation de l'objet, du fait de l'empêchement porté sur l'expression du sentiment de détresse. La confusion de zone érogène entre avidité orale et génitalité provoquerait l'envahissement compulsionnel de la sexualité[98], la nécessité de l'éloignement de l'objet originel entraîne alors une dispersion sur des objets dévalorisés pour éviter la haine à l'égard de l'objet maternel.

Dans les cas travaillés en premier lieu[99], le débordement signé par le passage à l'acte dans l'abus sexuel de l'adolescent correspondait à un lâchage de l'objet maternel, un vécu infantile chaotique et/ou à l'emprise de la figure d'autorité sur la position virile dont l'adolescent vivait la présence comme une dé-privation.

Si la figure du Surmoi emprunte l'apparence du parent trop intrusif, donc excitant, seules les manifestations de soumission *hic et nunc* à la parole oraculaire de la justice, convoquée par l'acte, expriment l'empiétement de l'Autre[100]. Cet Autre incarne le surmoi comme un mauvais objet interne et non une instance supportée par l'objet parental de transfert. Le « transfaire » sur l'objet, orchestré par le passage à l'acte, est une manière de s'en débarrasser.

Cette abolition, constatable directement dans l'impossibilité de reconnaissance de l'acte par son « auteur », pourrait trouver sa correspondance dans

---

98 KLEIN Mélanie, *Envie et gratitude*, Paris, Gallimard, 1968.

99 SAVINAUD Claude, « Les auteurs de violences sexuelles, des adolescents comme les autres ? », *revue ANAE*, n° 81, 2005, p. 27-33.

100 GUTTON Philippe, *Adolescens*, Paris, PUF, 1996, p. 179 et p. 209 : « … les ratés de la subjectivation expriment une inclusion, une incorporation des lacunes de l'histoire parentale… ».

la *forclusion* de l'histoire subjective parentale, concernant le Sujet. Le vide laissé par l'absence d'une « histoire infantile » (Nathan, cas n° 4) ou l'excès de l'histoire parentale (Bernard, cas n° 7) aspirent l'énergie pulsionnelle dans le « maelström » de la dé-subjectivation. N'ayant pas de place lisible c'est-à-dire articulable *avec* les signifiants du discours parental, l'adolescent n'y jouerait qu'à les reproduire à travers sa personne, au mieux pour les faire advenir, au pire pour les répéter compulsivement.

Comme nous le supposons, le choix d'une identité sexuelle implique chez l'adolescent la possibilité de se représenter la scène primitive dans une extériorité qui l'installe dans une position non incestueuse. Thomas (cas n° 2) nous paraît aux antipodes d'une telle fantasmatique. Non seulement elle n'est pas figurable (« *je ne peux pas imaginer mes parents en train de s'aimer* »). Mais de plus, le déni maternel du tiers – le père – équivaut à son exclusion. Thomas semble, à la faveur de cette faute, tenter de réunir les parents ensemble « sur son dos ». Le passage à l'acte déclenche une interrogation sur l'irréparable de la faute, qui est une manière de mentaliser ce qui, dans la destruction de l'autre, viendrait se répéter d'une histoire transgénérationnelle non dite, mais inscrite à l'état latent dans son corps. Le fantasme exprimé serait qu'il devrait en revivre les étapes pour en modifier le cours.

L'adolescent tente de dégager un espace psychique propre, où l'acte et la pensée n'auraient plus comme référent interne le père ou la mère intériorisés dans leurs interrelations fantasmatiques. Ce qui est rejeté dans la réalité de l'acte réapparaît sous la forme d'instances surmoïques transférées sur le thérapeute capable d'en supporter la culpabilité résiduelle. L'instance surmoïque jouirait donc pour son propre compte de cette suspension de la retrouvaille de l'objet hétérosexuel en maintenant dans un statut d'*infans* l'adolescent obligé de ne ressentir que la souffrance de son manque qu'aucune fantasmatisation ne viendrait relayer.

Le divorce des parents n'apparaît pas seulement comme un élément de rupture du milieu familial mais comme un processus de désaffiliation : « *Être seul (enfant), c'est le signe que le mariage est raté* » nous dit Thomas. Mais cette recomposition imaginaire de la filiation nous apparaît comme autant de sutures de la béance ouverte par le changement pubertaire actuel. Nous interprétons ces « changements » qu'il voudrait opérer après coup dans l'histoire de sa famille comme des tentatives pour réparer l'**irrémédiable** des conflits ouverts par ses actes, répétant les changements dans son propre corps dont il n'arrive pas à retrouver la cohérence.

L'adresse de cet acte s'avère alors en direction des parents, qui se trouvent mis en défaut dans leur qualité de protecteurs de l'enfant agressé mais aussi de l'agresseur. Si cette défaillance est parfois repérable dès avant l'acte, certains parents « tombent de haut » devant la violence des faits, dont ils se sentent ou non responsables.

Aucune histoire familiale n'étant réductible à une autre, un facteur déterminant, concernant la **position féminine incarnée par la mère**, semble être le dénominateur commun de ces situations cataclysmiques.

Cette position féminine, incarnée par l'image maternelle, vient à être interrogée par l'adolescent du côté de la re-sexualisation génitale du lien infantile, contemporaine de l'émergence pubertaire dans ses composantes incestueuses et parricides. La sexualité se trouve de nouveau au carrefour des angoisses primitives concernant la perte de l'objet et des craintes actuelles dans la relation à l'autre sexe, indiquant par sa différence le site de la castration.

L'adolescent se trouve ainsi confronté à une énigme, celle de la castration de l'Autre, qui retentit sur la sienne comme une menace de rétorsion, mobilise des affects d'angoisse auxquels le sujet réagit par le passage à l'acte.

Du point de vue systémique :

L'approche suppose l'adhésion à une procédure par laquelle chaque membre se trouve impliqué dans les entretiens familiaux, et dont l'objectif est la mise à jour des moyens propres au système familial pour s'autoréguler. Parmi les moyens, on trouve :

1) la triangulation qui permet à chacun de repérer comment ce qui est adressé par l'un à un autre est interprété par un troisième comme métacommunication modifiant sa conception de sa relation aux autres : discours sur le discours assignant à chacun une certaine place, entre émetteur, récepteur et sujet du message.

2) La mise en évidence de mythes familiaux se répétant dans les conduites de façon automatique, dans une transmission transgénérationnelle.

3) Le travail sur les frontières intergénérationnelles dans les ensembles fusionnels ou dissociés.

Bien d'autres aspects du fonctionnement familial ont été décrits par les recherches systémiques. Dans cet espace d'exposition limité, nous ne pourrons qu'en donner un bref aperçu.

Nombre de relations dans la famille peuvent avoir une connotation sexuelle, du fait de la promiscuité, de l'absence de contrôle parental, de carences culturelles ou affectives. Cette sexualité peut se présenter sans caractère abusif. Du moins, la contrainte exercée peut être graduée, de la simple « curiosité développementale », jusqu'à l'absence de consentement.

Même dans les cas où la victime est totalement extérieure à la famille, le message subliminal véhiculé par l'acte s'adresse par déplacement à ses membres, pris individuellement ou/et globalement. En effet, l'agression sexuelle aura toujours la dimension d'une transgression des règles internes de la famille, ou de leur application « pervertie » en direction de l'extérieur, car elle est la matrice des interdits concernant la sexualité.

La prise en charge familiale peut coexister avec des entretiens individuels, des modalités d'accompagnement social ou pédagogique. Mais elle n'est pas forcément accessible à tous dans toutes les situations.

Ces rencontres familiales donnent l'occasion à l'adolescent d'entendre les valeurs de sa famille, la place réservée à la transgression commise et aux lois.

Les interpellations des co-thérapeutes n'ont pas pour but de reconstituer l'histoire de la famille, mais de mettre en exergue des aspects qui peuvent faire sens dans le travail de reconstruction de la réalité et des représentations.

Il est parfois difficile d'appliquer l'ensemble des règles de ce type de cadre. Les entretiens peuvent se limiter à un seul des parents, les deux si possible. La fratrie peut être convoquée, mais cela présente nécessairement des mises au point sur les motifs de leur présence. Il semble que la première visée soit celle d'un recadrage du fonctionnement familial, qui peut être poursuivi par une mise au travail de différentes hypothèses sur les liens de soumission, de loyauté, d'alliance ou de coalition par la famille elle-même. Mais le premier stade d'explicitation de l'acte dans son contexte est déjà un objectif important dans la prise de conscience des enjeux de la transgression.

La mise en évidence du « référent symbolique » peut être partiellement ou totalement détruit, ou s'avérer au contraire hypertrophié, tyrannique.

Illustration clinique

La problématique d'un adolescent agresseur sexuel (Fabrice, cas n° 30, déjà présenté en première partie, au § I) sera ré-abordée ici à partir du matériel clinique extrait d'un premier entretien familial. Il fait apparaître plus précisément plusieurs aspects déjà dégagés :

– L'étroite relation affective qui peut lier l'adolescent AAS à l'un de ses parents au détriment de la circulation de la parole au sein de la structure familiale,
– La violence comme résurgence de situations conflictuelles enkystées impliquant plusieurs membres de la famille,
– La transgression sexuelle pouvant provenir de constellations familiales où les liens sont l'enjeu de rapports de pouvoir par défaut d'une définition explicite des rôles.

L'entretien se déroule avec les deux parents et l'adolescent reconnu coupable pour le viol de ses deux sœurs de 14 et 11 ans. *(Extraits de la première séance d'entretien familial).*

– Le thérapeute : « On pourrait faire le point sur ce qui s'est passé ?
– Le père : Tout va bien jusqu'à présent, on est une famille normale, alors, avec ce qui s'est passé on a été obligé de se séparer de Fabrice. Depuis qu'il est en foyer, on a rétabli le lien. [...] Par rapport aux faits qui lui étaient reprochés, le placement en famille d'accueil, c'était des vacances, une famille d'accueil, c'était

plutôt pour lui apporter du bonheur, et nous, on pense qu'il fallait rétablir les choses, on a tapé du poing sur la table.

– Fabrice : Tu te goures avec ça ! C'est parce qu'il n'y avait pas de place en foyer.

– Le père : C'est exact ! ...

– Le thérapeute : Mais vous étiez d'accord ensemble pour reconnaître que ce n'était pas sa place ? […]

Les parents et Fabrice approuvent.

– Le père (se tournant vers Fabrice) : … à moins que tu veuilles le dire, pourquoi tu es là ?

– Fabrice : Je suis ici parce que j'ai fait... un viol sur mes deux sœurs (il indique leur âge).

– Le thérapeute : C'était dans la famille que ça s'est produit, donc ça explique l'éloignement décidé par le juge…

– La mère (en aparté) : ... ça a duré un an ! (avant qu'il le décide).

– Le père : Oh là là ! Y'a eu un amalgame… C'est ma femme qui a d'abord été mise en cause par la plainte de notre fille aînée ; moi, j'avais aucun doute sur elle (la mère) ; nous, on a imaginé plein de choses : est-ce que c'était un éducateur ?... Quand on écoute les émissions sur ce sujet, à chaque fois qu'il y a des attouchements, on dit que c'est le papa… et il va en prison. Alors, pour éviter ça, ma fille s'est dit que c'était Maman... et un jour, j'ai pris le temps d'en parler avec ma fille, elle m'a dit que c'était Fabrice... ».

– La mère et le père expliquent qu'il y a eu déclenchement d'une enquête sociale : « très vite bâclée, on a été directement mis en cause : on n'était pas de bons parents, néfastes pour la famille ! On n'a pas pu s'expliquer avec le juge. Mais, après le changement de Juge, il y a eu dialogue, mais le mal était fait !

– Le père : Avec la Juge, on s'est rentré dedans ! Avec un autre, le contact s'est mieux passé, le Juge a suggéré qu'il y ait un suivi psy, que Fabrice a d'abord dénigré puis après, il a « accepté ».
– La mère : Mais il en avait besoin !
– Le père : Il avait parlé de groupe, je ne veux pas être influençable, mais le groupe pouvait le mettre en danger. Tout doit rester secret à l'intérieur du groupe, mais se raconter devant les autres...
– Le thérapeute (explication) : On est pour l'instant en train de faire le point, et c'est nous qui déciderons ensemble si nous proposerons un groupe ou non.
– Le père : C'est qu'on nous avait parlé de soins médicaux, on a pensé que ça va être des médicaments, alors Fabrice et nous, on n'était pas pour, mais il a eu beaucoup de prises en charge avec des psychologues… ».
Les parents parlent des difficultés de Fabrice antérieures aux actes.
– Le thérapeute : « Avant, il y avait des conflits avec les petites sœurs ?
– La mère : Ça se passait chez soi et on s'est aperçu de rien !
– Le père : Le réveil a été brutal.
– La mère : Fabrice a toujours été suivi, en institution…
– Fabrice : C'était pire que ça, je faisais rien, je ne tenais pas en place sur ma chaise.
– La mère : Toujours, même petit, il a été instable...
– Le thérapeute (se tournant vers F.) : Quelque chose te tracassait ?
– Fabrice : Non, pas comme ça, je ne dormais pas…
– Le père : Dès qu'il a pris vie…
– La mère : Ça s'est dégradé quand il y a eu sa petite sœur.
– Le père : Fabrice, il a un caractère très souple, mais il

est très impulsif (« soupe au lait ») alors que sa sœur c'est tout le contraire, elle est « dure », mais elle est très calme. Ils sont à l'opposé.
– Fabrice : Qu'est-ce qu'il dit : “soupolé ?” Il parle pas le français, je comprends jamais rien de ce qu'il dit, il fait des phrases avec des mots qu'on comprend pas.
– Le père (poursuit) : Vous n'allez pas rencontrer de problème avec Fabrice, il est intelligent, il a de la réflexion, mais il est très franc, il dira les choses comme il les pense… On a rencontré Mme X. (service d'aide à l'enfance) qui voit les choses comme nous… si ce n'est le “petit ...”, enfin l'acte qui a été commis, il n'y a pas de souci avec Fabrice, c'est un garçon relativement normal.
– Le thérapeute (en direction de Fabrice) : Il n'y avait pas de problèmes entre vous ?
– Fabrice : Je ne parlais jamais. […] entre ma sœur et moi, il y a quatorze mois d'écart, c'était pas ma mère, c'était mon père qui prenait soin de moi.
– La mère : Il m'en a voulu que je ne m'occupe pas de lui.
– Le père : On avait un rythme de travail alterné, il fallait bien quelqu'un qui le prenne en charge…
– La mère : Je ne m'en souviens pas…
– Le thérapeute (se tournant vers la mère) : Vous étiez trop accaparée par les plus jeunes ?
– La mère : Je ne m'en suis pas rendue compte, il a toujours été très jaloux de ses sœurs.
– Le père : Il m'aime ; forcement, je suis son père, mais maintenant il l'aime aussi, sa mère, il s'est un peu déchargé de moi, mais je suis au-dessus, une sublimation, il y a ensuite sa maman avec un grand A., moi, je suis l'autorité, sa mère en a aussi mais pas pareil, Fabrice prend tous ses repères sur moi.
– Le thérapeute : Comment vous en êtes-vous occupé ?

– Le père : J'ai besoin d'avoir beaucoup de câlins, de contacts, de toucher, de bisous. Ma femme, elle a besoin de complicité, c'est le regard, pas le toucher… les deux côtés sont positifs. Avec sa mère, ça a une autre tonalité (émotion dans la voix) y'a plus d'amour, pas de câlins…
– La mère (en aparté) : Pas de déclamation.
– Le père (grandiloquent) : Jamais je ne laisserai personne me dire qu'on est des mauvais parents !, qu'on les a laissés sans surveillance... (diatribe contre les juges qui feraient mieux de regarder chez eux).
– Le thérapeute : Qu'est ce qui s'est passé à l'intérieur de la famille ?
– Le père : Oui, mais on nous a agressé, on a été jugé avant de nous connaître, on n'a pas le droit de juger l'autre, les parents ne sont pas à mettre en cause.
– Le thérapeute : Pourquoi n'y a-t-il pas eu de dénonciation des sœurs plus tôt ?
– Fabrice : Elles ont dit que je les avais menacées.
– La mère : Oui, elles avaient peur de Fabrice.
– Le père : J'avais toujours dit que le jour où j'aurais ça, il n'y aurait pas de jugement (évoque le meurtre possible de son fils, il expose ses difficultés à calmer son désir de vengeance, puis) c'est à nous de faire en sorte qu'il vive le mieux possible, c'est quelqu'un de bien.
– Le thérapeute : Vous vous reconnaissez en lui, vous trouvez des qualités…
– Le père : Je ne lui pardonnerai jamais, mais on recommence à vivre ensemble. »

Un commentaire littéral serait redondant par rapport aux thématiques abordées qui corroborent nos hypothèses, d'une violence dans un rapproché électif avec un parent qui se transpose en agressivité rivalitaire, du fait d'un flou dans les limites corporelles entre membres de la famille, de la dépression maternelle, etc. On sera attentif à la position du thérapeute, relançant les propositions de chaque participant en direction des autres membres de la famille, et offrant une scansion et des reformulations dans le récit collectif pour souligner les bouclages répétitifs du discours familial.

III- Remarques conclusives concernant les théories du soin sous contrainte

Au-delà des prérogatives immédiates du « judiciaire », qui concernent la sanction pénale et la réparation des préjudices, l'appareil législatif s'est doté d'un certain nombre de lois concernant les soins à apporter aux prévenus. C'est d'abord la loi de 1994 qui fait obligation au ministère de la Santé d'assurer des soins aux personnes détenues (SMPR, UHSA). Concernant les personnes sortant de prison ou celles effectuant leur peine en milieu ouvert, elle cherche à réduire le risque de récidive en prononçant des peines comportant des soins obligatoires. La loi de juin 1998 instaure le suivi socio-judiciaire aux seuls délinquants sexuels, qui sera élargi aux auteurs de violences les plus graves. Mais cette obligation de soin existait bien avant, pour les vaccinations, les alcooliques dangereux, les toxicomanes et surtout les malades mentaux internés d'office. La maladie mentale n'est plus une exception à l'application du Code pénal, du fait de l'irresponsabilité, mais devient le modèle des dérèglements dont la Justice a peine à se charger par elle-même, et dont elle confie la surveillance à la psychiatrie.

1) En principe, le soin n'est pas une substitution mais un accompagnement de la peine :
Les instances judiciaires, poussées par l'embarras d'une privation de liberté qui ne règle pas tous les problèmes

des « auteurs », sont de plus en plus enclines à indiquer la nécessité de soigner ces comportements déviants comme s'ils répondaient à un trouble psychique ou une perturbation de la sphère somatique de la sexualité. Dans cette injonction de soins, complémentaire à la sanction pénale, un quiproquo s'installe au carrefour entre le libre-arbitre attribué d'office au prévenu et la reconnaissance de sa responsabilité relative quant aux faits.

L'expert, le plus souvent psychiatrique, est sommé non seulement de statuer sur la conscience du sujet de la portée de son acte, mais aussi de s'engager sur son accessibilité à des mesures de réhabilitation qui pourraient empêcher la récidive. Les circonstances particulières diagnostiquées par le praticien peuvent ainsi venir en atténuation de la responsabilité du prévenu, au risque d'enlever toute force dissuasive à la sanction. C'est un dilemme que de nombreux praticiens se refusent à trancher, pour ne pas servir d'alibi ou d'excuse.

Cependant, l'hypothèque de « l'excuse » requise par une compréhension de l'état psychique de l'auteur de l'agression sexuelle peut être levée si on ne lui donne pas une visée explicative, mais une indication de l'orientation du travail psychique que celui-ci devra accomplir pour effectuer un véritable changement. L'injonction ne s'adresse pas au soignant qui devrait trouver le moyen d'éviter le recours à des actes répréhensibles, mais au patient à qui l'on offre la possibilité de revenir sur l'analyse de cet acte pour en saisir la signification, ou en construire une qui tienne durablement pour introduire un changement dans sa perception d'autrui.

2) La Justice, en devenant prescriptrice du soin, peut influer sur son orientation et sa pratique :
Pour la criminologie, les dérèglements de la conduite

relèvent d'empêchements, d'apprentissages dissonants, de facteurs traumatiques qui ont pu dévier la sexualité de son épanouissement naturel, ou encore de perturbations innées des fonctions corporelles du fait de malformations, d'excès ou de défaillances des systèmes neuro-corticaux.

Dans cette perspective, les différents courants psychothérapiques, qu'ils soient « humanistes » ou « cognitivistes », peuvent répondre à cette préoccupation en déployant des techniques visant la réduction du « symptôme », le dysfonctionnement sexuel. Les plus en phase avec la prescription judiciaire s'inscrivent dans le courant sexologique, en intervenant directement sur le symptôme somatique, avec des apports plus ou moins importants de reconstruction de l'image de soi à partir d'expériences de ressentis émotionnels (*gestalt*) correctrices des maltraitances précoces.

Les approches cognitivistes mettent l'accent sur l'apprentissage de « schèmes normaux de pensée » qui viendraient suppléer aux défaillances cognitives (innées ou acquises). L'intelligence, se confondant avec la rationalité, permettrait de corriger des inaptitudes à distinguer l'objet capable de satisfaire le besoin (sexuel) dans des conditions adaptées à la vie sociale. La Raison viendrait réduire les écarts de l'imagination, les excès d'émotivité ou l'inhibition, par l'apprentissage de séquences acquises de comportements adéquats.

Il convient d'introduire une distinction fondamentale entre ces courants de psychothérapie et la psychanalyse. Il peut paraître, dans un premier temps, que leurs origines et leurs procédés puissent se confondre. D'autant qu'un certain nombre de ces courants se sont voulus des dérivés de la psychanalyse, ou son « dépassement », plus « faciles » à accepter pour le public où à mettre en place pour les professionnels du soin. En faisant appel à « l'activité psychique », les psychothérapies semblent toutes affirmer leur pertinence à prendre en compte l'Humain dans sa singularité, ce que la médecine du corps ne peut considérer qu'en marge de son impact curatif. De plus ces courants psychothérapiques ont pour la plupart un substrat théorique plus ou moins développé qui les rend logiquement intelligibles, ainsi qu'une pratique normée à laquelle chaque praticien est censé se (con-)former. Elles échappent par conséquent à la sphère des pratiques « occultes », fondées sur une mystique ou une transmission surnaturelle de leur pouvoir. C'est souvent au nom de cette opacité de la psychanalyse qu'elle est écartée dans les préconisations de soins, imposant des critères « scientifiques » d'évaluation pour leur reconnaissance officielle. En matière de psychothérapie, quelle que soit l'approche, on peut émettre l'idée que leur efficacité dépend de la similarité des processus mis en œuvre dans le traitement et de ceux qui ont conduit à la formation des symptômes. L'analyse du transfert en psychanalyse n'est que l'application « géniale » de cette intuition générale qui vaut aussi pour la vaccination. En créant une « névrose de transfert artificielle » dans la cure, la psychanalyse ne fait que remettre au travail les conflits psychiques en les focalisant sur le thérapeute.

Au risque de heurter l'opinion courante, nous affirmons que le soin « **sous contrainte** » est une réponse *ad hoc* qui tire son efficacité de la violence de l'acte en la « retournant » sur l'auteur « **obligé** » de suivre son traitement, dans une situation cadrée par le dispositif thérapeutique. De ce fait, il subit **symboliquement** une part de la contrainte qu'il a fait subir **réellement** à autrui, en la traitant psychiquement. Simplement, le « soin » ne se résumera pas à la mesure de rétorsion d'une loi du talion, si et seulement si, il prend une dimension « tierce » de re-présentation de la situation pathogène qui vaut pour une mise en relation psychique d'éléments séparés parce qu'incompatibles dans la structure du Sujet. C'est la définition même de l'acte de justice, et il importe que le traitement soit vécu par le patient comme une mesure juste, et une juste mesure du préjudice qu'il a imposé à autrui, c'est-à-dire qu'il s'y retrouve en tant que Sujet par rapport à un Autre qu'il ne méconnaît plus.

3) L'autonomie ou la dépendance du soignant au prescripteur pose la question de l'éthique du soin dans le cadre de son indication.
L'objet de cette présentation succincte n'est pas d'entrer dans la complexité d'une analyse comparative de ces théories et pratiques de soin psychique, mais seulement de souligner quelques points sur lesquels elles diffèrent radicalement de la psychanalyse, au sens où Freud l'a conçue comme une propédeutique de l'Inconscient.

a) Le premier point de différence, c'est la visée de réduction du symptôme. Même si la psychanalyse est une cure, dont les effets peuvent se ressentir sur un certain nombre de « blocages » de la vie quotidienne, lesquels ont trait à des difficultés personnelles au regard de la sexualité, son but premier n'est pas le soulagement de ces souffrances, mais l'appréhension des processus psychiques inconscients dont elles sont les effets. Le changement peut intervenir dans cette appréhension sans se traduire immédiatement par la levée des symptômes. Ces symptômes sont une manière pour le Sujet de l'Inconscient d'établir des compromis avec ce qu'il ne peut exprimer autrement, ce qui a pu amener Freud à souhaiter retarder leur résorption pour ne pas faire avorter le processus analytique trop tôt. Autrement dit, par Lacan lecteur de Freud : « *la guérison ne peut survenir que de surcroît* ».

b) La psychanalyse ne se fonde pas d'une croyance en l'Homme comme perfectible, selon le modèle d'une morale « naturelle » qu'il lui faudrait retrouver en écartant de son passage les « vices » de la société. Beaucoup de courants éthiques se revendiquent d'une nature empathique et altruiste de l'être humain qui pourrait lui être restituée par des exercices « spirituels » ou psycho-sensoriels. Qu'elles soient laïques ou religieuses, ces doctrines prêchent la nécessité de transformer le lien interhumain par le partage de « valeurs » communes, la tension étant le résultat d'une tendance « égoïste » à satisfaire les besoins immédiats, qui nous ferait mésestimer l'intérêt indirect mais plus durable de trouver sa place harmonieuse au milieu des autres.

S'il est une expérience qui contredit cette vocation morale, c'est bien celle de l'Inconscient qui amène le Sujet à constater sa dysharmonie foncière, et la dimension conflictuelle de ses désirs. Non pas qu'il y ait dans le projet psychanalytique une volonté de rétablir dans ses prérogatives un Inconscient « démoniaque » visant à jouir sans principe, mais plus justement ne pas se bercer d'une illusion d'harmonie dans les rapports interhumains sans l'effort psychique d'un travail qu'ils imposent, de et sur la vie pulsionnelle. La psychanalyse, cure de la parole, préserve, en son centre, une expérience essentielle, le défaut du langage. Tout ne peut se résoudre par la parole et y a un Impossible qui échappe au « dire », même si celui-ci permet de le circonscrire et donc de s'en préserver.

c) Le troisième point important, qui concerne directement le désaccord entre les visions « cognitivistes » et psychanalytiques, c'est la place de la rationalité qui semble fonder toute investigation du psychique comme un appareil à penser. Le rationalisme cartésien a bien fondé une conception de l'homme comme conscience, mais il se propose dans un premier temps comme une méthode. Cette méthode, au point de départ de la démarche scientifique moderne, n'indique pas pour autant que les pensées pourraient se réduire à des formules mathématiques, reproductibles pour n'importe qui, et pourquoi pas, par une machine dotée des mécanismes permettant de reproduire par des algorithmes les méandres de la logique cartésienne.

Il appartient à la psychanalyse de ne pas avoir réduit le champ des pensées au conscient. Le fonctionnement dialectique qu'elle instaure ouvre la compréhension du psychisme dans ses logiques contradictoires au lieu de le réduire à l'efficience des fonctions corticales. Sans pour autant céder en rien à la rigueur de la démonstration scientifique, la psychanalyse a étendu la Psyché à toute une vie des « affects et des représentations » qui ne franchissent pas les barrières de la conscience, sauf à la subvertir.

Nous ne reviendrons pas sur la différence de conception entre le cognitivisme décrivant des « troubles psychologiques » comme des schèmes interrompus ou dévoyés de résolutions de problèmes, par rapport à la conception psychanalytique du symptôme comme articulation du désir avec le champ des signifiants, lesquels, comme l'indique de Saussure, n'ont qu'un lien très ténu avec le signifié.

Vouloir faire entrer en force le signifié dans l'articulation signifiante pour en rétablir les liens rationnels, c'est écarter du langage le champ illimité de la métaphore, dont l'ensemble des civilisations et des cultures est l'extension. C'est donc amputer le Sujet d'une part constitutive de son Être, celle dont la souffrance psychique est l'expression la plus authentique.

Pour conclure cette partie, il ne s'agit pas pour le psychanalyste engagé dans une pratique auprès de délinquants sexuels de revendiquer le monopole du maniement de l'affect ou du langage. Les approches psychothérapiques décrites sous la rubrique du « cognitivisme » n'en sont pas exemptes. Simplement, elles le considèrent, soit comme un artefact entravant la compréhension de la situation, soit un point d'appui essentiel pour corriger des éprouvés délétères par de « bonnes sensations, des raisonnements justes ». La place du thérapeute y est donc totalement différente : selon les premières, il se propose d'être la voix de la conscience en réduisant les discordances comportementales par des circuits logiques, ou des expériences émotionnelles de remplacement. Au contraire, dans l'orientation psychanalytique, l'affect transférentiel va être le support d'une réédition de processus psychiques qui ont produit des actes ou des phénomènes perturbateurs dont l'adresse est à retrouver dans l'histoire du Sujet, et donc dans un processus de subjectivation. Bien que la situation du psychanalyste ne le prédispose pas à prendre en compte de prime abord le symptôme et son rapport à la norme sociale, il peut cependant, du fait de son expérience de l'Inconscient, se faire le médiateur de cette expression en favorisant son déploiement dans le transfert, *ici et maintenant*.

Il ne s'agit donc pas de faire une « psychanalyse » du criminel, ni du point de vue d'une pratique réglée sur la cure-type, ni du point de vue d'une théorie qui prétendrait détenir la vérité sur le désir d'agression. Il s'agit, pour ceux des praticiens de la psychanalyse qui l'auraient choisi, de confronter leur expérience clinique au champ de la transgression comme d'une limite de son domaine d'investigation. Elle peut leur servir à déjouer le piège du jugement moral *a priori* par l'appui sur une éthique, une éthique du « bien-dire » qui n'a rien à faire de dire le Bien.

QUATRIÈME PARTIE :

VIOLENCES SEXUELLES / VIOLENCES SOCIALES

LES DISCOURS SUR LA VIOLENCE SEXUELLE

I- Le paradigme anthropologique de la violence dans notre société

Cet ouvrage vient reprendre, à point nommé, les interrogations suscitées par le précédent[101], à savoir l'importance du « social » dans des conduites sexuellement transgressives, telles qu'on peut les observer chez des adolescents et des jeunes adultes justiciables pour ces faits. La doctrine la plus courante consiste à faire de ces actes d'agression sexuelle des manifestations de troubles de/dans la sociabilité, conçue comme un ensemble de règles et de normes régissant les rapports humains. Même lorsque ces actes sont effectués en groupe, l'instance judiciaire sanctionne les transgressions comme si elles étaient commises par chacun pour son propre compte, dans un moment d'égarement par rapport aux lois censées connues de tous, et réprouvées par tous de manière semblable. C'est dire combien la Justice est

[101] HARRAULT Alain et SAVINAUD Claude (dir.), *Les violences sexuelles d'adolescents : fait de société ou histoire de famille ?*, *op. cit.*

réfractaire à l'idée d'une relativité des normes par rapport à un groupe social, son histoire, par différence avec un autre pouvant adopter d'autres principes. Pour promouvoir son principe d'universalité, elle doit écarter l'objection des différences sexuelles et culturelles intrinsèques à la composition du groupe social. En démocratie, la loi est, avec l'appartenance nationale, l'élément fondateur de la vie sociale, à condition de s'appliquer à tous sans restriction.

La criminalisation des agressions sexuelles occulte ainsi le pouvoir de domination d'une partie de la société sur une autre, en établissant une morale relative à une politique sexuelle orientée par ce pouvoir. Jean-Jacques Yvorel a montré qu'historiquement, au XIXe siècle, la notion d'agression sexuelle chez les adolescents fut banalisée du fait de la prédominance masculine, alors que l'inconduite féminine était sévèrement réprimée[102].

De cet axiome, la réprobation universelle du crime, découle l'idée de responsabilité individuelle et, par conséquent, d'une évaluation possible d'un processus anormal sous-jacent permettant à la fois d'expliquer cette déviance et d'estimer le degré de responsabilité de l'auteur par rapport à son acte.

Notre expérience clinique nous indique qu'une telle généralisation de la formulation juridique du problème recouvre probablement une pluralité de facteurs, une polysémie des comportements, qui font de chaque acte une problématique singulière, et néanmoins inscrite dans un processus de socialisation dont la sexualité est partie prenante. Concernant la dimension sociologique de la question de la violence, nous proposons d'en évoquer les principales orientations anthropologiques.

---

[102] YVOREL Jean-Jacques, « La justice et les mineurs auteurs de crimes et de délits sexuels au XIXe siècle », in *Les violences d'adolescents*, Toulouse, Éditions Érès, 2015, p. 49-51.

Les convictions habituellement admises subordonnent la sexualité à la procréation, comme mode de reproduction de la société, sur le modèle des espèces animales[103]. L'agression sexuelle serait donc, chez l'humain, le retour à un instinct animal de prédation, contre lequel la société humaine aurait établi au cours des âges des barrières culturelles, en établissant la famille comme structure régissant la reproduction sexuée. On perçoit combien ces conceptions peuvent être historiquement pertinentes et en voie d'obsolescence dans notre époque. Aujourd'hui, sexualité et procréation n'ont plus de rapport biunivoque avec la notion de famille, ni entre elles.

I-1 De la « naturalité » de la violence chez l'homme

I-1-1 D'un état de nature à une culture sexuelle archaïque

Ainsi pourrait se formuler ce paradoxe que la violence sexuelle serait à la fois l'émanation d'un puissant instinct naturel chez « l'humain », et en même temps une défaillance dans sa « nature » totalement culturelle du fait de l'humanisation de l'homme. Pour le dire plus simplement, avec la sexualité, l'homme retrouverait ses racines bestiales auxquelles il aurait partiellement renoncé sous la pression de la société. La logique interne de cette proposition peut être interrogée en elle-même : par quel concours de circonstances l'humain, « dénaturé » par la prégnance irréversible de son être social, pourrait-il de nouveau retrouver un état « animal », dont il ne possède plus la moindre trace dans son patrimoine instinctuel ?

---

[103] Cf. M. MOISSEEFF : Alors que l'animal « ignore » le but procréatif de la sexualité, l'homme moderne reviendrait à cette ignorance du fait du « refoulement » de la dimension génitrice détournée au profit de la production de plaisir érotique, grâce au contrôle de la fécondité.

Dans une perspective strictement évolutionniste, l'instinct sexuel aurait-il le même destin que, par exemple, celui de la survie, au risque de s'éteindre au profit des aménagements liés à la protection collective ? En conséquence de quoi l'agresseur sexuel serait un « attardé » sur l'échelle de l'évolution, qui devrait aussi manifester des compétences particulières en matière d'autosuffisance alimentaire dans la nature, et persévérer dans l'usage de pratiques ancestrales de cueillette ou de chasse. Cela ne semble pas pour l'instant prouvé par l'expérience.

L'argumentaire, avancé ici sur le mode de la dérision, n'en présente pas moins les failles d'une théorie « évolutionniste » qui figure l'individu moderne comme la sommation de toutes les modifications subies, du fait de son statut social et de son évolution historique, depuis un humain « primitif » ou « originaire ». Exception dans la nature, contrairement à l'animal qui est déterminé par sa place dans la horde ou dans le troupeau et entièrement dépendant du groupe pour sa survie, l'individu aurait tout loisir de s'opposer, par la raison, à cette détermination pour affirmer sa liberté. À l'inverse, le XVIIe siècle a inventé le mythe de l'homme sauvage jouissant d'une liberté totale au niveau de ses plaisirs, auquel la société serait venu lui imposer les contraintes du travail et la soumission aux lois collectives. Au-delà de cette opposition caricaturale de conceptions antagonistes de la liberté (la « dictature de l'instinct » *vs* l'« aliénation sociale »), on peut effectivement admettre que ces obligations sont exclusivement humaines, parce qu'elles se fondent sur la fonction symbolique du langage. Mais l'anthropologie nous enseigne qu'il en a toujours été ainsi, depuis que l'Homme est homme *(sapiens)*, et peut-être même avant. Avec l'étude des sociétés indiennes d'Amazonie, Claude Lévi-Strauss a su montrer les liens de parenté comme des réseaux de symboles constitutifs de la structure sociale, fondée sur la règle de l'exogamie et de l'échange des femmes. Cette œuvre, essentielle parmi les travaux en sciences humaines au XXe siècle, devrait nous permettre de réviser un jugement préétabli sur ce que représente le tabou de l'inceste. Ce n'est pas sa nécessité biologique au regard de la perpétuation de l'espèce, mais sa fonction organisatrice du rapport social qui fonde son universalité.

La nomination – l'acte de nommer les personnes et les choses – peut modifier en retour la perception de cet environnement en le structurant par des mythes. De fait, les sociétés dites « primitives » sont des sociétés éminemment « symboliques ». Même l'anthropophagie, décrite par les explorateurs des peuplades isolées du Pacifique Sud, correspondait à des rites par lesquels la force et l'âme de l'ennemi étaient symboliquement incorporées[104]. On ne mange pas n'importe qui, dans n'importe quelles conditions. De la même manière, la sexualité humaine comporte un certain nombre de règles sociales qui n'ont pas simplement pour but d'organiser les conditions hygiéniques de la procréation. Chez l'humain, l'inceste est prohibé, non pour son atteinte à un patrimoine génétique, mais par la restriction de l'autosuffisance sexuelle à l'intérieur du groupe familial. L'exogamie serait la première condition de possibilités d'échange de biens sur lesquelles les alliances groupales se construisent.

---

[104] DUMONT D'URVILLE Jules, *Voyage autour du monde à la recherche de La Pérouse*, 1826-1829, Paris, Bayle.

I-1-2 Le tabou de l'inceste comme articulation sociale de la domination sexuelle

Or c'est bien ce tabou que l'agression sexuelle interroge, même si elle peut paraître aussi ressortir d'autres déterminations, comme par exemple la discrimination des statuts sexuels dans une société fondée sur la domination masculine. Cette pluralité de déterminants n'infirme pas, pour autant, l'unité de sa signification symbolique. Le tabou de l'inceste est consubstantiel à la différenciation des sexes et des générations. L'interdit de l'inceste n'est pas la résultante d'une loi, mais le principe intangible à l'origine de la Loi. En effet, concrètement dans ces circonstances, la violence imposée à un autre individu peut être considérée comme un effet de l'intolérance à un refus réel ou probable de sa part de céder à son désir. En ce qui concerne la sexualité humaine, la connotation transgressive de la contrainte sexuelle répond à l'existence préalable de l'interdit qui porte sur son exercice par la force, (ajoutons : en dehors du lien consacré du mariage, qui n'y faisait pas obstacle jusqu'à une période récente). La transgression est impensable si elle n'est pas reliée à l'interdit. Le père, qui nomme l'enfant dit aussi « Non », constituant une instance psychique permanente qui détermine la place du Sujet, dans l'ordre des générations. L'instance du non/nom, signifié ou non, présuppose le Sujet de cette énonciation du refus. La transgression des lois du langage par la violence peut être étendue à « l'agression » sur un enfant mineur, même si elle s'exerce sans pression physique réelle. La simple différence d'âge, et donc de degré de capacité à répondre de sa parole en conscience, la fait considérer comme une contrainte sexuelle exercée (ou non) par ascendant sur autrui.

Le refus porte en lui la signification symbolique de cet interdit qui fonde l'autre comme Sujet, et le Sujet comme Autre du désir. Il ne sait pas ce qu'il veut. Sans refus possible, pas de possibilité d'acceptation. Même s'il est opposé pour d'autres raisons subjectives (inappétence, indisponibilité, répulsion, etc.), il produit chez l'agresseur une sorte de reviviscence d'un statut d'immaturité, ou d'impuissance qui remonte à la période infantile, ou encore de rabaissement de son statut social. Le refus opposé à la demande du sujet met l'autre en place de dominant. Le sujet empêché le vit comme une transposition actuelle d'une situation d'infériorité, ou de dépendance déjà rencontrée dans des relations antérieures, voire de menace, de négation de son être. D'où la tentation, quand la différence de force physique l'autorise, de passer outre la nécessité d'en formuler la demande pour éviter le risque du refus.

Une approche anthropo-éthologique[105] pourrait sans difficulté proposer l'hypothèse d'une persévérance des liens de domination masculine sur la partie féminine du groupe social pour expliquer l'attitude prédatrice de certains mâles. Ceux-ci seraient d'autant plus violents qu'ils auraient un statut de dominés, à l'instar des jeunes mâles séparés des mères et des sœurs congénères par un dominant-coryphée jaloux de ses prérogatives, comme chez les singes « supérieurs ». La rébellion contre celui-ci constitue une transgression de la limitation imposée à leur activité sexuelle endogame, selon les termes qu'emploie Freud dans *Totem et tabou.*

La prohibition sexuelle intra-groupe aurait donc pour but de soumettre indirectement l'ensemble des reproducteurs à la nécessité de pérenniser sans conflit majeur leur appartenance au groupe élargi en fonction de

---

[105] MOSCOVICI Serge, *La société contre nature*, Paris, Éd. 10/18, 1972, 444 p.

ses besoins de cohésion interne et de coopération externe. La chasse mais aussi la défense du territoire mettent ainsi tous ses ressortissants à contribution tout en développant des critères de différenciation qui leur donnent un statut de sujet, au regard de la division du travail. Dans une société humaine hautement hiérarchisée par la distribution des tâches, l'interdiction de la promiscuité sexuelle s'accompagne d'une initiation aux différents rôles et donc d'un renforcement des liens entre dominants et jeunes mâles dominés au profit d'une transmission intergénérationnelle de l'autorité patriarcale. Au départ, cette hiérarchisation met la position féminine en bas de l'échelle, comme bien échangé contre des alliances entre les chefs[106]. Mais cette appropriation est « symbolique » puisque les échanges ne portent plus sur les êtres mais sur les valeurs qui sont partagées à partir des alliances scellées par le mariage, pratiques du don et du contre-don qui laissent une part d'autonomie relative aux protagonistes de l'échange. Elles ouvrent à la différence entre le domaine public et le privé. (L'intérêt personnel de la femme peut être pris en compte dans cet échange, de façon privée mais non publique). « *Si la femme est l'objet de l'alliance, elle n'en est pas l'ordonnatrice* »[107]. Initialement, le mariage ne s'effectue donc pas comme une alliance entre l'homme et la femme, mais comme « *un échange entre les hommes*

---

106 MOSCOVICI Serge, *La société contre nature*, *op. cit.*, p. 268 : « Elle [la prohibition de l'inceste] consacre la dissymétrie sociale des deux sexes, transformant les écarts quantitatifs de nombre en écarts qualitatifs de statut […]. Si la prohibition de l'inceste marque le passage de la nature à la culture, elle est le passage d'un état où le monde féminin et le monde masculin étaient équivalents à un état où ce dernier a la préséance sur le premier, affectant d'un signe positif tout ce qu'il inclut et d'un signe négatif tout ce qu'il écarte » ; p. 280 : « … ainsi, l'inégalité devant l'inceste reflète la situation asymétrique entre l'homme et la femme. Les interdits sont gravés dans la différence ».

107 MOSCOVICI Serge, *La société contre nature*, *op. cit.*, p. 265.

à son sujet ». La femme est le support d'un échange qui engage une parole, un interdit qui transforme l'objet en signe (d'une alliance) qu'on puisse « *donner, émettre ou recevoir* ». Cette transformation est l'indice qu'un objet « naturel » devient symboliquement « *équivalent en valeur à un besoin social, lui répond et le concrétise* ».

I-1-3 L'approche sociologique qui ignore les éléments subjectifs des violences sexuelles

La construction sociologique d'hypothèses ainsi menée d'un point de vue historique aboutit à faire jouer à la différenciation sexuelle un rôle prédominant dans l'élaboration continue des structures sociales, de la horde primitive jusqu'à la famille nucléaire du XXe siècle. Elle grave dans le marbre l'institution de la non-réciprocité entre mari et femme, et en conséquence, de l'inégalité entre les sexes, et par extension, entre les classes. La dépendance de celles-ci (femmes et classes) est entretenue artificiellement dans un régime de subordination entériné par la répétition du jeu des alliances. Dès lors, on pourrait considérer le XXIe siècle comme l'étape ultime de fission de ce noyau qui « libérerait » les partenaires sexuels (et sociaux) de cette dépendance à la norme, et fait de l'union sexuelle un contrat temporaire et révocable consenti entre partenaires égaux. Cette approche linéaire peut être controversée, car des auteurs anglais ont montré l'existence de cette famille nucléaire dès l'ère précapitaliste. Cette observation invaliderait la thèse d'une évolution de la structure familiale par restriction, de la tribu à la famille moderne, réduite aux géniteurs et à leurs enfants. Au contraire, d'autres pensent que ces études du « lignage » dans la structuration de la « maisonnée » ne tiennent pas compte de l'existence de domestiques sous le même toit, et donc un noyau familial sensiblement plus élargi que le couple parental et les enfants[108].

La théorie « évolutive » offre la perspective d'un lent dégagement historique de la violence brute des rapports tribaux. Une théorie plus structurale de la famille met l'accent sur la coexistence de l'alliance dans le couple et la dominance masculine de la tradition patrilinéaire, dans laquelle l'appropriation des biens fut toujours réglementée par les lois du partage, pour en temporiser la violence. Ceci en tenant compte des variations des structures familiales matriarcales qui proposent l'oncle maternel comme référence de l'autorité.

Quoi qu'il en soit, on pourrait donc en déduire une loi générale : tout exercice de la sexualité est originairement violent puisqu'il vise essentiellement la soumission d'un genre à l'autre, masquée par l'artifice social de cette dissymétrie des rôles familiaux pour assurer sa reproduction. Sous le terme récurrent de lutte contre les violences sexuelles, on entend fréquemment l'abolition de l'exercice de ce pouvoir et la revendication féministe de son renversement par un échange égalitaire entre les sexes.

– De nos jours, il existe effectivement des violences sexuelles perpétrées au cours de conflits tribaux ou ethniques, comme une arme de guerre visant à déstructurer le groupe rival, y compris par la procréation, par le viol collectif, d'enfants bâtards qui seront rejetés, et donc désaffiliés (Bangladesh, Bosnie, Rwanda…).

– Les viols collectifs, perpétrés à la Libération sur les femmes « collaboratrices » des nazis sous l'occupation, comme à l'issue de toute guerre civile, semblent aussi répondre à un besoin de vengeance d'autant plus pressant

---

108 EVANS-PRITCHARD Edouard-Evan, [1969], cité par KILANI Mondher, *L'invention de l'autre*, Lausanne, Éditions Payot, 1994, 310 p.

qu'ils étaient un moyen de s'absoudre d'une ambiguïté pour les « résistants » de la dernière heure, en soudant le groupe dans la transgression collective.

– Plus proches de nous, il y a celles pratiquées au sein des armées sur des femmes engagées qui deviennent des concurrentes « illégitimes », au sein d'une société exclusivement masculine. Elles sont désignées comme les victimes potentielles nécessaires à la pérennité de la violence instituée de l'armée. Les femmes, bien qu'incorporées à égalité de droits et de devoirs, restent minoritaires et peuvent être assimilées imaginairement à la menace intérieure d'un affaiblissement. La différence physique et psychique les constitue en une « ennemie » qu'il faut réduire par la soumission.

– On peut aussi évoquer la violence conjugale comme une persistance, *mutatis-mutandis,* de cet antagonisme entre les sexes où la différence est synonyme de menace de l'intégrité virile.

– Il peut y avoir aussi l'agression collective organisée dans les « tournantes », par des groupes de jeunes marginalisés, dans un contexte d'anomie sociale où les règles groupales sont définies en rupture avec la norme morale officielle. Mais certaines femmes peuvent y participer, voire en être les instigatrices, et ces viols en réunion peuvent tout aussi bien se produire dans un contexte intégré à la structure sociale dominante, des *Beaux Quartiers* par exemple.

Toutes ces formes de violences sexuelles, qui subsistent de tout temps, hors de tout « progrès civilisateur », peuvent éventuellement être conformes au modèle anthropologique décrit *supra,* d'une résurgence archaïque de la lutte des sexes. Elles surgissent aux interstices d'une société déstructurée, ou « sur-structurée » selon le modèle du rapport de force classique entre les sexes. On pourrait cependant se demander si le déploiement de ces forces aveugles est inéluctablement l'effet induit de la différenciation sociale, articulée avec les rôles sexués. Dans ce cas, l'agression sexuelle serait la règle, y compris dans l'institution du mariage où s'exercerait son monopole. L'adolescent y serait inexorablement enclin et l'abstinence ou le respect du désir de l'autre sexe, l'exception. La loi sociale devient, dans cette perspective, le rempart de la collectivité contre la subversion du désir individuel venant semer le trouble en son sein.

À notre avis, cette dialectique loi/désir ne répond que globalement à la question du rapport entre individu et société. Elle doit être replacée dans une visée intrapsychique et intersubjective où la loi n'est pas une contrainte extérieure au corps libidinal mais se situe à l'intérieur de la conflictualité désir-interdit qui intègre la pulsion comme « exigence de travail psychique »[109], pour autant qu'elle oriente et vectorise ce désir en lui désignant négativement son objet : la limite d'une jouissance qui ne peut être franchie sans mettre en péril l'intégrité du sujet et du lien social.

Il en est de ces perspectives générales comme des boulevards qui cernent les villes anciennes : ils nous offrent des points de vue rectilignes et globaux, des grands magasins aux vitrines attirantes, mais contenant les mêmes objets, la même esthétique sous toutes les latitudes.

De la même manière, l'hypothèse générale sur la guerre des sexes souffre, dans sa radicalité, d'une incapacité à s'adapter à la complexité, en englobant toutes les formes sous un même motif. Si elle nous donne la mesure de l'impératif social dans la conduite du rapport entre les sexes, la clé de l'intime de ce rapport lui échappe. De même, le nombre d'exceptions qui s'y opposent dans la réalité. Une théorie qui traite les exemples contradictoires

[109] FREUD Sigmund, *Pulsions et destins des pulsions*, [1915], Gallimard, coll. « Idées », 1969, déjà cité dans l'introduction.

comme des « survivances anachroniques » prend le risque d'invalider sa généralisation. Nous percevons bien chez l'homme, l'angoisse d'être dominé (de « castration » selon la psychanalyse) comme le ressort de cette lutte, mais la prohibition de l'inceste reste alors un effet surimposé du social dans la subjectivité humaine, et donc réductible à un reliquat du passé. Par contre, s'il s'agit d'une « structure complexe », telle que Freud l'a interprétée à partir du mythe d'Œdipe, alors, son dévoilement emprunte les méandres des voies de la représentation psychique, et la singularité appartient à son domaine d'extension.

Qu'elles soient exercées sur des femmes, des enfants mineurs de sexe masculin ou féminin, individuellement ou en groupe, la clinique des violences sexuelles nous montre invariablement qu'elles relèvent **toutes** d'une transgression du **tabou de l'inceste** pris au sens large, comme l'effectuation d'un acte qui vient mettre en difficulté le rapport du désir au langage, sa valeur de répondant d'un sujet se positionnant comme humain. Cette atteinte du lien social structuré par le langage s'opère dans l'intime du sujet (agresseur et victime) avant que d'être mise à jour comme une infraction aux lois publiques. Elle vise donc ce qui fonde subjectivement la relation à l'autre avant que d'être une subversion d'un ordre social[110].

Par contre, cette violence peut surgir d'un contexte où elle peut prendre un sens de symptôme dans le discours social. Elle peut constituer une réponse à la crainte d'une mise à l'écart de la société. Elle sert d'indicateur sexualisé à une concurrence jugée déloyale du point de vue de la reconnaissance sociale. Elle peut correspondre à

[110] MOSCOVICI Serge, *op. cit.*, p. 282 : « …ainsi, dans les sociétés policées, la répression de la violence et de l'agressivité, présentée comme ayant trait à l'instinct, est répression de la violence et de l'agressivité d'une fraction de la société, les jeunes, les défavorisés, etc., la violence de l'autre fraction passant pour légitime, légitimée ou légitimable ».

l'oblitération d'une valeur indicielle du représentant filial de l'autorité, par sa propre défaillance ou par le désaveu d'un tiers, ou peut être à la nécessité d'abaisser le niveau d'agressivité inter et intra-individuel en la dérivant vers un « bouc émissaire ».

I-1-4 Fondations anthropologiques d'une distinction entre sexualité et procréation

L'hypothèse anthropologique, comme toute approche globalisante, macrosociologique, permet de mettre en perspective le phénomène de violence comme inhérent au développement de la structure sociale humaine. On pourrait même postuler que la « violence proprement dite », « gratuite », ne serait que le fait de l'homme, l'animal n'exerçant sur sa proie qu'une fonction de destruction limitée par le besoin. « *homo homini lupus* », la formule d'Hobbes vaut pour une société qui se serait formée en imitation des groupes d'animaux prédateurs que l'homme rencontrait dans son environnement. Il devient chasseur en même temps qu'il acquiert une différenciation parmi les espèces animales, différenciation qu'il va reproduire au sein même de son organisation sociale.

La différence des sexes se présente comme le substrat de toutes les différenciations sociales. Référencée aux indices anatomiques, observables, elle devient la représentation de toute discrimination. Dans l'imaginaire des sociétés dites « primitives » décrites par les ethnologues, la femme et l'esclave demeurent du côté de la nature, à conquérir, l'homme étant le représentant de la culture, qui reste son domaine réservé. L'inégalité du partage du pouvoir est masquée par les artifices cultuels, renforcée par les rites et les tabous.

Dans nos sociétés occidentalisées, le « pouvoir sexuel » est l'objet d'une lutte incessante pour rétablir un semblant d'équilibre, mais ne pourrait effacer définitivement cette distinction initiale, prolongée par la division du travail. Il reste à déterminer si ce modèle n'est pas en voie de péremption, de par l'essor de la technologie qui substitue la machine au travail physique humain, et d'en tirer les conséquences sur l'organisation sociale.

Renversant les termes de cette proposition, mais en conservant sa logique intacte, certaines anthropologues (Françoise Héritier) voient dans la dominance masculine une manière de se venger contre la puissance de procréation féminine. Il resterait à déterminer en quoi le pouvoir féminin de procréer, bien qu'évident, serait, pour l'homme, une position enviable[111].

Si l'on suit l'enseignement de Jacques Lacan[112], la répartition des humains entre « côté homme » et « côté femme » n'a rien à voir avec les fonctions procréatrices du sexe biologique ni avec une identité de genre socialement assignée ou auto-revendiquée, mais avec une manière de faire avec la jouissance, qui peut varier en fonction du déploiement des signifiants de la sexualité dans la parole d'un sujet singulier.

Une approche psychanalytique de cette anthropologie nous est fournie par M. Schneider[113]. Brillante et fortement documentée, elle fait le point sur ce qu'il en serait d'une négation du féminin maternel dans la construction freudienne de l'homme indexée à l'attribut phallique. De fait, le primat du phallus chez l'homme

---

[111] ... à moins de faire l'hypothèse, vraisemblable, que cette crainte masculine du pouvoir féminin est produite par le risque d'alliance possible de la mère avec sa progéniture masculine, éliminant l'exclusivité du géniteur, ce qui nous fait retomber sur le tabou de l'inceste et la rivalité œdipienne...

[112] LACAN Jacques, *Encore*, *Séminaire*, Livre XX, [1972-73], Paris, Éd. du Seuil, 1975, p. 73.

[113] SCHNEIDER Monique, *Généalogie du masculin*, [2000], Paris, Champs Flammarion, (éd. revue et augmentée), 2006.

refoulerait le désir maternel inconscient de porter dans son corps un objet prolongeant son existence. On sait que pour Freud, la libido serait « mâle » pour l'ensemble des humains, et l'essence du féminin un « continent noir », le lien maternel primordial une architectonie effacée, usée sous les flots du courant œdipien. Dans cette voie, la masculinité serait une formation culturelle « s'arrachant » de son ancrage corporel, modèle érigé contre/sur le socle du féminin maternel inclus dans le corps. Pour Monique Schneider, la théorie freudienne se construit autour de l'archétype de « l'érection », de l'élévation de l'homme au-dessus du certain, du sensible, du chtonien. Du fait que le père est « incertain », il représente la voie pour échapper à la matérialité pour accéder à l'univers de la pensée.

Cette élaboration freudienne tardive (*Moïse et le monothéisme*, *Malaise dans la civilisation*) survalorise l'élévation culturelle. La phallicisation risque de rendre vulnérable l'homme détaché de son socle maternel, de ses racines sensibles et de ses enveloppes corporelles cutanées. Il y a là pléthore de métaphores pour illustrer une sexualité masculine phallique dont la pénétration est l'acmé de la jouissance sexuelle, et où la perte de substance séminale équivaut à un détachement de la partie du corps voué à la « détresse » de l'*infans* sans protection, le pénis détumescent. Par glissement sémantique, la conquête de la femme représente l'arrachement à l'enfance. En conséquence, l'adolescence serait l'arrachement de la mère par le truchement de la femme. L'attachement amoureux deviendrait antithétique du désir de paternité dans la mesure où il réveillerait l'angoisse du retour au ventre maternel. Monique Schneider suggère qu'à l'adolescence, le pouvoir procréateur masculin est inversé en pouvoir de détruire la puissance fécondante du féminin... ou de la placer sous son contrôle. Pour surmonter la violence de cette rencontre, l'homme rechercherait une connivence avec un autre homme pour se préserver du danger de la perte irrémédiable, ce qui n'est pas sans écho avec les violences sexuelles « en réunion ». D'autres anthropologues d'orientation psychanalytique (M. Moisseeff) reprennent cette idée d'une censure de la potentialité procréatrice adolescente véhiculée dans le discours social, comme si elle mettait en danger la génération des ascendants au profit des descendants[114]. La thèse d'un refoulement postmoderne du désir adolescent de procréation imposé par la génération précédente à la jeunesse actuelle est fortement étayée par un arsenal de mesures sanitaires et éducatives visant la prévention des grossesses précoces. Elle est ainsi replacée par Monique Schneider dans le contexte d'un discours psychanalytique qui a, par rapport au désir, privilégié l'effet de coupure, au détriment du lien (social)[115]. Le tabou de l'inceste revient à l'affirmation de l'interdit paternel *intra-muros*, alors qu'il semble plutôt chez Lévi-Strauss relever d'une nécessité sociale d'externalisation du désir dans une ouverture aux échanges.

Avec Lacan, la fonction tranchante de la parole « paternelle » n'est qu'une figure de style qui équivoque avec l'Autre maternel. La mère, comme premier Autre de l'enfant, fait état de la nécessité de cette coupure signifiante en donnant une portée symbolique au Nom (du père), et non pas au père de la réalité. À la limite, le père ne serait qu'une fonction, dont « on pourrait se passer, à condition de s'en servir »[116].

---

[114] Ce complexe d'Œdipe à l'envers mettrait les pères en position de perpétrer l'infanticide de l'adolescent pour préserver leur désir d'immortalité.

[115] Nous avons repris cette question coupure/lien dans la fin de notre première partie sur une approche topologique de la psychopathologie qui débouche sur une clinique nodale de la violence adolescente.

[116] LACAN Jacques, *Le sinthome*, *Séminaire,* Livre XXIII, Paris, Éd. du Seuil, 1975.

Dès lors, l'inceste symbolise l'impossible d'un retour à une indifférenciation originaire, que ce soit avec le corps de la mère ou dans une plongée mythique au cœur de l'indistinct d'une jouissance qui ignorerait la limite imposée par l'existence de l'autre social.

Le tabou de l'inceste, en tant qu'il s'énonce comme une régulation de la hiérarchisation des liens inter et intra générationnels, vient répondre au Sujet de la double référence de la sexualité : être à soi-même sa propre fin et être un maillon dans la chaîne des générations. Être de plaisir, il est aussi le simple support mortel d'un transmission intemporelle, le « *germen* » qui perpétue l'espèce[117]. Notons que l'opposition du narcissique et de l'objectal ne recouvre pas entièrement celle de ces deux fonctions, l'érotisme et la conservation. Se procurer du plaisir (autoérotique) passe par l'objet fantasmé. La procréation qui fait du Sujet un lieu de transit n'en vise pas moins la conservation de l'espèce, donc donne un but désexualisé, narcissique à la pulsion sexuelle.

L'adolescent aurait à renoncer partiellement à cette autosuffisance infantile pour inscrire sa sexualité dans la lignée, ou du moins d'en assumer la fonction pour prétendre à une reconnaissance dans le social.

Entre pouvoir paternel et performance maternelle, l'exploit héroïque adolescent tente de réconcilier les deux en une position sacrificielle, qui vise à faire se rassembler les morceaux du corps mais aussi des étayages parentaux dont il est l'en-jeu (*fort-da*)[118]. C'est ce jeu observé par Freud sur son petit-fils jetant une bobine hors du berceau, et la ramenant en tirant sur une ficelle, dont on peut percevoir l'enjeu parfois dans les conflits du couple

[117] FREUD Sigmund, « Pour introduire le narcissisme », *op. cit.*, p. 85.

[118] FREUD Sigmund, *Essais de psychanalyse*, [1923], Paris, Payot, 1970, p. 16.

parental à l'occasion d'une incrimination pour agression sexuelle de l'adolescent.

L'agir adolescent ressemble à l'essai d'une métaphorisation en acte de cette métabolisation de l'absence. La destruction est une réponse à l'absence, dont le jeu permet d'éviter le destin, « *pour reconduire ce risque dans un ailleurs temporel* ». La répétition du « jeu de la bobine »[119] fixe dans le Symbolique l'opération de séparation par la première émission vocale signifiante opposant les phonèmes « *parti-ici* » . Il s'agit de préserver l'objet maternel dans un ailleurs, le soustraire à l'emprise tout en le maintenant à portée de main (dans le substitut de la bobine, comme de la « victime » pour l'agresseur). Si nous souscrivons à l'hypothèse de Françoise Héritier selon laquelle le véritable inceste, mis en image par la ré-ingestion de son propre produit, concerne l'objet maternel, on pourrait considérer l'inceste pubertaire comme spécifiquement celui qui confondrait l'objet sexuel et la mère en tant qu'elle est aussi une femme, et ferait de tout objet sexuel une possibilité de retour à la mère. D'où la prévalence d'un rapport au deuil dans les conduites adolescentes, deuil de la position bisexuée infantile certes, mais surtout de ce lieu d'origine où s'abolit toute différence. La Mélancolisation adolescente[120], source de la morosité comme du passage à l'acte suicidaire, serait la pétrification de l'objet-mère perdu dans ce lieu de mort, d'exclusion.

---

[119] Cf. note 118.

[120] DOUVILLE Olivier, « Violence haine et honte », in *Adolescence*, t. 33, n° 2, 2015, p. 311-321.

I-1-5 Le tabou de l'inceste est aussi l'organisateur interne du fonctionnement psychique

L'analyse des sociétés « premières » apporte un démenti à l'idée d'une Nature extérieure à l'Homme, dont il devrait se rendre maître. Les modifications qu'il y imprime ne le rendent pas indépendant, mais au contraire l'impliquent dans l'évolution de celle-ci. Le « modèle » de développement « harmonieux », qu'elles illustrent pour certains, ne peut être transposable, car il est le fruit d'une évolution particulière au sein de leur environnement particulier, et non un prototype initial généralisable au fondement de toute société, y compris post-industrielle.

Le retour à un état de nature originel pour conjurer les effets nocifs de la civilisation est une utopie instaurée sur la méconnaissance des propriétés fondamentalement conflictuelles du lien social, que les différentes prohibitions tentent de contrôler. C'est pourquoi l'abrogation de tout interdit, y compris celui de l'inceste, n'émanciperait pas l'homme moderne de ses obligations sociales, mais l'assujettirait encore plus à un ordre ségrégatif soumis à un régime de castes. Nous aurons à discuter la conjecture émise par certains penseurs, et non des moindres[121], qui soutiennent qu'une évolution sociale positive serait à attendre de la levée de ce dernier tabou...

Nous ne pourrions affirmer que les initiations sexuelles rituelles des enfants (Ghotul, État du Bastar, Inde)[122], décrites par les ethnologues dans certaines ethnies isolées, fournissent des repères d'identification sexuelle stable propres à leur culture. (Il faudrait le demander aux

---

[121] GAUCHET Marcel, ROUDINESCO Élisabeth, *La pensée 68 est-elle épuisée ?*, Interview *Le Monde*, du 28-07-2015.

[122] GOGUEL D'ALLONDANS Thierry, « Comment devient-t-on hétérosexuel ? », in HARRAULT Alain et SAVINAUD Claude (dir.), *Les violences sexuelles d'adolescents : fait de société ou histoire de famille ?*, Toulouse, Éd. Erès, 2015, 260 p.

intéressé(e)s, des deux sexes, mais en incluant l'effet de la représentation de celui qui pose la question – l'ethnologue – dans la réponse de l'informateur autochtone)[123]. Selon les sources[124], la promiscuité sexuelle enfantine serait le ferment d'un épanouissement ou d'une réduction des tensions entre les genres, ou au contraire d'une transmission d'une défiance entre eux. Par contre, à partir de notre expérience de clinicien, nous pouvons conjecturer le fait que, dans nos sociétés, elle dénote la plupart du temps d'une dégradation du lien intrafamilial qui implique l'ensemble de la structure sociale en tant qu'elle exerce, sur ses membres et sur les groupes qui la constituent, des pressions économiques, idéologiques, culturelles ou « politiques » au sens large, qui leur sont insupportables. Pour pouvoir comparer nos structures sociales à celles des sociétés primitives, il faudrait comprendre et transposer le rôle essentiel que joue la transgression d'un tabou, ritualisée, dans le maintien de celui-ci. Les initiations violentes ne sont pas des démentis apportés aux lois du groupe, mais au contraire leur intégration par « l'exemple »[125], ce qui renforce la cohésion du groupe en

[123] Voir les critiques adressées au travail de Margaret Mead sur la sexualité dans les îles Samoa par TCHERKEZOFF Serge, « le Mythe occidental de la sexualité polynésienne », compte rendu de Virginie Vinel, *in* revue *l'Homme*, n° 64, octobre-décembre 2002.

[124] MEAD Margaret, « Adolescence à Samoa », [1928], in *Mœurs et sexualité en Océanie*, Paris, Plon, 1963, Introduction : « Pour mener à bien de telles investigations, l'anthropologue se tourne vers les peuples primitifs, dont la société n'a jamais atteint la complexité de la nôtre : Esquimaux, Australiens, Océaniens, Pueblos. Il sait que plus une culture est simple, plus son analyse est aisée. [...] La connaissance d'un peuple primitif sans langue écrite constitue, en revanche, un problème beaucoup moins ardu (que celle des peuples occidentaux), et un spécialiste expérimenté peut comprendre la structure fondamentale d'une société primitive en quelques mois ».

[125] EVANS-PRITCHARD, *op. cit.*, p. 70 : « Une fonction commune du tabou et des comportements obscènes est de rompre la routine

référence à ces interdits. L'énigme d'une subjectivité archaïque éprouvée dans l'accomplissement collectif d'un franchissement ritualisé d'une limite, qui renforce l'inscription de cette limite, pourrait-elle nous indiquer les voies d'accès au passage à l'acte individuel dans nos sociétés modernes, dépourvues de rites apparents, mais parcourues de signes et de codes sexuels transparents ? L'agression sexuelle ne pourrait-elle être, au moins dans certains cas, l'expression sauvage d'une émotivité débordante devant des prescriptions sociales impératives autant qu'inaccessibles? Et l'adolescence, la confrontation incontournable à ces impératifs sociaux ?

I-1-6 La suppression de ce tabou pourrait-elle réduire l'inégalité entre les sexes ?

Si « *l'on doit admettre l'existence d'une relation entre l'interdit de l'inceste, colonne vertébrale d'autres interdits, opérateur transformant la dichotomie sexuelle en hiérarchie sociale, et la lutte des sexes* »[126], on ne peut guère espérer que cette lutte cesse avec la simple suppression de cet interdit. Là où s'arrête l'exploration sociologique des sources de la violence commence l'étude des processus psychiques, normaux et pathologiques qui font d'un sujet singulier un être violent.

---

quotidienne et de mettre ainsi en relief la valeur sociale de l'activité à laquelle ils sont liés... Toutes ces circonstances contiennent une terrible force émotionnelle très dangereuse pour l'individu qui les vit et pour la société. Les émotions refoulées de colère, de peur, de chagrin, de douleur, atteignent un tel degré qu'elles ont besoin de s'exprimer dans une activité… En de telles circonstances, la société absout et même ordonne des actes qu'elle interdit et pénalise habituellement ».

[126] MOSCOVICI Serge, *op. cit.*, p. 308.

L'interdit n'est pas un simple empêchement matériel ou moral, édicté par une réglementation, mais une mise à distance de l'objet par sa désignation dans le langage, fonction qui diffère l'obtention d'une jouissance immédiate pour intercaler la représentation de l'autre entre la pulsion et sa satisfaction. Nous serons donc amenés à étudier ce que cet interdit produit comme « formations psychiques » pour chacun, c'est-à-dire la manière dont l'interdit est assimilé et le constitue comme sujet. Les problématiques de violences sexuelles étudiées sous cet angle nous permettent d'intégrer à la fois les données d'une subjectivité dans le rapport aux objets, y compris sexuels, et la fonction sociale assurée par la violence dans sa double face d'expression et de répression du désir, d'assujettissement à un discours qui préexiste au Sujet et de reconnaissance de la place ou du rôle qui lui est attribué.

C'est en maintenant fermement ces deux lignes de perspective que nous entrons dans l'étude d'un sujet dont la violence sexuelle le rabat sans cesse vers une unidimensionnalité, celle qui dérange le moins. C'est pourquoi nous tentons de dépasser ces deux apories symétriques et complémentaires : ou bien ramener l'agression sexuelle à un écart à la norme sociale qui la condamne à la monstruosité ou la renvoie à l'étrangeté de l'aliénation mentale ; ou bien la circonscrire à un échec du développement « libidinal » ou affectif de l'individu dont on pourrait espérer la reprise par différentes mesures d'étayage, de résolution des blocages, de rééducation, sans prendre en compte le poids d'un discours social sur la sexualité. Les « mœurs » sont toujours le reflet de l'état des relations sociales d'un temps donné, sur lesquels l'individu ou le groupe règle son comportement. Ce discours lui préexiste et le façonne « de l'intérieur ».

Il s'agit donc d'appréhender de quelle diffraction intérieur/extérieur la violence sexuelle se résout.

I-2 Fonctions de la culture dans le contrôle de la violence sociale

L'idée générale est de montrer que la violence inhérente à l'humain du fait de son statut d'être social est l'« indicateur », dans un certain contexte culturel, de sa difficulté à concevoir l'Autre, comme différent, sans l'assimiler à l'identique ni le rejeter comme totalement « étrange », « *alien* ».

Que cet Autre soit, aussi et avant tout, l'autre Sexe permet de faire le lien avec la violence sexuelle, non seulement parce qu'elle surgit d'une différence indélébile, anatomique, mais parce qu'elle formule, sur un mode imaginaire, l'altérité que nous sommes pour nous-mêmes comme Sujets de l'Inconscient.

En quoi l'expression de cette violence peut-elle varier en fonction de son inscription dans la culture ?

En poursuivant notre propos sur l'inscription de la violence dans le discours social, comme moyen de différenciation et de hiérarchisation des rôles en fonction des positions sexuées et générationnelles, nous sommes amenés à en déduire une logique interne de la construction d'un système de repérage des normes validées par **l'organisation sociale**, à un moment donné.

I-2-1 Une autorité patriarcale désacralisée

L'évolution d'une société à dominante agro-pastorale vers un modèle plus industriel et urbain modifie les différenciations entre rôles féminins et masculins, tout autant qu'elle impose aux générations montantes des transformations à partir des modèles d'identification transmis antérieurement[127]. Elle met un terme à la reproduction intégrale des rôles sociaux antérieurs. L'arrivée ou le départ d'une frange non négligeable de la population (immigration, émigration) peut aussi modifier les équilibres internes et les relations externes qu'elle a pour tâche d'entretenir et de développer, par l'assimilation d'éléments culturels allogènes, ou la désuétude de références internes anciennes. À titre d'exemple, dans certaines régions de l'Inde, la raréfaction des éléments féminins provoque actuellement une vague de violences sexuelles. Ce bouleversement du ratio naturel hommes/femmes est dû à une pratique infanticide sélective du fait du coût exorbitant de la dot exigée pour les mariages. Son inflation semble consécutive à l'augmentation de niveau de vie dans la classe moyenne, à laquelle les plus pauvres veulent accéder. Elle met en danger la cohérence des structures rurales traditionnelles à l'origine de ces pratiques patriarcales. La criminalisation des paysans pauvres, qui sont les laissés-pour-compte du « boum » économique, tend à renforcer les discriminations issues d'un système de castes.

Pour en concrétiser l'idée dans notre propre culture, nous pourrions évoquer, sans les approfondir ici, les transformations historiques des rapports hommes-femmes et parents-enfants. L'avènement d'une culture post-industrielle a modifié ces rapports établis dans un contexte agricole et pré-industriel où les modes de production assignaient globalement à chacun une place complémentaire dans un ensemble productif coopératif en apparence homogène (l'exploitation familiale). Notre nouvelle organisation sociale post-moderne, dont on ne perçoit pas encore les contours définitifs, favorise

---

[127] GENEAU DE LAMARLIERE Isabelle, STASZAK Jean-François, *Principes de géographie économique*, Paris, Bréal, 2000, 448 p.

la dématérialisation des productions et l'expansion d'un secteur tertiaire qui hypertrophie les structures de communication et de services. On peut en déduire l'effacement progressif de la différenciation sexuelle issue des repères traditionnels de la division du travail mais aussi des codes réglant les rapports des sujets entre eux conformément aux hiérarchies politiques, idéologiques et sociales[128].

Les sources de violences, intérieures ou extérieures, qui sont clairement identifiées par tous dans un système patriarcal pyramidal, deviennent plus diffuses dans un type de société où l'individualisme est *l'alpha et l'oméga* des principes de l'exercice du pouvoir. Ce modèle de société repose sur *l'individu* qui ne peut assurer son intégrité personnelle que s'il exerce lui-même légitimement, ou par personne interposée, l'agressivité qu'exige la compétition avec les autres, sources de menaces concurrentielles surgissant de la collectivité.

I-2-2 Un patriarcat au pouvoir de décréter un égalitarisme formel

Si l'on suit l'idée émise par Françoise Héritier, ce serait au contraire la persistance des formes archaïques de sociabilité qui seraient originairement responsables de la difficulté à appréhender les formes d'altérité, que représentent les différences d'origine ethnique, culturelle, ou la différence des sexes[129]. Cette altérité serait

---

[128] POESCHL Gabrielle, « Inégalités sexuelles dans la mémoire collective et représentations des différences entre les sexes », *Connexions*, 2003/2, n° 80, p. 105-124.

[129] HERITIER Françoise, Les fondements de la Violence – Analyse anthropologique, Montpellier, 2003, deployezvosailes.free.fr/violence/les%20fondements%20de%20la%20violence.pdf. Cet auteur met en

fondamentalement rencontrée dans le lien social en tant qu'il introduit de la différence et propose des modalités de « faire avec » ces différences (règles de vie, conceptions mythologico-religieuses) présentées comme le résultat d'observations élémentaires, universelles, insécables[130]. Citons-en quelques-unes : tout individu « plongé » dans un groupement humain est en capacité de se comparer à l'autre. Il serait à même de rencontrer des invariants universels que les différentes cultures agencent en systèmes de représentations et de significations : il s'agit de constater que l'homme dépend du groupe pour son existence, qu'il doit défendre son corps et, par extension, son territoire, qu'il est aussi inscrit dans une succession de générations par la reproduction sexuée, qu'il est susceptible de mourir, d'où les sentiments de puissance et d'impuissance, de justice et d'injustice, d'appartenance et d'exclusion[131], etc. À partir de ces constats fondamentaux, l'homme en tirerait des conséquences collectivement pour maintenir la cohérence de son être social malgré les tensions provoquées par ces différences. Les lois

---

exergue du phénomène de violence un certain nombre d'invariants anthropologiques issus de la confrontation de l'Homme aux différences sociales plutôt qu'à « un état pulsionnel de violence consubstantiel à l'être humain... Il est plus sage de considérer la violence comme réaction à l'état de sociabilité chez un être pensant, pris dans les contradictions inhérentes à sa double conscience d'individu et d'être social ».

130 *Ibid.* : « Des modules, des matrices en quelque sorte, formant des cadres conceptuels, constitués par des associations obligées de concepts, qui ne peuvent pas ne pas être faites, mais qui sont meublées de façon différente par les diverses cultures et se situent dans des champs dont les limites peuvent être tracées grâce à l'expérience ethnologique ou grâce au raisonnement logique qui envisage tous les possibles même si certains n'ont jamais vu le jour. »

131 *Ibid.*, p. 8 : « La violence intervient dans les interstices non réglés du jeu entrecroisé de ces divers besoins, qui sont nécessaires dans leur tout premier état d'expression, lorsque la loi ne suffit pas à empêcher les dérives. »

permettraient de les inscrire dans un fonctionnement plus harmonieux au fur à mesure du progrès social[132]. Mais il pourrait aussi tenter d'y échapper individuellement en agissant « égoïstement » contre son clan, par l'appropriation indue, le vol, le meurtre et le viol. En l'occurrence, ces observations élémentaires sont-elles toujours accessibles et partageables par tous, si la dépendance de l'individu au groupe n'est plus renforcée par la nécessité du travail en commun, si la succession des générations et la reproduction sexuée n'obéissent plus à des lois « naturelles », mais peuvent être déterminées par le choix individuel grâce aux biotechnologies, de même que pour la destinée mortelle qui pourrait être ajournée *sine die* pour des transhumains augmentés… grâce à leur valeur ajoutée ?

Il ne s'agit pas encore de « faits sociaux » entrés dans les mœurs, mais de « mythes » proposant des « valeurs » d'autosuffisance comme modèles d'individualité. Ces fictions n'en sont pas pour autant inopérantes dans la manière dont chacun va se situer comme inclus ou exclu économiquement ou technologiquement de cette « science-fiction ». Elles constituent des points de rupture ou de ralliement dans la construction ou non, d'un projet commun de société.

---

[132] *Ibid.*, p. 10 : « Une éthique universelle est possible à condition de reconnaître de façon universelle l'existence de ces processus invariants, qui sont toujours là, contre lesquels chaque individu, chaque système éducatif, chaque État doit consciemment lutter ; à condition aussi que chacun des acteurs, hommes privés ou hommes publics, s'interdise toute manipulation si aisée à faire en combinant une ou plusieurs de ces pulsions, de ces besoins, un ou plusieurs de ces affects élémentaires. »

I-2-3 À quelle objectivité pouvons-nous prétendre face à la violence ?

Si nous explorons la question de la violence sexuelle dans son rapport au contexte social, il serait prudent de ne pas se placer en « observateur » supposé neutre et impartial de cette violence, à l'insu de nos propres *a priori* sociétaux sur ce que l'on considère comme tel.

Que peut nous apporter, dans la compréhension du phénomène, la notion « objective » d'une violence physique quantifiable en unités de puissance (KW), exercée par autrui sur un corps identifiable selon certaines caractéristiques anatomiques, et dégagé de toute référence à une perception subjective de cette violence, successivement de la part de l'acteur, du récepteur ou du témoin ?

On ne peut parler des « agresseurs » en tant qu'entité sociale isolable à partir de leurs caractéristiques définies en référence à un statut social ou une norme de comportement. Cela reviendrait à construire un discours sur « les Papous » en établissant des critères objectifs de « papouité ». Ce faisant, on risque de les considérer comme un ensemble de « sous-hommes », du fait de l'affirmation péremptoire que cette violence ne nous concerne en rien comme Sujet. Mais ce n'est pas non plus en traitant de la violence sexuelle comme relative à différentes formes de sexualités irréductibles entre elles qu'on résoudra la question. On peut effectivement décrire le sadisme ou le masochisme comme des pratiques sexuelles particulières utilisant la violence, sans pour autant indiquer comment elles interviennent dans la vie sociale de leurs adeptes. Il se peut d'ailleurs qu'entre la sexualité privée et la vie publique, il n'y ait aucun rapport, sauf à ce que la première soit brutalement dévoilée publiquement, à la faveur d'un fait divers quelconque, ou d'une notoriété médiatique.

« *Le relativisme absolu, qui mettrait sur le même plan toute manifestation de la violence comme relative à une forme sociale dans laquelle elle s'épanouit, ignorerait tout autant les rapports de force qui relient précisément entre elles les cultures* »[133]. Ajoutons : les hommes qui sont reliés et séparés entre eux par ces différences de cultures.

I-3 Généalogie de la violence sociale

Les historiens ont pu établir que cette violence ne semblait pas réprouvée de la même manière au Moyen Âge et dans les « Temps modernes », c'est-à-dire à partir du XVe siècle. Bien loin de constituer des crimes, elle faisait partie des modes d'expression de la sociabilité, et pouvait être tolérée moyennant arrangement entre les auteurs et les victimes ou leurs familles, ou « rémission » de la part du Prince, souverain, dans un souci d'apaisement des relations sociales[134].

La lente criminalisation de la violence, observée parallèlement à l'installation tardive d'une justice centralisée pendant cette période, suit la concentration du pouvoir entre les mains d'un monarque absolu. Au nom de la souveraineté nationale, la Révolution française établira

---

[133] KILANI Mondher, *L'invention de l'autre*, *op. cit.*, p. 38.

[134] MUCHEMBLED Robert, *Anthropologie de la violence*, in *Revue de Synthèse*, IVe série, n° 1, janv.-mars 1987, p. 46 : « Sous les diverses formes étudiées ci-dessus, la violence est assurément un phénomène culturel, une extension brutale de la sociabilité ordinaire. En dépit de ses excès apparents, elle est fondamentalement régulatrice, y compris en ce qui concerne les jeunes hommes, car ceux-ci n'en font nullement une contre-culture pour s'opposer aux adultes, au contraire, puisque l'éthique virile est la seule voie d'intégration qui leur soit laissée pour accéder à la qualité d'homme à part entière. »

l'universalité du droit sur tout le territoire. On pourrait se demander si un mouvement actuel inverse, décentralisant les pouvoirs régaliens dans les instances locales, n'impliquerait pas insidieusement un retour à un communautarisme qui se présente comme une « néo-féodalité ».

Ainsi se pose en termes nouveaux la difficulté d'inscrire l'action spécifique de l'intervenant de terrain dans un contexte culturel fluctuant où les repérages des normes ne sont pas donnés d'avance, mais à construire pas à pas en fonction des représentations hétéroclites du lien social. La réflexion qui accompagne cette action ne peut surgir d'une application de connaissances préétablies, mais doit être menée conjointement avec ce terrain sur lequel émergent les phénomènes de violence. Car ces phénomènes peuvent tout aussi bien relever d'une conformité aux règles implicites de conduite au sein d'un groupe, que d'une déviance par rapport à celles-ci. Ceci suppose d'interroger le rapport de ce particularisme à ce qui ferait « ensemble », l'éthique « collective » qui pourrait servir de référence pour situer ces particularités, et en retour comment ces particularismes viennent nourrir la référence à la norme commune.

À l'issue de ce parcours non exhaustif de la littérature psychosociologique, nous ne pouvons concevoir la violence sexuelle seulement comme un reliquat du passé ou une composante intrinsèque d'une sous-classe d'hommes que l'évolution naturelle aurait tendance à réduire dans le sens d'un progrès social, culturel qui subsume l'avenir de l'humanité. Nous récusons comme réductrice toute conception qui ferait appel à une « nature humaine », qu'elle soit biologique, morphologique, ou résultant de contraintes environnementales inscrites dans une phylogenèse déductible de l'état actuel de son développement. L'idée d'une essence de l'Homme, violente ou non, fait appel à des abstractions métaphysiques peu compatibles avec la formulation d'hypothèses vérifiables. L'explication finaliste de sa violence par un « but » à atteindre, ou une fonction à assurer, que ce soit la survie ou la satisfaction de besoins essentiels, nous paraît une construction visant une justification ou une réprobation morale, qui peuvent être invalidées tant du point de vue de leur relativité historique que géographique. La déduction rationnelle après coup d'une nécessité sociale de cette violence en fonction de structures immanentes à la société, que ces structures soient économiques institutionnelles ou linguistiques, nous paraît le plaquage d'une explication par un savoir préconstruit sur un phénomène qui ne se déduit pas plus d'une rationalité intrinsèque que de calculs probabilistes objectifs. **Tout au plus, pouvons-nous supposer que la violence est ce qui émerge dans des relations entre humains, et non des propriétés caractéristiques des protagonistes, qu'ils soient considérés en groupe ou individuellement**. La violence sexuelle surviendrait quand cette interrelation met en danger l'intégrité de sujets (ou groupe de) pris dans des contraintes auxquelles ils ne peuvent faire face, par défaut d'en discerner la source ou l'origine, ou d'en construire des représentations psychiques qui permettent d'orienter la réaction dans un sens de déployer ces interrelations à des fins résolutives. La sexualité apparaît alors comme un « succédané » de relation directement accessible, parce qu'engageant le corps dans l'acte, pour résoudre des tensions qui se situent sur d'autres plans, psychiques ou de représentations sociales.

Notre approche de la violence en tant qu'interrelations pathologiques serait encore insuffisante, si nous la concevions uniquement comme interpersonnelle, à la manière d'un sociogramme. Ces « interrelations » sont fantasmatiques, dans le sens où elles font appel aux représentations inconscientes de la relation soi-autre qui conditionnent les relations intersubjectives. Ainsi, un acte violent ne répond pas obligatoirement à un déficit, une absence de représentation, mais plutôt à son insuffisance à cadrer psychiquement ce lien à l'autre, ou à son indisponibilité dans des enjeux conflictuels, internes et/ou externes. Le déni sur les faits ne signe pas obligatoirement l'absence de signifiants, mais bien, le plus souvent, l'impossibilité de trouver les mots, ou une adresse pour les articuler. C'est l'indicible, ce passage à la parole empêché, qui est l'indice d'une psychopathologie sous-jacente. D'où l'inadéquation de l'incitation à « tout dire » – l'aveu – si les conditions de l'énonciation ne sont pas réunies.

Conclusion

Au terme de ce parcours de la clinique de la violence sexuelle à l'adolescence, nous devons recentrer la question sur ses relations aux violences sociales. En effet, nous avons été amenés à préciser principalement son rapport psychopathologique à l'angoisse. L'angoisse trouve sa source dans l'expression entravée de la sexualité, au sens élargi de l'ensemble des modalités de la relation à l'autre.

L'acte en est : soit l'expression directe, soit le contournement de cet affect par une formation « réactionnelle » à l'adresse d'autrui, source de cette angoisse. L'acte constitue pour l'adolescent une réponse à la sommation de se positionner devant un choix d'objet sexuel. Cette mise en demeure émane du sujet en devenir « adulte », bien sûr à son insu, ce qui le confirme dans son statut de sujet de l'Inconscient, instance de la Psyché dont la psychanalyse s'emploie à tracer les contours.

Mais l'exigence est aussi sociale : elle définit l'adolescent comme accédant à la sexualité « mature » en même temps qu'à la responsabilité de ses actes devant le corps social. Cette exigence sociale, nous avons eu à en préciser les conditions culturelles mais aussi historiques et politiques. Toutes les cultures n'accordent pas le même statut à la transgression, ni à son auteur, mais toutes ont pour fonction de les définir, les ritualiser en lien avec l'histoire des groupes sociaux qui se reconnaissent dans une culture commune. C'est là le rôle essentiel de la Culture, si ce n'est le seul, de définir les limites qu'elle oppose au désir individuel par les lois auxquelles tout individu est soumis. Mais elle doit aussi fournir les moyens de dériver cette violence originaire, à travers le trésor de la langue et la possibilité d'en jouer par la pensée et la production créative dans le cadre de la collectivité. Corrigeons immédiatement cette vue dualiste, en restituant à la Culture la fonction de « violence originaire » exercée sur la sexualité humaine du fait du langage.

On pourrait considérer l'obligation de s'y soumettre comme une contrainte puisqu'elle impose le renoncement à une jouissance. Ce renoncement en indique paradoxalement la possibilité, au titre de l'exception à la règle commune. « Tu ne tueras point, tu ne convoiteras point la femme ni le bien d'autrui, etc. » constituent des impératifs catégoriques moraux, pour l'Autre, qui commande de désirer inconsciemment ce qui est interdit. Quand l'adolescent en vient à produire un acte violent pour s'affirmer (ou s'annihiler) dans sa singularité, le « lieu » de cet Autre reste à préciser. Au fondement même de l'existence du Sujet (« Je est un autre »), l'adolescent le perçoit, de par le vécu de son histoire individuelle et familiale, comme initialement exogène. Son accession au statut de Sujet est fonction de ce que cet Autre (parental) a pu représenter comme source d'excitations et de frustrations tolérables, mais aussi de moyens de les contenir par l'intériorisation des qualités de l'objet parental (identifications). La période de l'adolescence constitue à la fois l'acmé de cette internalisation et la confrontation à l'impossibilité de fonder ces impératifs moraux sur un discours qui tienne et sur une autorité qui puisse l'imposer comme vérité absolue. Toute assertion morale peut être objet de controverse, livrée par l'équivoque du langage à la critique rationnelle comme à la confrontation à des idéaux en rupture avec la transmission intergénérationnelle. En outre, elle peut être contredite par le fait accompli de l'acte. Cette indétermination est aussi la mesure de la liberté du Sujet, et la nécessité que se constitue une éthique. Elle est encore ce qu'on trouve mis à l'épreuve dans les comportements « ordaliques » d'adolescence, tentatives de soumettre le corps au jugement du « sort », qui ne sont pas équivalentes à la provocation « perverse » vis-à-vis d'un Dieu « Autrifié »[135].

Pour reprendre la question posée par la trajectoire des adolescents A.V.S., nous pourrions hâtivement en déduire qu'un défaut de cette contenance (défaut éducatif ou perversion du lien filial) serait la source de cet agir transgressif. Cette proposition le verserait au compte de l'inhumain, du monstrueux par constat de carence d'un « processus d'humanisation » avorté. Mais ce serait réduire à un retour vers un état « naturel », une dynamique qui pose le Sexuel, auquel l'humain à affaire, dans des coordonnées autrement plus complexes. À moins de réduire l'humain à la qualité d'animal « social », c'est-à-dire d'élément d'un ensemble auquel son destin personnel se résume, on devra tenir compte, dans tous les cas, de

---

[135] LE BRETON David, *Conduites à risques. Des jeux de mort au jeu de vivre*, Paris, PUF, 2002.

la manière singulière pour un Sujet, de répondre subjectivement à cette conformisation aux intérêts du groupe, ou de faire prévaloir le sien propre en son sein.

Les approches criminologiques ont surtout mis l'accent sur ces aspects « déficitaires » au détriment des éléments subjectifs concourant à la réalisation de ces actes délictueux. Elles induisent par ce biais la production d'un discours « victimaire ». Il se présente comme l'envers d'une ségrégation avant tout socioculturelle fondée sur les critères de risque social et de son contrôle. Prévenir l'acte sexuel violent reviendrait à déterminer dans quel milieu socioculturel, à partir de quelle conjonction de situations marasmiques et de traces dans le génome on pourrait prévoir statistiquement les risques de passage à l'acte, et donc renforcer la surveillance, l'éducation à l'hygiène sociale et sexuelle des parents, voire remettre à la mode technocratique actuelle certaines formes d'eugénisme qui ont eu cours dans le passé dans certains régimes autoritaires sous forme d'adoptions forcées, de placement préventifs en institution d'enfants de « cas sociaux »... ou de méthodes « modernes » d'encadrements renforcés précoces fondées sur la persuasion et la contrainte.

Les instances judiciaires peuvent dans un premier temps accueillir favorablement ces moyens coercitifs qui répondent en partie à leurs propres obligations et méthodes (« force doit rester à la loi »). Mais son éthique stipule qu'une sanction ne peut être « préemptive », avant tout acte. Le traitement « collectif » de la question de la déviance sexuelle ne serait qu'un pis-aller, faute de ne pouvoir déterminer à l'avance quels « troubles » de la personnalité ou de la conduite peuvent produire un tel acte chez un individu en particulier.

L'expertise psychiatrique en partie reprend cette question à son compte, mais selon des critères propres à son domaine de compétence – la « maladie mentale » –

qui est loin de répondre adéquatement à tous les cas de figure. Pour ne pas « psychiatriser » toute conduite déviante, nous sommes conduits à ne prendre en considération que les processus psychiques pouvant contribuer à, et non déterminer, l'occurrence de cette violence. On entre dans une clinique de l'agir qui ne méconnaît pas son inscription dans le discours social, comme une des formes perturbées de son expression inconsciente.

À partir de notre clinique, nous avons distingué trois sortes de fonctionnements psychiques intervenant dans l'acte sexuel délictueux :

– Le premier correspond *grosso modo* à ce que nous venons de définir comme « carentiel » où l'Autre n'apparaît pas comme différencié.

– Le second indique l'impact de l'image narcissique dans une relation « duelle », close sur elle-même, mais qui n'élude pas la représentation de la différence (de sexe ou de génération) tout en la réduisant par l'emprise sur le corps, l'envie ou la rivalité.

– Le troisième, subnormal, paraît correspondre à un débordement d'une inhibition liée à la culpabilité, la honte concernant la sexualité et le corps. L'acte délictueux fait appel à la sanction d'un Tiers tout en soulignant la nécessité de faire rupture subjective, de 's'individuer' dans un contexte d'anxiété partagée par l'entourage sur cette accession à la « maturité ».

Cette tripartition, conjuguée à son repérage dans les trois registres différents, des modalités de l'acte, de l'organisation de la sexualité (pubertaire ou infantile) et du fonctionnement du système familial permet de dresser un tableau suffisamment « ouvert » pour accueillir l'ensemble des modalités de « passage à (par) l'acte ».

Elle met surtout en évidence les dissonances qualitatives entre ces différents registres considérés pour un même cas. De ces « discordances » entre acte, sexualité et vie familiale, on peut déduire des « voisinages » conflictuels problématiques pour orienter les aspects psychologiques de leur prise en charge.

Nous proposons ainsi de nous départir d'une classification sur le mode d'un inventaire « à la Jacques Prévert », qui caractérise dans la littérature criminologique, les auteurs d'actes sexuels violents, et particulièrement les adolescents comme :

a) des isolés n'ayant pas de copains (Shour - 1966), qui préfèrent la présence d'enfants plus jeunes (repris par M. Jacob)[136] ;

b) des paumés qui n'ont pas l'information adéquate sur les valeurs des comportements sexuels acceptables dans le groupe (Jackson, 1999) ;

c) influencés par les *Media* qui déterminent des comportements se fixant ultérieurement dans des « styles de vie » (Marchall, 1994) ;

d) ou par leur mère : « *les mères des abuseurs sont les femmes des abuseurs* » (Sabourin, 1999), ce qui renvoie à un contexte hyper (ou hypo ?) sexualisé dans la famille (Delage, 2001) ;

e) des « faibles d'esprit », au Q. I. moyen faible, présentant une faiblesse des « habiletés sociales », comme les adultes A.V.S. (Rich, 2003), ou souffrant d'un « syndrome de déficit social » (Van Wijk, 2005) ;

f) des traumatisés sexuels qui s'ignorent (mais seulement quand d'autres facteurs de risques sont présents) (Skuse, 2000) ;

---

[136] AUBUT Jocelyn et *al.*, *Les agresseurs sexuels*, Montréal, Chenelière Éducation, 1993.

g) des « addicts au sexe » (Jocelyn Aubut) dont on doit rétablir les capacités cognitives de contrôle ;

h) … et un raton-laveur !

Cette liste, non limitative, cumule des « facteurs de risques » et leur addition donnerait une indication de la probabilité de récidive. Cependant, chaque proposition peut être retournée en son contraire ; l'identification dans le groupe peut être facteur à la fois d'anomie ou de conformisme, les informations sur la sexualité, véhiculées par les *Media* ou dans la famille touchent également toutes les catégories de population. Donc il faudrait déterminer pourquoi certaines y seraient plus sensibles, et lesquelles ? De plus, la logique déficitaire qui oriente cette conception s'inspire d'une doctrine conçue à partir de la domestication des animaux. Les plus sauvages seraient ceux qui auraient été insuffisamment dressés. En cela, le positivisme moral d'Auguste Comte continue à faire des émules, et l'empathie « naturelle » chez le chien ne prouve pas que l'Humain, son maître, est le sommet altruiste de la Création. (Y'en a même qui mordent sans raison !). Pour l'Humain, « le bon sauvage » est plus ou moins la caricature angélique du « mauvais » qui est toujours celui qui est le plus proche de nous. L'autre, lointain, garde le charme de l'exotisme.

L'adolescence est notre exotisme contemporain. Vue de loin, elle paraît un Éden avant la chute dans l'adultité décevante. Vue de près, elle ressemble à un Enfer voué au sexe et à la violence. Entre les deux, elle peut manifester les capacités psychiques de changement que le Sujet peut mettre en œuvre pour affronter un Réel imprévisible bien qu'attendu, toujours en décalage avec les représentations de la sexualité que le champ social en donne, dans ses pires ou ses pères-versions.

Dans le discours social, le propre de cette version du Père, dans la transmission de l'autorité, est d'être changeante. Contrairement à Freud qui en avait conforté sa pérennité, par le meurtre symbolique du père primitif, Lacan n'a eu de cesse et ce, dès ses premiers écrits, d'en souligner les vicissitudes contemporaines, au point d'être sur ce point « visionnaire » des difficultés de notre société postmoderne. De là, à proclamer sa (ou leur) disparition, il y a un pas vite franchi que l'on s'abstiendra de faire. Ce qui semble problématique actuellement, ce ne sont pas les évanescences du père dans le schéma familial, familles monoparentales, recomposées, mono-sexuées, déculturées ou monopolisées par la consommation à outrance.

Du Père dans le discours des Médias, il en est toujours fortement question, surtout pour en montrer les insuffisances. Donc, on en parle, ce qui ne peut que le conforter chez un sujet parlant. Par contre, il est une « rêve-olution » dont nous n'avons pas mesuré toute la portée : c'est le fait qu'une Autorité se masque sous une apparence démocratique pour autoriser, de ce fait, l'adolescent à la transgression. Ce faisant, la parentalité libérale se dote d'autant plus d'un pouvoir absolu sur sa progéniture qu'elle ordonne la rébellion contre celui-ci, au nom d'une liberté individuelle qu'elle réduit à un asservissement à son propre mode de pensée ultra-libéral. La liberté octroyée de se soumettre à la seule loi qui vaille, celle de son propre désir : voilà une authentique perversion dont, peut-être, certains psychanalystes seraient malgré eux les co-inventeurs. Le mot d'ordre de la lutte contre l'oppression et le refoulement du sexuel peut parfois laisser espérer que la perversion soit le « positif de la névrose », et l'inceste le « dernier tabou » à lever pour assouvir une sexualité enfin libérée (mais on ne dit pas de quoi !).

D'un autre point de vue, l'idée freudienne que « l'Inconscient, c'est le refoulé » n'a pas perdu de son actualité. Car plus l'individu cherche à assouvir son désir, moins il le trouve dans la réalité, puisqu'il est entre les signifiants. Il n'y a que là que ça « copule »[137]. Dans l'errance produite par une relance incessante de sa question, il se trouve à parcourir plusieurs fois le même trajet sans s'apercevoir qu'il repasse au même endroit, comme sur une bande de Moebius.

L'impossible coalescence du signifiant et du signifié, c'est ce à quoi coupe court le clivage, manière de rétablir dans cette « topologie de surfaces », ses deux faces distinctes où l'envers et l'endroit, l'intérieur et l'extérieur, sont maintenus séparés. L'intérêt heuristique d'utiliser cette figure de l'espace tridimensionnel est de montrer, à défaut de démontrer, ce qui circule sur des plans différents confondus entre désir et demande, et de repérer les passages « dessus-dessous » comme des effets du refoulement, dans un nouage. C'est donc par la même occasion de permettre que ce nouage, ou cette ligature entre des dimensions du Sujet, puisse se rétablir dans un ordre qui n'est pas soumis à une logique du sens. Il ouvre sur une succession dynamique de « passages » où l'acte vient s'inscrire comme un changement de registre. Cette temporalité implique aussi la réversibilité : ce qui a été « mal noué » peut se renouer différemment.

Ce qui se noue entre le « côté homme » et le « côté femme » de la sexualité ne peut que s'imaginer sous le maniement des signifiants de l'amour. Sa vérité nous échappe, et c'est une perte douloureuse de ne pas pouvoir faire qu'un à deux, sans un Tiers pour faire barrage à la jouissance. Pour pallier cette perte, chacun peut se faire

---

[137] Au sens de la particule grammaticale qui permet de faire lien entre deux signifiants (ex. : conjonctions de coordination).

l'objet de la jouissance de l'autre, au risque d'une commune perdition. Mais il existe un effet de réaction collective contre cet impossible dépassement de la différence des sexes, qui semble en tromper le destin. Il s'agit d'instaurer cette différence en absolu, caractéristique d'une position antagoniste irréconciliable. Bien que touchant à un Réel (dont la topologie lacanienne suggère qu'il répond à l'impossibilité de faire « chaîne à deux »), la « guerre des sexes » ne peut qu'instaurer cette improbabilité dans le lien social, le rendant à terme impossible à vivre. Autrement dit, et c'est une limite actuelle de la pensée sociale qui reste à surmonter, la revendication d'une stricte égalité entre les sexes pourrait aboutir à une forme « d'apartheid intime », au lieu de faire avancer la reconnaissance des droits de chacun par l'autre. Si la promotion de l'équivalence annule la différence, elle entrave la possibilité d'imaginer un rapport, et chaque sexe est condamné à s'auto-satisfaire de sa similarité avec lui-même pour contrer l'iniquité d'une discrimination injustifiée et injustifiable. Le droit à l'indépendance, qui est ainsi promu dans un discours égalitariste tout à fait respectable en soi, risque d'instituer un fonctionnement de reconnaissance fondé sur l'identification au « pareil ». Les formes d'agrégats communautaristes défendues pour animer les débats démocratiques sur les inégalités risquent de déboucher à terme sur une ségrégation encore plus féroce. Nous avons mis l'accent sur cet attachement narcissique à l'image « en miroir » comme une des formes que revêt la violence sexuelle, nous pouvons postuler qu'il confirmera l'impossibilité d'un rapport social, dans le contexte d'une guerre économique sans partenaire identifiable.

Pour en finir rapidement sur ce sujet inépuisable, et qui mériterait d'autres débats, on notera l'appétence de l'adolescence pour les idéaux, fruits d'un compromis entre les aspirations à un objet transcendé et une sexualisation « désexualisée », c'est-à-dire à valence narcissique. On repère le moment des idéalisations sociales comme une manière de détourner la *libido sexualis* d'une satisfaction immédiate impossible, ou moralement réprouvée, sur un Idéal du moi partagé en commun. Freud nous indique un avatar de cette idéalisation du Sujet du côté de l'Idéal Sexuel[138], c'est-à-dire un objet pouvant idéalement réussir cette satisfaction pulsionnelle. Bien qu'entrant dans la sphère des perversions (Chasseguet-Smirgel), cette idéalisation de la pulsion nous semble beaucoup plus commune et c'est vers le monde des idées extrêmes, nourries d'images de réalisations virtuelles fournies par Internet que l'on voit certains adolescents se tourner. Le lien entre violence sexuelle et violence sociale extrêmes nous semble assez naturellement se faire dans cette sphère intermédiaire, virtuelle. C'est toujours au nom d'une sexualité déniée que l'on peut trucider son prochain, avec les meilleures intentions du monde.

---

[138] FREUD Sigmund, « Pour introduire le narcissisme », *op. cit.*, p. 104 : « …sur la base de l'accomplissement de conditions déterminant l'amour infantile... »

BIBLIOGRAPHIE

ADAM Christophe, *Délinquants sexuels et pratiques psychosociales – Rester clinicien en milieu carcéral*, Bruxelles, Éd. Larcier, 2011, 324 p.

ADAM Christophe, « Les classifications psychologiques d'auteurs d'infractions à caractère sexuel : une approche critique de la littérature », in *Déviance et société*, 2006, vol. 30, n° 2, p. 233-261.

AMBROISE-RENDU Anne-Claude, *L'histoire de la pédophilie*, Paris, Fayard, 2014.

AUBUT Jocelyn et *al.*, *Les agresseurs sexuels*, Montréal, Chenelière Éducation, 1993.

AULAGNIER Piera, *Destin du plaisir*, Paris, PUF, 1979.

AULAGNIER Piera, *La violence de l'interprétation*, Paris, PUF, coll. « Le fil rouge », 1986, 364 p.

AULAGNIER Piera, *Une interprète en quête de sens*, Paris, Petite Bibliothèque Payot, 1991, 422 p.

BAJOS Nathalie, BOZON Michel et l'équipe CSF, « Les violences sexuelles en France : quand la parole se libère », in *Revue Population et Société*, n° 445, 2008.

BALIER Claude, *Psychanalyse des comportements violents*, Paris, PUF, coll. « Le fil rouge », 1988, 254 p.

BALIER Claude, *Psychanalyse des comportements sexuels violents*, Paris, PUF, 1996.

BALIER Claude, « La violence à la lumière des processus adolescents », in *Adolescence*, t. 16, n° 1, 1998, p. 117-126.

BALIER Claude, *La violence en abyme*, Paris, PUF, coll. « Le fil rouge », 2005.

BECKER (DE) Emmanuel et HAYEZ Jean-Yves, *L'enfant victime d'abus sexuel et sa famille : évaluation et traitement,* Paris, PUF, 1997, 301 p.

BECKER (DE) Emmanuel, « L'approche systémique et la thérapie familiale des mineurs d'âge auteurs d'agression sexuelle intrafamiliale », in *Psychothérapies,* vol. 26, n° 3, 2006, p. 143-153.

BECKER (DE) Emmanuel, « L'adolescent transgresseur sexuel », in *Psychiatrie de l'enfant*, vol. 52, n° 2, 2009.

BIRMAN Joël, « Dette symbolique, autorité et justice », in *L'évolution psychiatrique*, vol. 74, 2009, p. 175-187.

BIRMAN Joël, « La condition adolescente de la contemporanéité », in *Figures de la psychanalyse*, 2013/1, n° 25, p. 63-83.

BONNET Gérard, « La perversion transitoire à l'adolescence », in *Adolescence*, t. 24, n° 3, 2006, p. 553-601.

BORDET Joëlle, GUTTON Philippe et TISSERON Serge, *Adolescence et idéal démocratique*, Éditions In Press, coll. « Ouvertures psy », 2014.

CHAGNON Jean-Yves, « À propos des aménagements narcissico-pervers chez certains agresseurs sexuels », in *Psychologie clinique et projective*, vol. 10, 2004, p. 147-186.

CHAGNON Jean-Yves, « Hyperactifs ou hypo-passifs ? Hyperactivité infantile, agressions sexuelles à l'adolescence et nouveau malaise dans la civilisation », in *La psychiatrie de l'enfant*, vol. 48, n° 1, 2005, p. 31-88.

CHAGNON Jean-Yves et HOUSSIER Florian, « L'illusoire attente de la demande », in *Adolescence*, vol. 30, n° 4, 2012, p. 919-933.

CIAVALDINI André, « Caractéristiques de l'enfance et de l'adolescence du délinquant sexuel », in *Adolescence*, t. 16, n° 1, 1998, p. 127-135.

CIAVALDINI André, *Psychopathologie des Agresseurs Sexuels*, Paris, Masson, 1999.

CIAVALDINI André et BALIER Claude, *Agressions sexuelles : pathologies, suivis thérapeutiques et cadres judiciaires,* Paris, Masson, 2000.

CIAVALDINI André (dir.), *Violences sexuelles le soin sous contrôle judiciaire*, Paris, Éd. In Press, 2003, 148 p.

CIAVALDINI André (dir.), *Violences sexuelles chez les mineurs. Moins pénaliser, mieux prévenir*, Paris, Éd. In Press, 2012, 246 p.

CONFÉRENCE DE CONSENSUS, *Psychopathologie et traitements actuels des auteurs d'agression sexuelle.* Fédération Française de Psychiatrie et John LIBBEY, Paris, Eurotext, 2001.

COSYNS Paul, HOEREE Jan, (DE) DONKER Dirk, « Psychothérapies cognitives et comportementales des auteurs d'agressions sexuelles », in *Psychopathologie et traitement des A. A. S.,* p. 243-263, psydoc-fr.broca.inserm.fr/conf&rm/Conf/confagrsex/RapportsExperts/Cosyns.html

COUTANCEAU Roland, *La violence sexuelle. Approche psycho-criminologique,* Paris, Dunod, 2010, 386 p.

DANET Jean, « Les politiques sécuritaires à la lumière de la doctrine de la défense sociale nouvelle », in *Revue de Science criminelle et de droit pénal comparé*, n° 1, janv.-mars, p. 49 et sv.

DEJOURS Christophe, « Le corps comme exigence de travail pour la pensée », in *Psychopathologie de l'expérience du corps*, Paris, Dunod, 2002, p. 65-106.

DEJOURS Christophe, *Le corps d'abord*, Paris, Payot, 2003.

DELEDALLE Gérard, *Charles Sanders Pierce, Écrits sur le signe*, Paris, Éd. du Seuil, 1978.

DEVEREUX Georges, *Essai d'ethnopsychiatrie Générale*, Paris, Gallimard, coll. « Tel », 1983, 394 p.

DORON Claude-Olivier, « Ce que soin veut dire », in *Journal Français de Psychiatrie*, n° 38, 2010.

DORON Claude-Olivier, « La volonté de soigner. D'un singulier désir de soin dans les politiques pénales », in L. BERANOYA, C. LEFEVE, J. C. MINO et F. WORMS (dir.), *La philosophie du soin : éthique, médecine et société,* Paris, PUF, 2010.

DORON Claude-Olivier, « Soigner par la souffrance. La prise en charge des auteurs de violences sexuelles », in C.-O. DORON, C. LEFEVE et A.-C. MASQUELET (dir.), *Soins et subjectivité*, Paris, PUF, coll. « Science histoire et société », 2011, p 87-113.

DOUVILLE Olivier et *al.*, *Clinique psychanalytique de l'exclusion*, Paris, Dunod, coll. « Inconscient et Culture », 2012.

DOUVILLE Olivier, « Violence haine et honte », in *Adolescence*, t. 33, n° 2, 2015, p. 311-321.

DUMONT D'URVILLE Jules, *Voyage autour du monde à la recherche de La Pérouse*, 1826-1829, Paris, Bayle.

EVANS-PRICHARD Edward-Evan, *La femme dans les sociétés primitives*, [1963], Paris, PUF, coll. « Bibliothèque de sociologie contemporaine » 1971, 248 pages, voir sur le site Web :

http://www.uqac.ca//Classiques_des_sciences_sociales/

FERENCZI Sandor, *Psychanalyse*, [1908-1912], Œuvres complètes, t. 1, Paris, Payot, 1977.

FOUCAULT Michel, *Naissance de la biopolitique* (Cours du Collège de France de 1978-1979), Paris, Éd. du Seuil/Gallimard, coll. « Hautes Études », 2004.

FREUD Sigmund, « Esquisse d'une psychologie scientifique », [1895], in *Naissance de la Psychanalyse*, Paris, PUF, 1956, p. 307-396.

FREUD Sigmund, *Pulsions et destins des pulsions*, [1915], Paris, Gallimard, coll. « Idées », 1969.

FREUD Sigmund, « Sur le plus général des rabaissements de la vie amoureuse », [1912], in *La vie sexuelle*, Paris, PUF, 1970.

FREUD Sigmund, « Pour introduire le narcissisme », [1914], in *La vie sexuelle*, Paris, PUF, 1970, p. 83.

FREUD Sigmund, « Remémoration, répétition et élaboration », [1914], in *La technique psychanalytique*, Paris, PUF, 1970.

FREUD Sigmund, *Essais de psychanalyse*, [1923], Paris, Payot, 1970.

FREUD Sigmund, *Inhibition, symptôme, angoisse*, [1926], Paris, PUF, coll. « Quadrige », 1995.

FREUD Sigmund, « Constructions en analyse », [1937], in *Résultats idées, problèmes*, Paris, PUF, 1995, p. 269-281.

GENEAU DE LAMARLIERE Isabelle et STASZAK Jean-François, *Principes de géographie économique*, Paris, Bréal, 2000, 448 p.

GRAVIER Bruno, « Délinquance sexuelle : la clinique n'est pas soluble dans le Droit pénal », in CH. ADAM, D. DE FRAENE, PH. MARY, C. NAGELS et S. SMEETS (dir.), *Sexe et normes*, Bruxelles, Éd. Bruylant, p 59-75.

GRAVIER Bruno, LUSTENBERGER Yodok, « L'évaluation du risque de comportements violents : le point sur la question », in *Annales Médico-Psychologiques*, n° 163, 2005, p 642-655.

GREEN André, « Passivité-passivation : jouissance et détresse », in *Revue Française de Psychanalyse*, vol. 63, n° 5, 1999, p. 1587-1600.

GUTTON Philippe, « De l'obsolescence », in *Adolescence*, t. 10, n° 2, 1992, p. 257-264.

GUTTON Philippe, *Le Pubertaire*, Paris, PUF, coll « Le fil rouge », 1991, 322 p.

GUTTON Philippe, *Adolescens*, Paris, PUF, 1996, 278 p.

GUTTON Philippe, *Violence et Adolescence*, Paris, Éditions In Press, 2002, 352 p.

GUTTON Philippe, *Adolescence et Djihadisme*, Le Bouscat, L'Esprit du temps, 2015, 62 p.

HARCOURT Bernard-E., « Surveiller et punir à l'âge actuariel – Généalogie et critique, Part. I et II », in *Déviance et société*, 2011, vol. 35, n° 1, p. 5-33 et n° 2, p. 163-194.

HARRAULT Alain et HUGON Claudette, « L'obligation de soin : vers une clinique du sujet contraint », in *Journal des Psychologues*, déc.-janv. 2005, n° 233, p 66-71.

HARRAULT Alain et HUGON Claudette, « Le travail psychothérapeutique avec les auteurs de violence sexuelle: place et rôle du corporel », in *Cahiers de Psychologie Clinique*, 2016/2, n° 47, p 169-185.

HARRAULT Alain, HUGON Claudette, LEGENDRE Caroline, VERSCHOOT Odile, « Clinique et thérapeutique des auteurs de violences sexuelles selon C. BALIER et l'ARTASS », in R. COUTANCEAU, C. DAMIANI, M. LACAMBRE (dir.), *Victimes et auteurs de violences sexuelles*, Paris, Dunod, 2016, 360 p.

HARRAULT Alain et SAVINAUD Claude (dir.), *Les violences sexuelles d'adolescents : fait de société ou histoire de famille ?*, Toulouse, Éd. Érès, 2015, 260 p.

HAESEVOETS Yves-Hyram, *Adolescents auteurs d'abus sexuels : délinquance sexuelle ou dérapage ?*, www.one.be/fileadmin/user_upload/one_brochures/DIREM/ **Auteurs**/direm_48.pdf

HAYEZ Jean-Yves, *La sexualité des enfants*, Paris, Odile Jacob, 2004, 318 p.

HERITIER Françoise, *Les fondements de la Violence – Analyse anthropologique*, Montpellier, 2003, deployezvosailes.free.fr/violence/les%20fondements%20de%20la%20violence.pdf

HOFFMANN Christian, « Le concept de limite dans l'inconscient et ses états », *Figures de la psychanalyse*, 2013, n° 25, p. 15-22.

JACOB Martine, « L'adolescent agresseur sexuel », in P. ALVIN et D. MARCELLI (dir.), *Médecine de l'adolescent*, Paris, Masson, 2000, p. 261-264.

JEAMMET Philippe, « Actualité de l'agir », in *Nouvelle Revue de Psychanalyse*, n° 31, 1985.

JEAMMET Philippe, *L'adolescent, aujourd'hui. Réflexions d'un clinicien sur la violence à l'adolescence*, 1996. Disponible sur : www.yapaka.be

KAËS René, *Le groupe et le sujet du groupe*, Paris, Dunod, 1993.

KERNBERG Otto, *La personnalité narcissique*, Paris, Dunod, 1991, 191 p.

KESTEMBERG Évelyne, JEAMMET Philippe, « Le psychodrame psychanalytique à l'adolescence », in *Adolescence*, t. 1, n° 1, 1983, p. 147.

KILANI Mondher, *L'invention de l'autre*, Lausanne, Éditions Payot,1994, 310 p.

KLEIN Mélanie, *Envie et gratitude*, Paris, Gallimard, 1968.

KLEIN Mélanie, *Le transfert et autres écrits*, Paris, PUF, 1995, 95 p.

KOHUT Heinz, *Le soi*, PUF, coll. « Le fil rouge », 1974.

LACAN Jacques, « L'agressivité en psychanalyse », [1948], in *Revue Française de Psychanalyse*, XII, 2, p. 367-388.

LACAN Jacques, *L'éthique de la psychanalyse*, [1959], *Séminaire,* Livre VII, Paris, Éd. du Seuil, 2000, 375 p.

LACAN Jacques, *Séminaire sur l'angoisse,* [1963], version dactylographiée, P. Valas.

LACAN Jacques, « Réponse au commentaire de Jean Hyppolite sur la *Verneinung* de Freud », in *Écrits*, Paris, Éd. du Seuil, 1966.

LACAN Jacques, *D'un autre à l'Autre*, [1968-69], *Séminaire,* Livre XVI, Paris, Éd. du Seuil, 2006, 427 p.

LACAN Jacques, *Encore*, [1972-73], *Séminaire,* Livre XX, Paris, Éd. du Seuil, 1975.

LACAN Jacques, « *R. S. I.* », [1974-1975], *Séminaire*, Éditions de l'Association Freudienne de Psychanalyse, (hors commerce).

LACAN Jacques, *Le sinthome*, *Séminaire,* Livre XXIII, Paris, Éd. du Seuil, 1975.

LAMEYRE Xavier, « Une poétique des soins pénalement ordonnés », in *Forensic*, vol. 13, 2003, p. 13-23.

LASSEGUE Jean, ROSENTHALDU Victor, VISERIDU Y.-M., « Économie symbolique et phylogénèse du langage », in *L'Homme*, Éd. de l'EHESS, 2009/4, n° 192.

LAURU Didier, HOFFMANN Christian et PICKMANN Claude-Noële, *Problématiques adolescentes et direction de la cure*, Éd. Érès, coll. « Point hors ligne », 1999, 204 p.

LAVENDHOMME René, *Lieux du sujet*, Paris, Éd. du Seuil, coll. « Le champ freudien », 2001.

LE BRETON David, *Conduites à risques. Des jeux de mort au jeu de vivre*, Paris, PUF, 2002.

LE BRETON David et MARCELLI Daniel (dir.), *Dictionnaire de l'adolescence et de la jeunesse*, Paris PUF, coll. « Quadrige », 2010, 897 p.

LEBRUN Jean-Pierre, *Un monde sans limite*, Toulouse, Éd. Érès, coll. « Point hors ligne », 1999, 248 p.

LEBRUN Jean-Pierre, *La perversion ordinaire*, Paris, Flammarion, coll. « Champs Essais », 2015.

LEMOINE Gennie et Paul, *Le Psychodrame*, Éditions Universitaires, coll. « Émergences », 1989.

LESOURD Serge, *Adolescences... rencontre du féminin,* Toulouse, Éd. Érès, 1994, 176 p.

LÉVI-STRAUSS Claude, *Les structures élémentaires de la parenté*, [1949], Paris, PUF, 1967.

LOUIS Édouard, *Histoire de la violence*, Paris, Éd. du Seuil, 2016, 230 p.

MARTY François, « Les risques d'évolution perverse », in *Psychologie Clinique et Projective*, n° 12, 2006.

MARY Philippe, « Pénalité et gestion des risques ; vers une justice actuarielle en Europe », in *Déviance et société*, vol. 25, n° 1, 2001, p 33-51.

MARTIN-MATTERA Patrick (dir.), *Incidences (inter) subjectives de la perversion*, Toulouse, Éd. Érès, coll. « Humus », 2016, 350 p.

MARZANO Michela, *La pornographie ou l'épuisement du désir,* Paris, Buchet/Chastel, 2003.

MARZANO Michela (dir.), *Dictionnaire de la violence*, Paris, PUF, coll. « quadrige », 2011, 1461 p.

MEAD Margaret, « Adolescence à Samoa », [1928], in *Mœurs et sexualité en Océanie*, Paris, Plon, 1963.

MOISSEEFF Marika, « Apprivoiser la métamorphose pubertaire », in *Ethnologie française*, vol. 40, n° 1, 2010, p. 77-86.

MOSCOVICI Serge, *La société contre nature*, Paris, Éd. 10/18, 1972, 444 p.

MUCHEMBLED Robert, *Anthropologie de la violence*, in *Revue de Synthèse*, IVe série, n° 1, janv.-mars 1987.

NEAU Françoise, « Identification de/à l'agresseur chez les auteurs d'agressions sexuelles. Entre destruction et survie », in *Perspectives Psy*, vol. 52, n° 1, 2013, p. 127-133.

OTTENHOF Raynald (dir.), *L'individualisation de la peine – De Saleilles à aujourd'hui*, Toulouse, Érès, 2001, 284 p.

PELLADEAU Élise, *Infractions sexuelles à l'adolescence : du processus adolescent à la psychopathologie, comparaison entre infractions sexuelles commises seul et infractions sexuelles commises en groupe. Recherche en milieu carcéral.* Thèse de doctorat en psychopathologie, Université Paris-Ouest Nanterre La Défense, 2013.

PELLADEAU Élise et CHAGNON Jean-Yves, « Modalités identificatoires et dérives narcissiques dans les actes d'agressions sexuelles à l'adolescence. Considérations à partir d'un cas », in *Psychologie clinique et projective,* n° 21, 2015, p. 63-91.

PENOT André, « La psychose subjectivée », p. 217-234, et Raymond CAHN, « Pour une pathologie de la subjectivation », in *Adolescence*, t. 9, n° 2, 1991, p. 241-246.

PETIT Jean-Guy, « Punition et amendement dans la réforme pénitentiaire (XVIIIe-XXe s.) », in *Revue d'éthique et de théologie morale,* juin 1996, n° 197, p. 5-24.

PFAU-EFFINGER Brigit, « Socio-Historical Paths of the Male Breadwinner Model – An Explanation of Cross-National Differences », *British Journal of Sociology,* n° 55, 2004, p. 377-399.

POESCHL Gabrielle, « Inégalités sexuelles dans la mémoire collective et représentations des différences entre les sexes », in *Connexions*, n° 80, 2003/2, p. 105-124.

RASSIAL Jean-Jacques, « L'amour de son semblable », in *Adolescence*, t. 7, n° 1, 1989, p. 113-124.

RASSIAL Jean-Jacques, *Le passage adolescent*, Toulouse, Éd. Érès, 1996, 195 p.

RODRIGUEZ Eva, « La différence sexuelle au cabinet des anthropologues parisiens de la fin du XIXe siècle », in *Revue Émulations*, n° 15, *La construction scientifique des sexes*, 2015.

ROMAN Pascal, 2004, « La violence sexuelle et le processus adolescent. Dynamique des aménagements psychiques des victimes aux auteurs de violence sexuelle. L'apport des méthodes projectives », in *Psychologie clinique et projective*, vol. 10, p. 113-146.

ROMAN Pascal, *La violence sexuelle et le processus adolescent*, Rapport de recherche CNFE-APJJ, 2008,139 p.

ROMAN Pascal, *Les violences sexuelles à l'adolescence. Comprendre, accueillir, prévenir*, Paris, Elsevier Masson, 2012, 208 p.

ROMAN Pascal, *Approche psychodynamique des violences sexuelles à l'adolescence : perspectives cliniques et psychopathologiques*, Paris, Elsevier Masson, 2014, p. 1-9.

SAVINAUD Claude, « Séduction homosexuelle dans la fratrie », in *Adolescence*, t. 11, n° 2, 1993, p. 317-325.

SAVINAUD Claude, « L'adolescent et son double », Thèse Universitaire, Paris VII, 1995.

SAVINAUD Claude, « Le sens de l'irréparable », in *Adolescence*, t. 15, n° 2, 1993, 1997, p. 165-175.

SAVINAUD Claude, « Amour du père, passion du symbolique », in *Adolescence*, t. 17, n° 1, 1999, p. 145-149.

SAVINAUD Claude, « Temporalités paradoxales : l'anachronisme adolescent », in *Fondations subjectives du temps*, Paris, L'Harmattan, 2002, p. 159-188.

SAVINAUD Claude, « L'abus et l'affect », in *Adolescence*, t. 21, n° 1, 2003.

SAVINAUD Claude, « Les auteurs de violences sexuelles, des adolescents comme les autres ? », in *revue ANAE*, n° 81, 2005, p. 27-33.

SAVINAUD Claude, « La démonstration de l'exhibitionniste », in *Adolescence*, t. 24, n° 3, 2006, p. 691-697.

SAVINAUD Claude, « Le "roc du féminin", point de butée de la sexualité adolescente », in *Adolescence*, t. 25, n° 2, 2007, p. 399-408.

SAVINAUD Claude, « Victimation et abus sexuel », in *Violence et victimation*, Lille, Presses Universitaires du Septentrion, 2011, p. 174-185.

SAVINAUD Claude (dir.), *Le propre de l'humain*, Paris, L'Harmattan, 2013, 200 pages.

SAVINAUD Claude, « Les gentils monstres ordinaires » in A. HARRAULT, C. SAVINAUD (dir.), *Les violences sexuelles d'adolescents*, Toulouse, Éd. Érès, 2015, p. 131-140.

SAVINAUD Claude, « Actualité de la perversion : le cas des adolescents abuseurs », in P. MARTIN-MATTERA (dir.),

Incidences intersubjectives de la perversion, Toulouse, Éd. Érès, 2016, p. 285-299.

SCHNEIDER Monique, *Généalogie du masculin*, [2000], Paris, Flammarion, coll. Champs, éd. augmentée, 2006.

SIGWARD Jean Michel, « Thérapie familiale et obligation de soins sous contrôle judiciaire », in *Thérapie familiale*, vol. 17, n° 1, 1996, p. 107-114.

STASZAK Jean François, « Qu'est-ce que l'exotisme ? », in *Le Globe*, t. 148, 2008.

TARDIF Monique, JACOB M., QUENNEVILLE R. et PROULX J. (dir.), *La délinquance sexuelle des mineurs*, t. 1, Presses de l'Université de Montréal, 2012, 603 p.

TAUSK Victor, « De la genèse de la machine à influencer dans la schizophrénie », [1916], in *Œuvres psychanalytiques*, Paris, Payot, 1976, 244 p.

VAGINAY Denis, *Une sexualité pour les personnes handicapées*, Lyon, Éd. Chroniques sociales, 2014, 352 p.

VERDRAGER Pierre, *L'enfant interdit. Comment la pédophilie est devenue scandaleuse*, Paris, Armand Colin, 2013, 304 p.

WINNICOTT Donald W., *La crainte de l'effondrement et autres situations cliniques*, [1965], Paris, Gallimard, coll. « Connaissance de l'inconscient », 2000, 370 p.

YOUF Dominique, *Juger et éduquer les mineurs délinquants,* Paris, Dunod, 2009, 231 p.

YVOREL Jean-Jacques, « La Justice et les mineurs auteurs de crimes et de délits sexuels au XIXe siècle », in *Les violences d'adolescents*, Toulouse, Éd. Érès, 2015, p. 49-51.

Fiche 13 - ministère de la Justice : la place du soin dans les dispositifs judiciaires et pénitentiaires.

ANNEXE

Base de données de l'enquête ados A.V.S.
CHS Poitiers

Les cas 36 à 60 font partie de l'étude statistique mais ne font pas l'objet de l'étude clinique présentée dans cet ouvrage.

(Voir tableau, page suivante)

N°cas	Prénoms	ÂGE	SEXE Victime	ÂGE Victime	ACTE	ORIGINE du SUIVI
1	Jacques	15	1	6	chronique	famille
2	Thomas	15	2	6	unique	famille
3	Karl	17	2	15-16	répété	C.A.E.
4	Nathan	17	2	11	chronique	ADIMEJ
5	Fabien	15	2	6	unique	C.A.E.
6	Florian	17	2	6	unique	famille
7	Bernard	15	2	6	unique	médecin
8	Florient	15	1	10	unique	pédopsychiatre
9	Guillaume	15	2	6	unique	ADIMEJ
10	Serge	15	1	8 & 11	chronique	pédopsychiatre
11	Mathias	14	2	14	répété	C.A.E.
12	Gaston	15	2	15+	unique	I.M.E.
13	Grégory	14	1	12	unique	ADIMEJ
14	Ben	15	2	adulte	unique	médecin
15	Axel	15	2	5 & 13	chronique	C.M.P.P.
16	André	16	1	13	chronique	famille
17	Benoît	11	2	5	répété	famille
18	Thierry	14	2	14	chronique	pédopsychiatre
19	Christophe	14	2	5	unique	C.A.E.
20	Conrad	15	2	11	unique	I.M.E.
21	Willy	17	2	13	unique	famille
22	Hélène	14	1	9x2	unique	médecin
23	Djamil	15	2	15x3	chronique	C.P.I.
24	Fiodor	17	1 2	0 & 2	répété	C.A.E. & foyer
25	Jean	14	2	5	unique	famille
26	Henry	14	1	5 & 8	répété	justice
27	Alban	10	2	12	unique	ét. Scol
28	Mathieu	17	2	6	chronique	C.E.F.
29	James	15	2	5	unique	psy + C.A.E.
30	Fabrice	15	2	11 & 13	chronique	C.A.E.
31	Trajan	15	2	5	unique	C.P.I.
32	Alexandre	15	2	5	unique	C.A.E.
33	Stephen	14	2	?	unique	I.M.E.
34	Georges	15	2	adulte	répété	ADIMEJ
35	Oscar	14	2	ado.	unique	ét. Scol

N°cas	Prénoms	ÂGE	SEXE Victime	ÂGE Victime	ACTE	ORIGINE du SUIVI
36	J.D	14		5	chronique	famille
37	A.J	16		5	répété	C.A.E.
38	C.V	14		ado.	répété	C.A.E.
39	D.S	14		8	répété	C.A.E.
40	Q.P	17		?	unique	famille
41	P.J	17		?	répété	C.A.E.
42	L.M	17		12	répété	C.A.E.
43	L.A	14		10	unique	ADIMEJ
44	C.R	17	1	5	unique	C.A.E.
45	B.J	17		5	répété	C.A.E.
46	L.A	15	1	6	répété	C.A.E.
47	J.P	15		5	répété	C.A.E.
48	P.Q	14		6	unique	C.A.E.
49	M.M	17		ado.	répété	C.A.E.
50	D.T	13		5	chronique	médecin
51	MO.M	16		7	répété	A.S.E.
52	C.A.	14		6	répété	A.S.E.
53	B.R	13		6	unique	A.S.E.
54	P.A	17	2	ado.	répété	I.M.E.
55	L.B	17		8	répété	C.A.E
56	B.T	16		ado.	chronique	C.A.E.
57	D.A.C	16		adulte	unique	A.S.E.
58	F.J.F	17		8	unique	P.R.I.S.M.
59	LSK	13		ado.	unique	C.A.E.
60	M.J	14		ado.	unique	ét. Scol

TABLE DES MATIÈRES

DEUXIÈME PARTIE

ANNEXE :

Psychologie et psychanalyse
aux éditions L'Harmattan

Dernières parutions

POUR UNE PSYCHANALYSE DIALECTIQUE
Robion Jacques
La cure analytique a pour but de mettre à jour une contradiction, en relation avec un refoulement. Celui-ci doit être supprimé, afin que le sujet puisse retrouver sa capacité de synthèse. L'auteur s'appuie sur les concepts de l'identification, de la négation et de la synthèse pour montrer la nature dialectique de la psychanalyse.
(11.50 euros, 82 p.)
ISBN : 978-2-343-13639-4, ISBN EBOOK : 978-2-14-005326-9

PSYCHOPATHOLOGIES DE LA MATERNITÉ
Le cas des fausses couches répétées
Izquierdo Anne-Tina
Les psychopathologies de la maternité touchent environ 20 % des femmes. Cet ouvrage examine la problématique des fausses couches à répétition. L'auteur pose la question du rôle de l'inconscient dans l'arrêt d'une grossesse, ainsi que les raisons et les facteurs déclenchants. L'inconscient d'une femme a-t-il un rôle dans l'arrêt des grossesses ?
(17.00 euros, 156 p.)
ISBN : 978-2-343-13526-7, ISBN EBOOK : 978-2-14-005266-8

L'OBSERVATION D'UN BÉBÉ DE ZÉRO À DEUX ANS DANS SA FAMILLE
Commentaire psychanalytique
Athanassiou-Popesco Cléopâtre
Cet ouvrage livre le témoignage par l'auteur de l'expérience acquise durant des années dans l'observation du bébé dans sa famille. L'auteur donne les clés qui permettent d'analyser les premiers développements du bébé d'un point de vue psychique, notamment grâce à l'importance du lien avec la mère. Le lecteur pourra, grâce à l'ouvrage, se faire une idée de l'observation psychanalytique de l'enfant.
(Coll. Études Psychanalytiques, 30.00 euros, 288 p.)
ISBN : 978-2-343-13444-4, ISBN EBOOK : 978-2-14-005228-6

INFLUENCE SOCIOCULTURELLE SUR LA SOUFFRANCE PSYCHIQUE
Une question de place
Volta Agnès, Rollet Jean-Claude
État d'instabilité, manifestations d'anxiété, décohésions familiales, épuisement professionnel connaissent un fort accroissement aujourd'hui. Leur origine semble liée aux transformations profondes de notre société et la dificulté d'y

trouver sa place tant dans la vie personnelle que professionnelle et sociétale. À l'écoute des patients, le psychothérapeute est confronté à la manière dont la société génère ses propres symptômes capables d'influencer les symptômes individuels.
(Coll. Psycho-Logiques, 14.00 euros, 122 p.)
ISBN : 978-2-343-13525-0, ISBN EBOOK : 978-2-14-005251-4

LE TEMPS ET LE CERVEAU
Rêve, psychanalyse et neurosciences
Movallali Keramat
À partir de la découverte freudienne et de l'enseignement lacanien, l'auteur propose une appréhension de la pulsion en général et du rêve en particulier. Il interroge les neurosciences par leur développement, mais aussi leurs découvertes dans le domaine du rêve comme un état altéré de conscience. Le défi est alors de confronter la psychanalyse aux neurosciences modernes pour surmonter leur divergence.
(Coll. Psychanalyse et civilisations, 39.00 euros, 434 p.)
ISBN : 978-2-343-13524-3, ISBN EBOOK : 978-2-14-005289-7

LES RÉPARATIONS THÉRAPEUTIQUES
Robion Jacques
Il n'y a pas de psychothérapie qui ne soit une tentative de réparation. L'auteur présente dans cet ouvrage le rapport entre la perturbation psychique (fonction d'information) et synaptique (fonction neuronale). Il faut tout d'abord déterminer d'où vient la panne, pour pouvoir savoir où porter la réparation.
(10.50 euros, 70 p.)
ISBN : 978-2-343-13569-4, ISBN EBOOK : 978-2-14-005323-8

PRÉVENTION, VOUS AVEZ DIT PRÉVENTION ?
Association La Maison Verte
Admis et partagé par l'ensemble des intervenants dans les lieux d'accueil Enfants-Parents, le terme de «Prévention» reste trop générique pour préciser la pratique et l'encadrement des troubles et dysfonctionnements importants auxquels il s'applique. Cet ouvrage retranscrit le colloque de La Maison Verte, lieu d'accueil ouvert aux jeunes enfants et aux parents, qui s'est tenu en janvier 2017.
(Coll. Études Psychanalytiques, 17.00 euros, 164 p.)
ISBN : 978-2-343-13185-6, ISBN EBOOK : 978-2-14-005365-8

PSYCHOLOGIE DE L'ENFANT ET PÉDAGOGIE EXPÉRIMENTALE (1905)
Claparède Édouard - Présenté par Andreea Capitanescu Benetti et Olivier Maulini
Psychologie de l'enfant et pédagogie expérimentale, publié par Édouard Claparède en 1905, a jeté les bases d'une vision nouvelle de l'enseignement. Cet ouvrage reproduit l'édition originale du texte du psychologue, en y ajoutant des analyses signées par des chercheurs en éducation. Les concepts clés de la motivation et de l'apprentissage scolaire sont ici reposés.
(Coll. Encyclopédie psychologique, 20.00 euros, 190 p.)
ISBN : 978-2-343-13585-4, ISBN EBOOK : 978-2-14-005383-2

RENCONTRES AVEC LA CASTRATION MATERNELLE
Sous la direction de Dominique Wintrebert Georges Haberberg et Elisabeth Leclerc-Razavet – Préface d'Alexandre Stevens
La castration maternelle est un concept-clé de la psychanalyse que Freud nous a transmis. Il a fait frissonner son temps en mettant au centre de la doctrine psychanalytique l'enjeu structural, pour l'enfant, de la découverte de la position de la mère dans la sexuation, dans son rapport au père. Le petit d'homme commence par l'ignorer, mais fait après-coup cette découverte pénible qui le met en crise. Ce concept a été diversement exploité dans la psychanalyse jusqu'à ce que Lacan lui donne toute sa puissance symbolique. Qu'en est-il aujourd'hui ?
(Coll. Études Psychanalytiques, 20.00 euros, 182 p.)
ISBN : 978-2-343-13531-1, ISBN EBOOK : 978-2-14-005189-0

L'INTESTIN, L'AUTRE CERVEAU ?
Le point de vue d'un psychologue hospitalier
Viard Philippe
Les médias ont souvent l'habitude de mentionner l'intestin comme «second cerveau». L'opinion populaire a depuis longtemps présenté le ventre comme siège des émotions. Pour l'auteur, la vie nerveuse est un tout. Il s'agit ici d'améliorer les soins des personnes souffrantes, de les comprendre et non de disserter sur une nouvelle métaphysique neuropsychologique.
(Coll. Psyché de par le monde, 21.50 euros, 200 p.)
ISBN : 978-2-343-13197-9, ISBN EBOOK : 978-2-14-004972-9

LE MODÈLE DE L'INTERPRÉTATION PERCEPTIVE D'HERMANN RORSCHACH
Silberstein Fernando
En 1921, Hermann Rorschach publia son test de tâches d'encre sous le nom de *Psychodiagnostic.* Ce livre présente une analyse des conceptions théoriques de Rorschach, de ses sources intellectuelles et des influences culturelles directes et indirectes subies pour arriver à une compréhension approfondie des idées innovatrices de son auteur.
(Coll. Psycho-Logiques, 15.50 euros, 146 p.)
ISBN : 978-2-343-00962-9, ISBN EBOOK : 978-2-14-005055-8

LA PSYCHOTHÉRAPIE NON VERBALE DES TRAUMAS
Un autre chemin pour guérir du psychotraumatisme
Mayer Bernard
Bernard Mayer développe depuis les années 1980 la Thérapie intégrative Corps-Esprit. Longtemps la psychothérapie a négligé le corps et sa physiologie. Le corps est le centre et point de départ d'une expérience complète qui relie toutes les parties de notre être. Ainsi, la réunification de la personnalité dissociée est rapidement montrée. Cette façon de procéder appréhende le patient dans sa globalité, la place du corps étant au centre de la dynamique de changement.
(Coll. Épistémologie et philosophie des sciences, 17.50 euros, 160 p.)
ISBN : 978-2-343-13260-0, ISBN EBOOK : 978-2-14-005176-0

URGENCE ET RELAXATION
Comment la relaxation thérapeutique peut-elle répondre à la pression d'une demande urgente ?
13e Colloque de la SFRP
Sous la direction de Christophe Peugnet, Philippe Nubukpo, Frank Suzzoni et Aurore Juillard
Comme de nombreuses psychothérapies, la cure de relaxation s'inscrit dans une durée imprévisible et non quantifiable. Cet ouvrage repose sur le 13e Colloque de la Société française de relaxation psychothérapeutique et fait état des rapports entre relaxation et durée induits par les transformations de la société.
(Éditions PENTA, 24.50 euros, 242 p.)
ISBN : 978-2-917714-20-1, ISBN EBOOK : 978-2-14-004934-7

LA VOIX ENTRE MÈRE ET BÉBÉ
La structure de soi dans l'échange vocal
Perrouault Dominique
Quelle est la place de la voix dans le développement psychologique d'un jeune enfant ? Le rapport qui lie la voix au soi émerge suite aux nombreux échanges entre le nourrisson et la mère, personnage central de son entourage. Ces interactions permettent de faire émerger « le soi vocal virtuel », fondé sur ce rapport vocal mère-nourrisson. Avant que l'image prenne l'avantage pour que le moi se dessine, comment le soi s'actualise-t-il donc dans l'échange vocal ? C'est dans le silence de la séparation des voix que pourra éclore celle de l'enfant.
(Coll. Psychanalyse et civilisations, 18.50 euros, 176 p.)
ISBN : 978-2-343-13255-6, ISBN EBOOK : 978-2-14-005172-2

AGIR POUR, SUR ET AVEC AUTRUI
Les couplages d'activités
Sous la direction de Jean-Marie Barbier et Joris Thievenaz
La notion de couplage d'activités entre sujets semble pertinente pour rendre compte de la polyfonctionnalité des interactions humaines au-delà de leurs intentions. Telle est l'hypothèse de cet ouvrage dont les auteurs s'emparent de façon personnelle au regard de leurs terrains.
(Coll. Action et savoir, 29.00 euros, 294 p.)
ISBN : 978-2-343-13418-5, ISBN EBOOK : 978-2-14-005173-9

HISTOIRE SENSIBLE DU TOUCHER
Vincent-Buffault Anne
L'histoire sensible du toucher se compose de caresse, vulnérabilité, chaleur, gestes du travail, transformation de la matière... La douceur côtoie la volonté de maîtrise. Le contact est à l'articulation de l'affect et de la pensée. Il peut ainsi causer une déflagration, ou par son absence marquer les hiérarchies ou engendrer des régimes d'indifférence. L'histoire du toucher est celle de notre ouverture sensible au-dehors.
(Coll. Clinique et changement social, 19.00 euros, 164 p.)
ISBN : 978-2-343-13431-4, ISBN EBOOK : 978-2-14-005153-1

Structures éditoriales du groupe L'Harmattan

L'Harmattan Italie
Via degli Artisti, 15
10124 Torino
harmattan.italia@gmail.com

L'Harmattan Hongrie
Kossuth l. u. 14-16.
1053 Budapest
harmattan@harmattan.hu

L'Harmattan Sénégal
10 VDN en face Mermoz
BP 45034 Dakar-Fann
senharmattan@gmail.com

L'Harmattan Cameroun
TSINGA/FECAFOOT
BP 11486 Yaoundé
inkoukam@gmail.com

L'Harmattan Burkina Faso
Achille Somé – tengnule@hotmail.fr

L'Harmattan Guinée
Almamya, rue KA 028 OKB Agency
BP 3470 Conakry
harmattanguinee@yahoo.fr

L'Harmattan RDC
185, avenue Nyangwe
Commune de Lingwala – Kinshasa
matangilamusadila@yahoo.fr

L'Harmattan Congo
67, boulevard Denis-Sassou-N'Guesso
BP 2874 Brazzaville
harmattan.congo@yahoo.fr

L'Harmattan Mali
Sirakoro-Meguetana V31
Bamako
syllaka@yahoo.fr

L'Harmattan Togo
Djidjole – Lomé
Maison Amela
face EPP BATOME
ddamela@aol.com

L'Harmattan Côte d'Ivoire
Résidence Karl – Cité des Arts
Abidjan-Cocody
03 BP 1588 Abidjan
espace_harmattan.ci@hotmail.fr

L'Harmattan Algérie
22, rue Moulay-Mohamed
31000 Oran
info2@harmattan-algerie.com

L'Harmattan Maroc
5, rue Ferrane-Kouicha, Talaâ-Elkbira
Chrableyine, Fès-Médine
30000 Fès
harmattan.maroc@gmail.com

Nos librairies en France

Librairie internationale
16, rue des Écoles – 75005 Paris
librairie.internationale@harmattan.fr
01 40 46 79 11
www.librairieharmattan.com

Librairie l'Espace Harmattan
21 bis, rue des Écoles – 75005 Paris
librairie.espace@harmattan.fr
01 43 29 49 42

Lib. sciences humaines & histoire
21, rue des Écoles – 75005 Paris
librairie.sh@harmattan.fr
01 46 34 13 71
www.librairieharmattansh.com

Lib. Méditerranée & Moyen-Orient
7, rue des Carmes – 75005 Paris
librairie.mediterranee@harmattan.fr
01 43 29 71 15

Librairie Le Lucernaire
53, rue Notre-Dame-des-Champs – 75006 Paris
librairie@lucernaire.fr
01 42 22 67 13

www.ingramcontent.com/pod-product-compliance
Lightning Source LLC
LaVergne TN
LVHW011444061026
849535LV00004BA/942
* 9 7 8 2 3 4 3 1 4 6 7 9 9 *